잘 먹으면 약이 되는 면역 밥상

KB025455

잘 먹으면 약이 되는

면역 밥상

개정 1쇄 | 2020년 9월 29일

지은이 | 김동석

발행인 | 유철상
편집 | 이현주, 이정은, 남영란, 정예슬
디자인 | 최윤정, Luna Design, 조연경, 주인지
마케팅 | 조종삼, 윤소담

펴낸 곳 | 상상출판
주소 | 서울특별시 동대문구 왕산로28길 39, 1층(용두동, 상상출판 빌딩)
구입 · 내용 문의 | 전화 02-963-9891 팩스 02-963-9892
이메일 sangsang9892@gmail.com
등록 | 2009년 9월 22일(제305-2010-02호)
찍은 곳 | 다라니
종이 | ㈜월드페이퍼

※ 가격은 뒤표지에 있습니다.

ISBN 979-11-90938-12-9 (13510)

ⓒ 2020 김동석

※ 이 책은 상상출판이 저작권자와의 계약에 따라 발행한 것이므로
본사의 서면 허락 없이는 어떠한 형태나 수단으로도 이용하지 못합니다.
※ 잘못된 책은 구입하신 곳에서 바꿔드립니다.
※ 이 도서의 국립중앙도서관 출판예정도서목록(CIP)은 서지정보유통지원시스템 홈페이지(http://seoji.nl .go.kr)와
국가자료종합목록 구축시스템(http://kolis-net.nl.go.kr)에서 이용하실 수 있습니다. (CIP제어번호 : CIP2020038668)

www.esangsang.co.kr

KBS 〈건강혁명〉 김동석 원장의 체질별 자연 치유법!

잘 먹으면 약이 되는

면역 밥상

김동석 지음

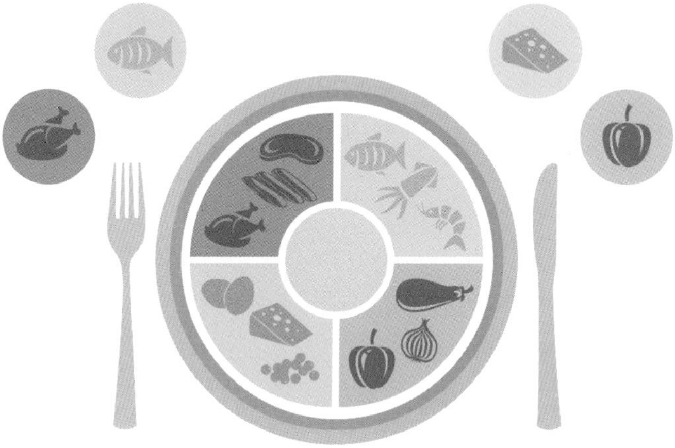

상상출판

추천사

어느 분야에서건 전문가가 있다. 진정한 전문가는 본인 스스로가 내세우지 않아도 주변 사람들 모두가 알아준다. 김동석 원장은 전문가 집단인 한의사들이 인정하는 암에 관한 전문가이다. 우리의 어머니들이 엄청난 재료를 가지고 요리하는 것이 아니라 간단한 재료로 누구도 흉내 내지 못하는 맛을 만들 듯이, 김동석 원장은 혼자만의 독특한 치료법을 가지고 환자를 치료하는 것이 아니라 누구나 알고 있는 것을 이용하여 효과적인 치료법을 찾는 의사이다.

학생들을 지도하며 암에 관한 이야기를 할 때 치료의 관점에서 이야기 하기보다는 관리의 관점에서 이야기를 많이 한다. 최근 한의학적 관점의 치료에서는 환자의 삶의 질을 높이는 방향의 치료가 우선시되고 있다. 우리 선조들이 강조한 약식동원(藥食同原)의 관점은 치료의 관점이라기보다는 우리네 삶 속의 자세를 이야기한 것일 것이다

한의학에서는 우리 일상 속의 모든 것, 특히 의식주를 중요한 치료 수단으로 삼는다. 그중에서도 먹는 것에 관한 중요성은 아무리 강조해도 지나치지 않다. 이 책은 남들이 하지 못하는 독특한 치료법을 소개하거나 약물의 치료 작용을 소개하고 있지 않다. 하지만 모두가 알고는 있지만 정확히

알고 있지 못하는 내용을 오랜 임상 경험과 더불어 암이라는 특정 분야에 맞추어 쉽게 알려주고 있다. 물론 이 책의 내용은 암뿐만이 아니고 모든 치료 분야에 임하는 가장 기본적인 내용이라 할 수 있을 것이다.

김 원장은 언제나 쉬지 않고 노력한다. 그리고 환자뿐만 아니라 대하는 모든 사람에게 최선을 다한다. 아마 이 책도 집필과정을 보지는 않았지만 그런 과정을 거치고 나온 산물일 것이다.

의(醫)라는 것을 돌아보게 만들어준 김 원장님께 감사드리며 이 책을 읽은 모든 이가 건강해지기를 바라며 추천사를 마친다.

산너머 길 연구실에서

우석대 한의학과 방제학교실 김홍준 교수

추천사

인간은 누구나 건강하게 장수하며 살기를 원한다. 그러기 위해 건강의 근간이 되는 식생활을 발전시켜 왔다. 자연 환경과 사회·문화적 영향 속에서 나름의 식생활 문화를 개발하고 개선시켜 온 것이다.

식생활의 발전은 건강에 기여하는 것만은 아니다. 과도한 칼로리, 과잉 영양, 자극적 음식은 외려 건강을 해친다. 여기에 잘못된 식습관이 더해지면서 우리 몸은 음식으로 인한 병에 상당히 노출돼 있다. 이런 음식은 결국 우리 몸의 면역력을 저하시켜 '환자'를 만든다.

이런 어수선한 가운데 언제나 면역력 증강과 면역 밥상을 연구하고 면역 밥상 레시피를 만드는 일에 고심하는 필자 김동석 원장을 알게 된 것은 대한통합의학포럼에서다. 김 원장은 전남 담양에서 좋은 공기, 바른 먹거리를 근간으로 한양방의 장점을 접목시켜 각종 암 환자를 치유하기로 유명한 명문요양병원 원장이다. 지인이 치유 목적으로 명문요양병원에 입원해 있기도 해서 잘 아는데, 이 병원의 식단은 환자 가족들에게도 인정받고 칭찬받는 식단이다. 환자들이 식단에 매우 만족한다는 정보도 정보거니와 직업이 직업인지라 관심 있게 지켜보던 참이었다. 식단의 우수성은 지인이 병원에 입원해 있으면서 많이 쾌유된 모습에서 쉽게 증명된다.

김 원장은 이처럼 음식을 통해 면역력을 향상시켜 병을 치료할 수 있다는 치유법을 실제로 증명하고 있는 것이다. 어떤 질병이든 면역력을 높여야만 치료 효율이 높다. 면역력이 강해져야 자연 치유력도 덩달아 높아져 병에 대한 치료가 가능하다. 면역력을 높이는 방법으로는 음식이 빠질 수 없다. 약식동원(藥食同原)이란 말이 있듯이 음식이 곧 약이다.

그동안 반듯한 식재료를 가지고 면역 밥상을 고심하는 김 원장의 모습에 적잖이 감동받았다. 환자들에게 적용시켜 효과를 본 식단을 고스란히 공개한 이 책에는 음식의 조리법이 일목요연하고 참 친절하게 설명돼 있다. 자신의 체질에 맞는 식재료를 찾아 조리할 수 있도록 조리법까지 자세하게 설명한 요리책과 다름없다. 시장에서 쉽게 구할 수 있는 식재료를 이용하되, 우리 몸의 균형을 유지하고 건강한 삶을 영위할 수 있도록 음양기혈을 보할 수 있는 정보를 실었다.

일반인들이 이해하기 쉽게 딱딱한 글이 아닌 조근조근 써 내려간 글이라 훌륭한 면역 강화 요리 지침서로 손색이 없다.

여기에 나온 제철 식재료를 이용해 밥상을 차린다면 가족의 건강을 지키는 지름길이 될 것이다. 공기 좋고 물 맑은 곳에서 한방요양병원을 운영하며 통합의학포럼과 대학 강의를 통해 많은 경험을 집대성한 '면역 밥상'은 자신과 가족의 건강 관리에 도움이 되는 식생활 지침서로 충분하리라 생각한다.

요리연구가, 황지희레시피연구원·미각포럼 대표
황지희

머리말

암을 포함한 각종 질병들의 원인을 외적인 원인과 내적인 원인으로 나눌 수 있는데 내적인 요인은 잘못된 생활 습관과 스트레스가 대표적인 예이고 외적인 원인은 좋지 않은 환경에 노출되는 것을 들 수 있다. 따라서 질병의 예방과 치료를 잘못된 생활 습관과 환경을 변화시키는 것에서부터 시작하는 것은 당연한 이치이다. 병의 원인을 제거하지 않은 채로 그 결과인 병만을 없애려 한다면 일시적으로 병을 극복하는 것처럼 보이지만, 언제고 다시 병은 재발할 수 있을 것이다.

잘못된 생활 습관과 유해한 환경을 개선하는 것이 우리 몸의 자연 치유력을 높여주게 되고 결국 질병의 치료와 예방을 위한 근원적 처방이 될 것이다. 우리의 몸의 면역 기능과 항산화 기능은 20대를 정점으로 하여 나이가 들어감에 따라 점점 약해진다. 따라서 면역 증강 작용을 하는 음식을 적극적으로 섭취하여 암을 비롯한 질병의 예방과 재발을 방지하는 것이 필요하다. 질병을 예방하기 위한 식생활의 기본은 야채와 과일, 콩 등 식사를 하고 동물성 지방이나 육류를 삼가고 소식을 하는 것이다. 이렇게만 하는 것으로도 항암 보조제 섭취를 따로 할 필요가 없을 것이다. 그 이유는 활성산소와 발암 물질을 억제하는 야채, 과일을 섭취하고 효소를 통해서는 주로 항산화 및 우리 몸을 해독하고 면역기능을 강화하는 베타글루칸, 다당체 또는 오메가3 불포화지방산을 포함한 어유, 대두 이소플라본, 식이섬유, 카테킨, 유산균 등을 음식을 통해서 섭취하는 것이 결국 식생활 습관을 개선해서 질병에서 자유로운 윤택한 삶의 질을 높일 수 있기 때문이다.

암 환자의 대부분은 영양소의 부족, 체력 저하, 혈액 순환과 소화 흡수 기능의 장애 등 많은 문제를 안고 있다. 이러한 문제를 해결하면서 암을 극복하기 위해서는 암을 이겨낼 수 있는 체력을 길러야 한다. 그러나 항암요법이나 방사선 치료를 하고 있는 환우들을 지켜보면 음식물 섭취를 원활하게 하지 못하는 경우가 대부분이다. 음식을 섭취하지 못하기 때문에 당연히 활동량이 적고 결국 암을 이겨낼 수 있는 체력이 소진되는 것이다. 그러나 앞에서 설명한 것처럼 자연 치유력을 증가시켜 주는 식품을 섭취할 수 있는 면역 밥상으로 식생활을 개선하면서 체력을 조금씩 길러간다면 암을 비롯한 각종 질병을 이겨낼 수 있을 것이다.

현재 암의 치료(수술·항암제·방사선 치료)는 정상 세포와 조직까지 문제를 일으킨다는 단점이 있다. 수술로 인해서 생체 방어 기능의 저하가 일어나고 수술 후 소화 흡수 기능의 장애가 남아 영양 상태의 저하가 발생하여 영양실조가 일어난다. 실제로 암으로 사망한 사람의 20% 이상의 직접 사인은 영양실조로 나타나고 있다.

항암제나 방사선 치료는 모두 정상 세포의 변화, 조직이상, DNA 변이를 일으킨다. 그 결과 항암제나 방사선 치료의 만기 후유증(부작용)으로 암이 전이되고 발전한다. 또한 체력과 면역 기능의 저하는 암의 재발이나 전이의 위험을 높이고 있다.

기존 암 치료의 단점을 보완하고 체력이나 면역 기능 저하를 개선하기 위해 야채나 과일, 그 밖에 항산화 물질이나 항암성분이 있는 식품을 섭취하는 것을 권장한다. 더불어 이를 음식으로 섭취하면 식습관이 개선되어 암의 예방과 재발은 물론 면역력을 강화하여 자연 치유력을 증가시킨다.

하와이대학의 굿맨 박사는 675명의 폐암 환자를 대상으로 야채나 과일과 같은 면역강화 식품에 대한 실험을 6년 동안 진행한 결과, 야채를 먹은 쪽이 평균 33개월, 야채를 기피한 쪽은 18개월의 생존 기간을 보였다고 한다.

또한 브리티시 컬럼비아 대학의 포스터 박사는 암이 자연적으로 치유된 암 환자 200명을 조사한 결과 87%는 근본적으로 식사를 크게 바꾸고 거의 채식주의 식단을 하고 있었고 콩 식품을 꾸준히 섭취한 사람은 암 재발률이 낮았다. 예를 들어, 위암 수술 후 생존율과 식생활 개선과 관련성을 검토한 아이치 암센터의 보고에 따르면 일주일에 3번 이상 콩식품을 먹고 있으면 암의 재발 등에 의한 암 사망의 위험률이 65%로 감소하는 것으로 나타났다. 더불어 야채를 주 3회 이상 섭취하는 경우 74%로 감소하고, 반면 흡연하는 경우 2.53배 증가하는 것으로 보고되고 있다.

야채, 과일 등 항산화 식품을 많이 섭취하면 암 예방과 치료에 많은 효과가 있음이 많은 연구에 의해서 밝혀지고 있다. 이런 식생활 개선으로 암의 발생이나 진행을 억제하거나 제거하고, 면역세포의 기능을 높이고, 암세포의 증식을 직접 억제하는 효과를 가진 성분을 음식을 통해서 섭취하기 때문이다.

과일과 야채(양배추, 브로콜리, 케일 등)의 맛이나 냄새 성분의 일종인 티오시안산염 성분은 체내의 해독 및 항산화력을 높이는 효과가 있어 암의 발생을 예방하는 효과가 있는 것으로 알려져 있는데 마늘과 양파 등 냄새의 성분인 알리신 또한 강한 암 예방 효과가 있다.

그 외에도 생강의 성분인 생강올, 향신료(강황)의 포, 버섯류에 포함된 베타글루칸, 콩의 이소플라본, 녹차의 카테킨, 포도와 베리에, 안토시아닌과 안토시아니딘 등 암 예방 효과가 있는 야채와 과일의 성분 등이 이미 많이 알려져 있고 귤이나 레몬에는 정유, 리모넨, 라보노이드의 헤스페리, 카로테노이드의 베타크립토산틴, 수용성펙틴류 등 작용 메커니즘이 다른 다양한 암 예방 물질이 발견되고 있다.

식사에 의한 암 예방을 목적으로 한 프로젝트로 미국의 Designer foods program이 있는데 미국 국립 암연구소를 중심으로 음식이 어떤 기능을 하는지를 과학적으로 해명하는 것을 목적으로 1990년에 시작됐다. 주로 식물성 식품에 초점을 맞춘 연구가 진행되어 지금까지 암 예방에 유효한 것으로 40종류의 야채, 과일, 향신료가 발표되었다. 식물성 식품뿐만 아니라 생선 기름에 들어 있는 도코사헥사엔산(DHA), 상어의 연골이나 간유, 우유의 락토페린, 게나 새우의 껍질로부터 추출한 키친·키토산, 유산균 등에도 암에 대한 효과가 있음을 소개하고 있다.

이처럼 올바른 생활 습관과 좋은 환경은 우리의 면역력을 증대시키고 질병을 이길 수 있는 자연 치유력을 높임으로써 결국 우리의 삶을 질적으로 윤택하게 할 수 있다.

현대 도시 생활이 주는 편리함은 우리 건강의 관점에서 보면 소탐대실의

전형적인 사례라 할 수 있을 것이다. 암을 정복하기 위해서 나는 숲치료와 더불어 약식동원의 기치아래 '면역 밥상'을 치료의 근간으로 삼아왔고 실제로 자연 치유 강화를 통해서 암 환자들의 호전 사례를 볼 수 있었다. 사실 우리 조상들이 평소에 먹었던 음식들이 항암 음식이고 면역 강화 식품들이다. 나는 다만 알고 있는 의학적 지식과 환우들을 염려하는 마음과 정성을 더해서 밥상을 마련한 것뿐이다.

그래서 환우들에게 적용했던 면역 밥상의 레시피와 우리가 잘못 알고 있는 음식이나 요리 상식 등을 알려드리고 싶은 마음에 이 책을 집필하게 되었다. 통합의학 박람회 준비로 바쁜 와중에도 이번 면역 밥상의 레시피를 연구하고 직접 만들어 보면서 조언을 아끼지 않은 명문요양병원 김명옥 영양실장님께 감사를 드린다.

김동석

몸에 좋은 과일·야채 피라미드

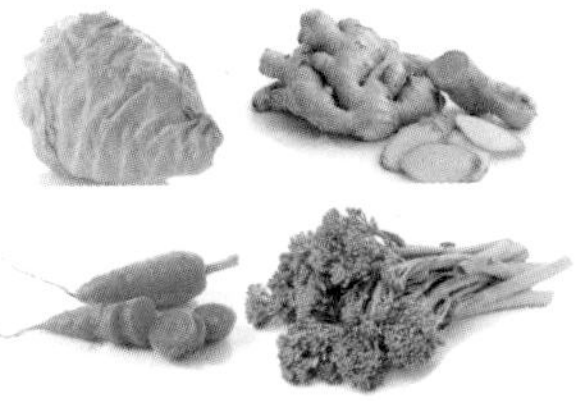

높음

중요도

낮음

양배추
대두
생강
미나리과 채소
(당근, 샐러리, 파스닙)

강황, 소맥전립분, 아마, 현미
감귤류
(오렌지, 레몬, 자몽)
가지과 채소
(토마토, 가지, 피망)
평지과 채소
(브로콜리, 컬리플라워, 미니 양배추)

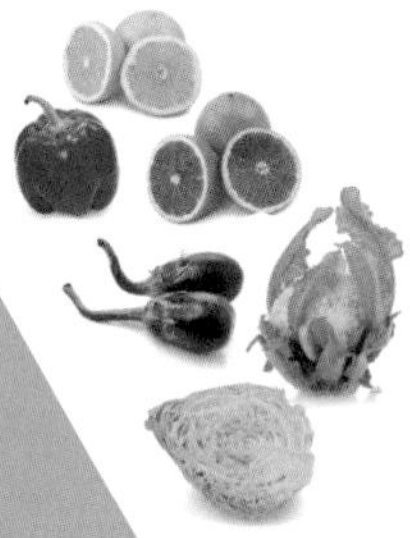

멜론, 파질, 타라곤, 귀리, 오레가노, 오이
타임, 산파, 로즈마리, 세이지
감자, 보리, 베리류

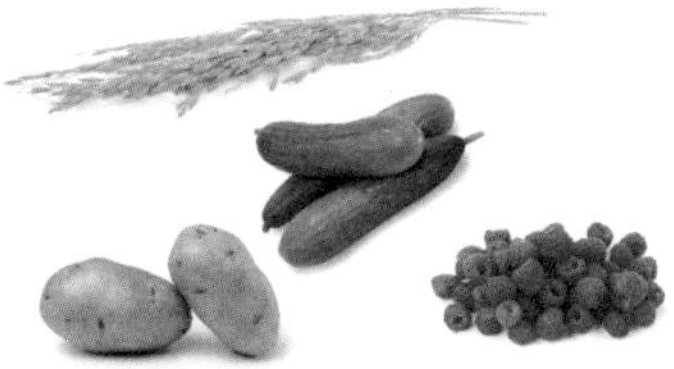

Contents

제5장 체질별 면역 밥상 레시피

소음인에게 좋은 면역 밥상 레시피

소양인에게 좋은 면역 밥상 레시피

태음인에게 좋은 면역 밥상 레시피

태양인에게 좋은 면역 밥상 레시피

모든 체질에 좋은 면역 밥상 레시피

부록

제1장
요리는 과학이다

한의학에서는 약은 물론 체질에 따라서 음식도 궁합을 따진다. 따라서 음식을 조리할 때 궁합에 맞는 방법으로 요리했을 때 각각의 재료들이 가지고 있는 효능을 유지하거나 오히려 늘릴 수 있다.

요즘 방송에서 프레임을 달리하기는 하지만 요리프로그램이 인기가 많은 이유는 현대인들이 먹거리에 관심이 많다는 것을 보여 주는 것이다.

인터넷 각종 블로그에도 각종 요리의 레시피가 넘쳐나고 있고 면역 증진에 도움이 되는 방법들도 많이 있다. 이런 시점에 굳이 요리 레시피를 쓰는 게 약간은 부담스럽기는 하지만, 암을 극복하기 위한 방법을 연구하면서 식생활의 중요성을 깨달았고 암을 이기기 위한 시작은 올바른 식생활에 있다고 생각을 한다. TV 프로그램이나 인터넷의 레시피는 주로 맛을 위한 것이라면, 여기서 보여주는 것들은 면역 증진에 관한 레시피다. 따라서 일반 요리처럼 자극적이거나 맛있다고 장담할 수는 없지만 실제로 우리 병원 환우들에게 직접 제공하는 음식들 위주로 설명을 하고 있고, 우리 병원 영양실장님께 직접 자문을 받았기 때문에 충분히 맛있게 밥상을 차릴 수 있는 식단이라고 생각한다.

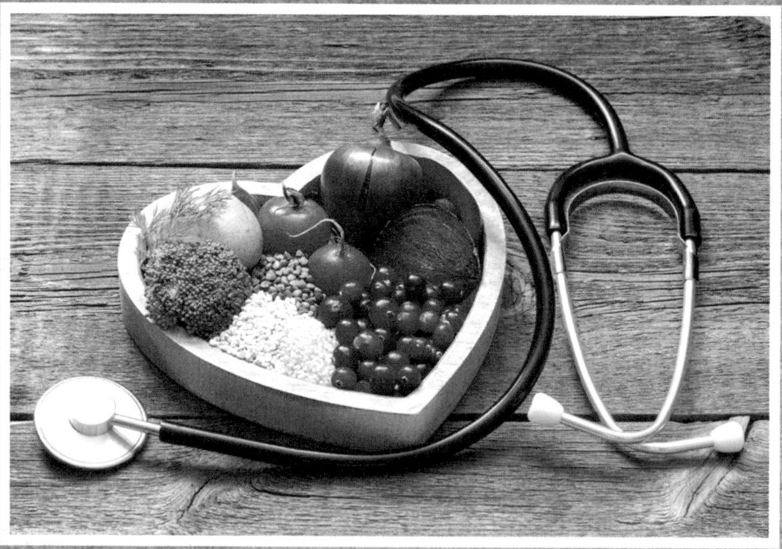

백신과 치료제가 없는 질병에 대해 결국 면역력이 중요시되면서, 효과가 있다고 알려진 면역 증진 과일과 채소의 매출이 증가하고 있다.
요리할 때 소금과 설탕 중 어떤 것을 먼저 넣어야 하는지 궁금할 때가 있다.
이처럼 알쏭달쏭한 요리에 관한 과학적 원리를 간단히 알아보고, 이왕이면 영양소 파괴 없는 훌륭한 요리를 해보도록 하자.

불을 이용한 조리

음식을 조리한다는 것은 대부분 재료에 열을 가해서 수분을 빼내고 단백질과 전분을 소화할 수 있는 형태로 바꾸는 것이다.

튀김과 볶음

음식에 가열을 하는 대표적 방법은 직화를 하거나 물에 삶거나 기름을 이용하는 것이다. 그중에 기름에 조리를 하는 방법에 따라 튀김과 볶음을 구분하는데, 튀김과 볶음에 대해서 알아보자.

구이

흔히들 고기나 생선은 숯불에 구워야 제맛이라고 한다. 이는 숯불의 원적외선이 일반 가스레인지와 비교해서 4배나 많기 때문이다. 적외선은 파장이 큰 원적외선과 짧은 근적외선으로 나눌 수 있는데 원적외선으로 표면을 빠르게 굽고 근적외선이 속까지 부드럽게 구워주기 때문에 재료가 맛있게 요리된다. 숯불구이가 더 맛있는 것은 과학적 근거가 있는 것이다.

조림과 찜

조림과 찜은 냄비에서 물을 이용해서 조리하는 것이다. 장수마을에서 고기를 요리할 때 구이보다는 찜을 이용한다. 특히 일본의 오키나와 장수촌에서는 돼지고기를 찜으로 즐겨 먹는다.

튀김

기름의 비중은 물의 0.9%이다. 따라서 재료에서 수분이 빠져나가게 되면 아래로 가라앉았던 재료가 기름 위로 떠오르는 것이다. 튀김은 직화와 삶는 방식에 비해서 간편하면서도 독특한 조리법이라고 할 수 있다. 요즘 건강상의 이유로 기름을 요리에 사용하는 것을 꺼리고 있지만 조리 원리를 정확히 알고 요리를 한다면 튀김은 인류가 발명한 매우 훌륭한 조리 방법이다.

직화로 음식을 조리해 보면 불 조절이 상당히 까다롭다는 것을 금방 알 수 있다. 겉만 타고 속까지 익기는 쉽지 않기 때문이다. 물에 삶는 것은 100도까지밖에 가열을 할 수 없기 때문에 조리가 길어지고 그러면서 재료 본연의 맛을 잃을 수도 있기 때문이다. 반면 튀김은 약 200도에서 조리를

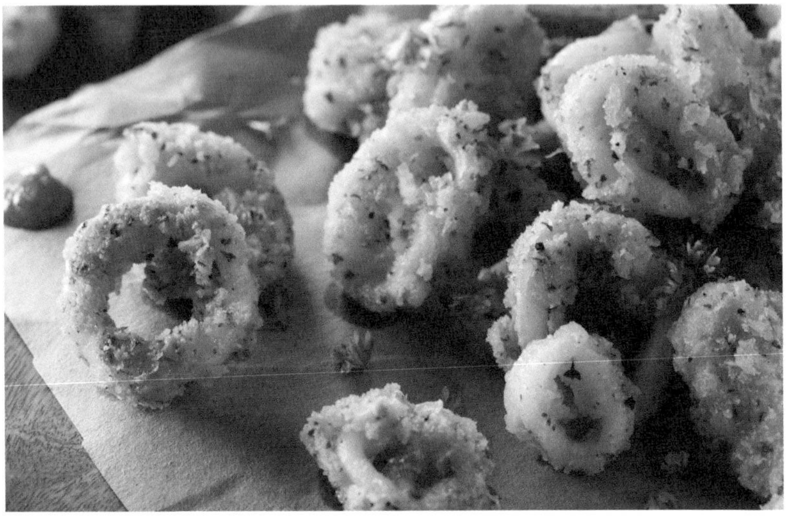

하기 때문에 짧은 시간에 요리를 할 수 있다. 참고로 수분은 100도에서 증발을 한다. 튀김 요리 시 재료를 넣으면 거품이 일어나는 것은 바로 수분이 빠져나오고 있다는 증거이다.

튀김요리의 비밀은 바로 튀김옷에 있다. 재료를 기름 속에 넣으면 수분이 급속히 빠져나간다. 튀김옷은 재료에 기름으로 코팅을 한다. 따라서 재료 속에 있는 수분은 미처 빠져나가지 못하기 때문에 겉은 바삭하고 속은 부드럽게 조리가 되는 것이다.

이런 원리 때문에 적당히 조리를 하면 튀김옷에 약 20% 정도만 기름이 흡수되고 재료는 거의 기름을 흡수하지 않는다고 볼 수 있다.

튀김 요리의 또 하나의 포인트는 온도와 튀기는 시간이다. 튀김의 적정 온도는 재료의 특성에 따라 다르지만 약 180도 전후가 가장 적합하다. 튀김옷을 기름에 약간 넣었을 때 중간 정도의 깊이에서 서서히 떠오르는 정도이다. 그러나 이 기름에 재료를 넣게 되면 기름의 온도가 떨어진다. 따라서 기름의 양이 중요하다.

Tip!

튀김은 두 번 튀겨야 바삭바삭하다

180도 이하에서 4~5분 정도 튀긴 후 식히게 되면 식는 도중에 외부의 열이 내부로 전해지면서 재료 속까지 익게 되고 튀김 표면이 건조되어서, 2차로 180도에서 약 1분 정도 튀기게 되면 바삭한 튀김을 맛볼 수 있다.

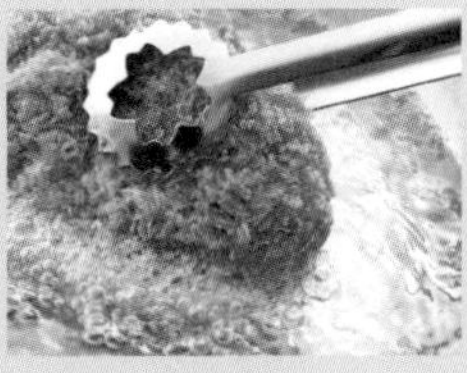

넉넉한 기름이 맛있는 튀김 요리를 하는 기본적인 비법인 것이다. 다음은 시간이다. 경험이 있는 요리사들은 튀김의 소리와 무게를 보고 판단한다. 튀기는 시간이 길어지게 되면 재료에 흡수되는 기름의 양이 늘어나므로 주의해야 한다.

산화된 기름이 몸에 좋지 않은 영향을 끼치는 범인이다. 튀김 요리가 몸에 해롭기보다는 산화된 기름에 요리를 한 튀김이 해로운 것이다. 튀김을 오래 두고 먹는 것은 현명한 방법이 아니다. 기름이 공기 중에서 산화되기 때문이다. 따라서 시중에 판매되는 감자칩은 먹지 않는 것이 좋다. 유통 과정에서 산화가 진행되기 때문이다.

건강한 튀김 요리를 즐기는 비결은 번거롭지만 집에서 직접 조리하는 것이다. 가족의 건강을 위해서 좋은 기름과 좋은 재료로 튀김을 만들어 즉시 먹을 수 있기 때문이다. 튀김 요리를 한 후에 찌꺼기를 기름에서 제거하는 것이 기름을 오래 사용할 수 있는 한 가지 방법이다.

볶음

기름을 팬에 두르고 익혀내는 조리법으로 볶음 요리의 승패는 온도에 달려있다. 강한 화력에서 단시간에 볶아야 재료의 풍미를 잃지 않는다. 따라서 볶음 요리를 할 때는 팬을 먼저 뜨겁게 달구어야 한다.

어찌 보면 볶음 요리도 구이 요리의 일종이라 할 수 있는데 구이가 불에 직접 가열한다면 볶음은 간접 가열의 조리법이다.

볶음 요리를 할 때는 재료를 비교적 잘게 썬다. 짧은 시간에 열이 속까지 전달되어서 빨리 익게 하기 위해서다.

냄비나 팬은 열을 쉽게 잃지 않는 두꺼운 것으로 준비하는 것이 좋다.

한번에 볶는 재료의 양이 너무 많지 않게 해야 한다. 보통 냄비나 팬의 반만 넣는다. 재료가 많으면 두 번 나눠서 볶는 것이 중요하다.

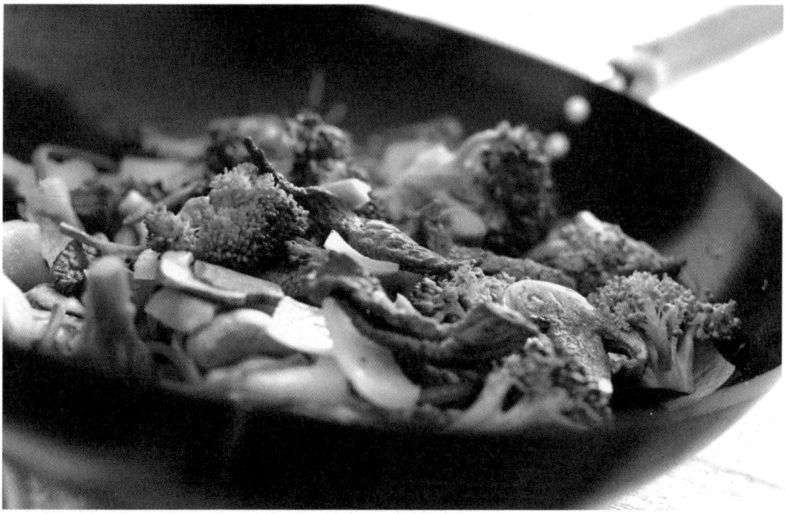

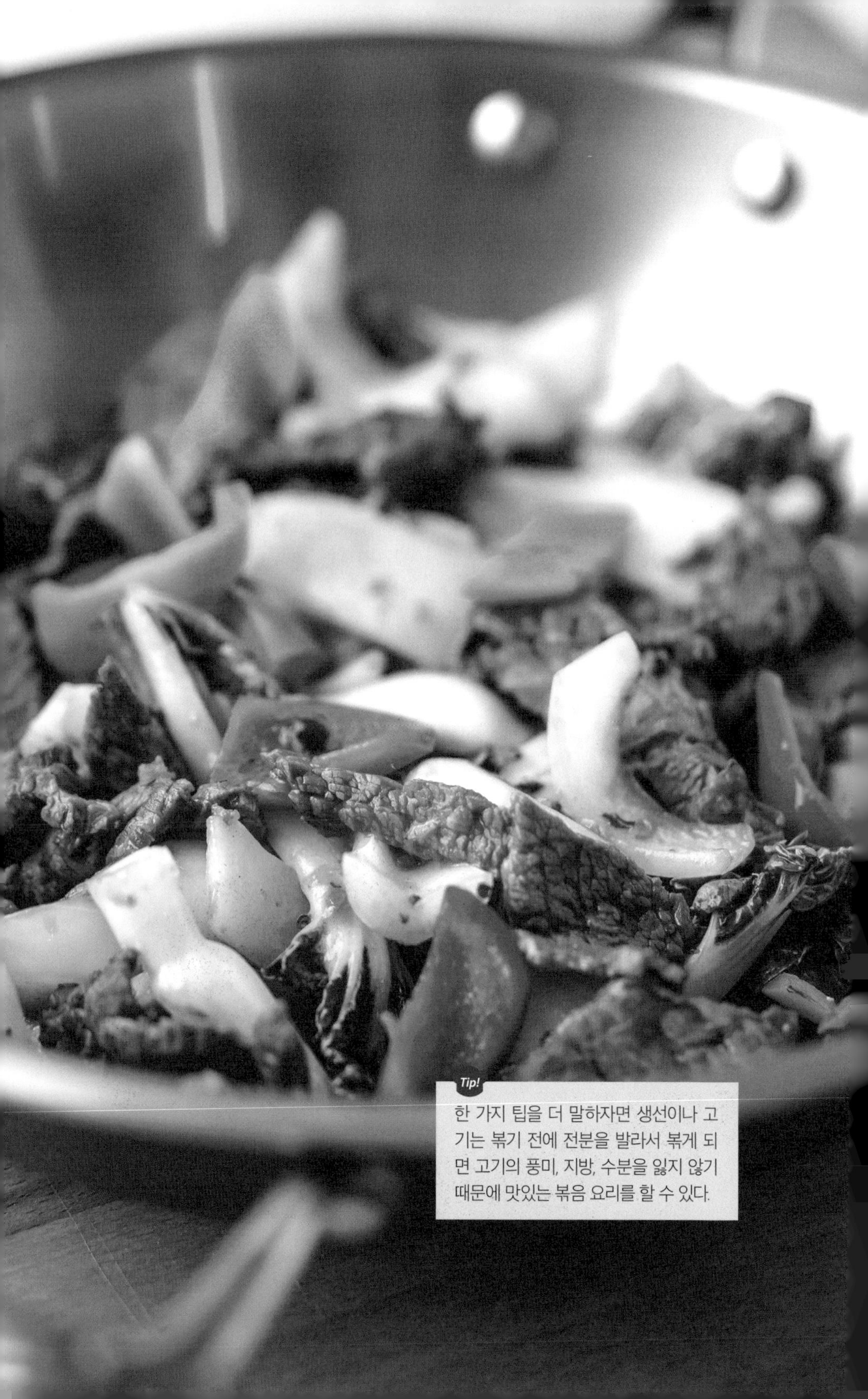

Tip!

한 가지 팁을 더 말하자면 생선이나 고기는 볶기 전에 전분을 발라서 볶게 되면 고기의 풍미, 지방, 수분을 잃지 않기 때문에 맛있는 볶음 요리를 할 수 있다.

볶음 요리 시간은 볶기 전에 미리 해두어야 한다. 기름에 볶아지고 나면 간이 잘 배지 않기 때문이다. 기름의 양은 채소는 3%, 고기나 생선은 5%, 밥은 10% 정도가 적당하다.
볶음 요리의 백미는 볶음밥이다. 볶음밥을 잘한다는 이야기는 재료와 불과 기름을 잘 다룬다는 뜻도 되기 때문이다.
가정에서 볶음밥을 맛있게 요리하려면 약간의 과학적 원리를 알아야 한다. 볶음 요리의 적은 수분이다. 수분을 어떻게 다루면서 재료를 볶느냐가 관건인데 재료를 넣는 순서가 중요하다. 보통은 재료를 볶다가 밥을 볶고 나중에 계란을 넣는데 이것 때문에 볶음밥이 아니라 비빔밥이 된다. 풀어놓은 계란을 먼저 팬에 넣는데, 이때 타이밍이 중요하다.
계란이 반숙이 되면 바로 밥을 넣는다. 아직 계란이 아직 완전히 익지 않았기 때문에 계란과 기름이 밥에 코팅을 하게 되어 밥에서 수분이 빠져나오는 것을 막아주어 고슬고슬하게 밥이 볶아질 수 있다.
생강, 파, 마늘 같은 재료는 저온에서 오랜 시간 볶아야 재료의 풍미가 기름에 배어 나오기 때문에 파, 마늘, 양파의 향을 필요로 한다면 너무 강한 불에 볶지 않는 것이 중요하다. 고기와 채소를 볶을 때는 고기를 먼저 볶는다. 고기의 단백질이 단단해지면서 맛있는 성분이 빠져나가지 않는다. 만약 채소를 먼저 볶게 되면 수분이 생기기 때문이다.

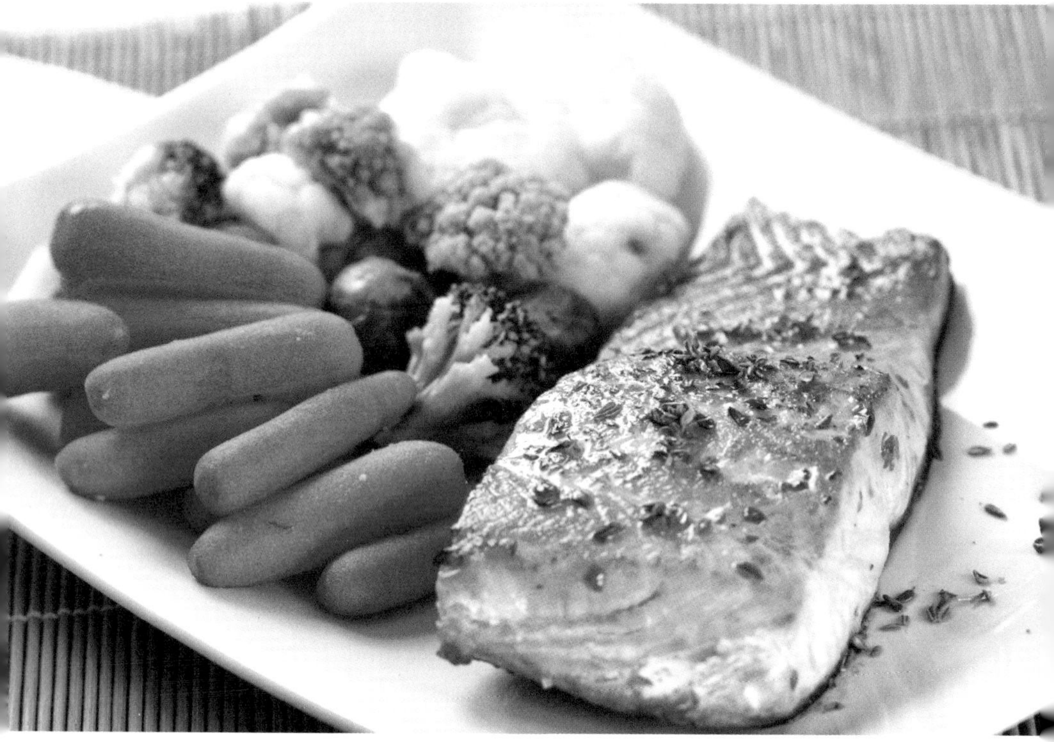

구이

"생선은 센 불에 멀리 구워라"라는 말이 있다. 개그맨 김병만의 〈정글의 법칙〉에서 생선을 숯불에 직접 굽는 장면이 많이 나오는데, 불이 한풀 꺾인 후에 굽는 것을 볼 수 있다. 또한 불에서 약간 거리를 두어서 굽는다. 만일 캠핑장에서 백탄을 사용해서 생선을 굽는다면 생선구이의 진수를 맛보게 될 것이다.

보통 캠핑을 가게 되면 화롯대를 이용해서 장작을 피워 숯을 만들어 고기를 직화로 구워서 조리를 하는데 이때 초보자들이 하는 대표적인 실수는 고기의 선택과 시간이다.
먼저 직화를 하기 위해서는 고기의 선택이 중요하다. 불과 직접 닿기 때문에 기름이 많은 고기는 가열되면서 기름이 불에 떨어지고 불길이 올라 고기가 검게 그을리게 된다. 따라서 직화구이를 할 때는 삼겹살보다는 목살이 좋다.
다음은 불이 너무 강할 때 고기를 굽는다는 것이다. 숯에 완전히 불이 붙어서 표면에 하얗게 재가 입혀졌을 때 불과 석쇠가 너무 가깝지 않게 굽는 것이다. 숯불이 가지고 있는 원적외선이 고기의 표면을 가열하기 때문에 고기의 육즙이 빠져나오지 않아서 더 맛있는 요리가 된다.
너무 강한 불에, 고기 특히 생선이나 육류를 직접 가열하게 되면 벤조피렌이 생성되는데 이것은 위암을 일으키는 발암물질로 알려져 있다. 따라서 발암물질 생성도 막고 직화구이의 풍미도 잃지 않는 조리법은 대류열에 의한 간접구이로 고기를 굽는 것이다.
캠핑장에서 쓰는 바비큐 통은 열의 대류를 고려해서 뚜껑을 만들었다. 불을 한쪽에 넣고 다른 쪽에 고기를 올리고 뚜껑을 닫아 놓으면 약 170도 정도에서 재료가 익는데, 시간은 좀 더 오래 걸리지만 숯불의 원적외선에 의해서 겉은 바삭하고 속은 부드러운 구이가 완성된다.
센 불에 멀리 구우라는 이야기는 강한 화력을 이용해서 거리를 조절해 가며 타지 않게 굽는 것을 말하는 것이다.

Tip!

혹시 채소(가지나 양파)를 굽게 될 때는 표면에 기름을 둘러서 굽자. 그러면 수분이 증발하는 것도 막고 수용성 영양소가 빠져나가는 것도 막을 수 있다.

생선이나 고기를 구울 때 팬이나 석쇠에 달라붙는 것은 '열응착 현상' 때문이다. 석쇠에 고기가 달라붙지 않게 하기 위해서는 먼저 석쇠를 달구어야 한다. 열응착 현상은 50도에서 일어난다. 석쇠가 충분히 달궈지면 고기의 단백질이 빠르게 응고되어 달라붙지 않는다.

다음은 석쇠에 기름을 발라서 굽는 것이다. 석쇠이 기름막이 석쇠와 고기의 반응을 어느 정도 막는 역할을 한다.

마지막으로 생선 표면에 식초를 바르는 것이다. 식초를 생선 표면에 발라주면 고기도 부서지지 않고 깨끗하고 노릇노릇하게 구이를 할 수 있다. 이 방법은 가정에서도 생선 요리를 할 때 사용하면 좋은 비법이다. 이는 식초가 단백질을 변하게 해서 열응착 현상을 막기 때문이다.

요리도 과학임을 잊지 말자!

조림

조림이란 양념된 국물에 재료를 넣고 가열해서 재료를 익히는 방식으로 조금만 불 조절을 하면 태우지 않고 요리를 완성할 수가 있다. 조림 요리는 국물의 양념이 재료에 스며들어 풍미를 더하는 요리법으로 찜과 함께 한식에 특히 많이 사용된다. 고등어조림이나 갈치조림 등 생선조림은 입맛이 없을 때 즐겨 찾는 별미이다.

조림은 특별한 노하우가 없어도 할 수 있는 요리 방법이다. 문제는 조림 국물의 간에 달려 있다. 재료에 간이 잘 배게 하려면 먼저 한 번 끓였다가 식혀서 다시 조림을 하는 것이다. 조림 요리에 간이 식어가면서 스며들기 때문에 튀김처럼 두 번에 걸쳐서 조리면 맛있는 조림을 할 수 있다.

남겨 놓은 된장찌개도 식혀서 다시 끓이면 더 맛있는 이유도 이 때문이다.

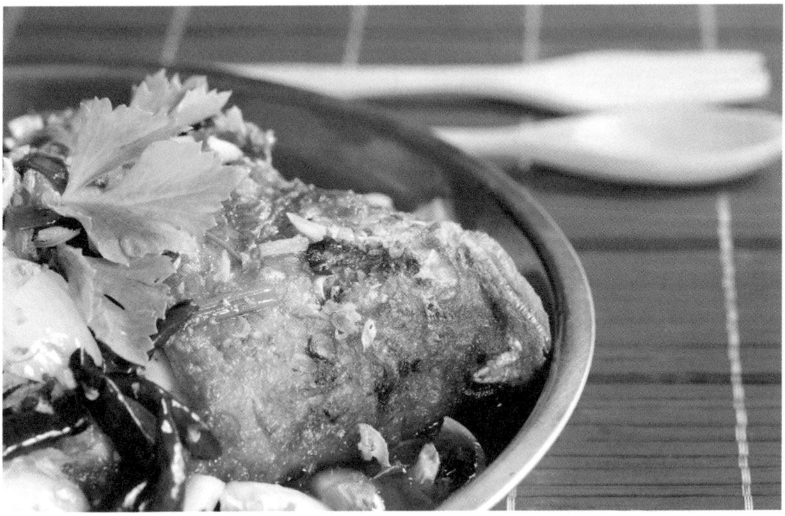

조림 국물의 간을 하는 양념의 순서에 과학적 원리가 숨어 있다.
처음 조림을 할 경우에는 간을 한 번에 맞추기보다는 조금 간을 덜해서 맞춰가면 조림 요리를 실패하지 않고 완성할 수 있다.
보통 순서 없이 설탕과 소금을 넣었을 것이다. 그러나 과학적 원리를 조금만 알면 헷갈리지 않을 수 있다. 소금의 분자 구조가 설탕의 분자 구조보다 작다. 따라서 소금을 먼저 넣고 설탕을 넣으면 설탕의 단맛이 재료에 스며들지 않는다. 소금이 재료를 조여서 다른 양념이 스며들지 못하게 막기 때문이다. 설탕을 먼저 넣고 소금을 나중에 넣어야 짠맛과 단맛이 어우러지는 간이 된다. 그러나 설탕도 너무 많이 넣게 되면 삼투압에 의해서 재료를 조이는 역할을 하므로 적당히 넣어야 한다. 설탕도 적절하게 사용하게 되면 약방의 감초처럼 훌륭한 양념이 될 수 있다.
다음은 식초이다. 식초 또한 요리에서 다양하게 사용되는 양념이다. 식초는 뒤에서 자세히 다루겠지만 음료로 음용하기에도 좋은 식품이다. 구이에서 설명했듯이 생선에 식초를 바르게 되면 모양이 부서지지 않고 석쇠나 펜에 들러붙지 않게 해준다. 소금을 너무 쳐서 짠 음식을 중화할 때도 식초를 첨가하면 짠맛을 낮출 수 있다. 뼈를 발라야 하는 요리에 식초를 첨가하면 쉽게 뼈가 발라지게 할 수 있다. 이때는 다른 양념보다 먼저 넣는 것이 좋다.
다음으로 소금과 함께 간을 맞추는 재료에는 된장과 간장이 있다. 된장과 간장 또한 간을 맞추는 재료이면서 발효를 통해 얻어지는 항암 식품이다.
된장을 된장찌개처럼 주재료가 아니라 간을 맞추기 위해서 넣은 거라면 간장과 마찬가지로 마지막에 넣는 것이 좋다. 된장과 간장 모두 짠맛을 내는 것 외에 향을 이용한 요리를 하기 때문이다. 예를 들어 생선에 비린내를 잡는다거나 간장에 향을 얻기 위해서는 마지막에 넣는 것이 좋다.
다음으로 조림에 사용하는 양념은 맛술과 청주이다. 청주에는 알코올 이

외에도 당분과 아미노산, 산류들이 함께 들어 있고 맛술은 당분이 비교적 많다. 청주나 맛술을 첨가하면 생선이나 고기의 단백질이 아미노산과 반응하여 향을 좋게 한다.

양념의 기본은 냄새를 잡기 위해서라면 처음부터, 향을 이용하기 위해서는 마지막에 넣는 것이다. 청주와 맛술을 넣는 순서도 마찬가지이다.

단단한 고기는 장시간 졸이자. 처음에는 단백질이 단단해지지만 계속 졸이게 되면 콜라겐이 젤라틴으로 변해서 부드러워진다.

찜

조림이 양념된 국물에 재료를 직접 익히는 것이라면, 찜은 수증기를 이용해서 간접으로 익혀서 조리하는 방식이다. 찜 요리하는 냄비에 수증기가 가득 차면 내부의 온도는 100도가 된다. 이 열로 음식을 통째로 가열하는 방식이다.

찜을 요리 시 중요한 것은 찜기에 수증기가 가득 차서 온도가 올라갔을 때 재료를 넣어야 한다는 것이다. 처음부터 재료를 넣고 가열을 하게 되면 수분과 풍미가 빠져나가 맛을 잃게 된다.

그리고 조리 시 뚜껑을 자주 열지 않는 것도 중요하다. 찜 요리 시 뚜껑을 자주 열게 되면 열을 갑자기 잃게 되어 낮은 온도 때문에 물방울이 맺히고 물방울은 찜솥 내부의 온도를 내려가게 한다.

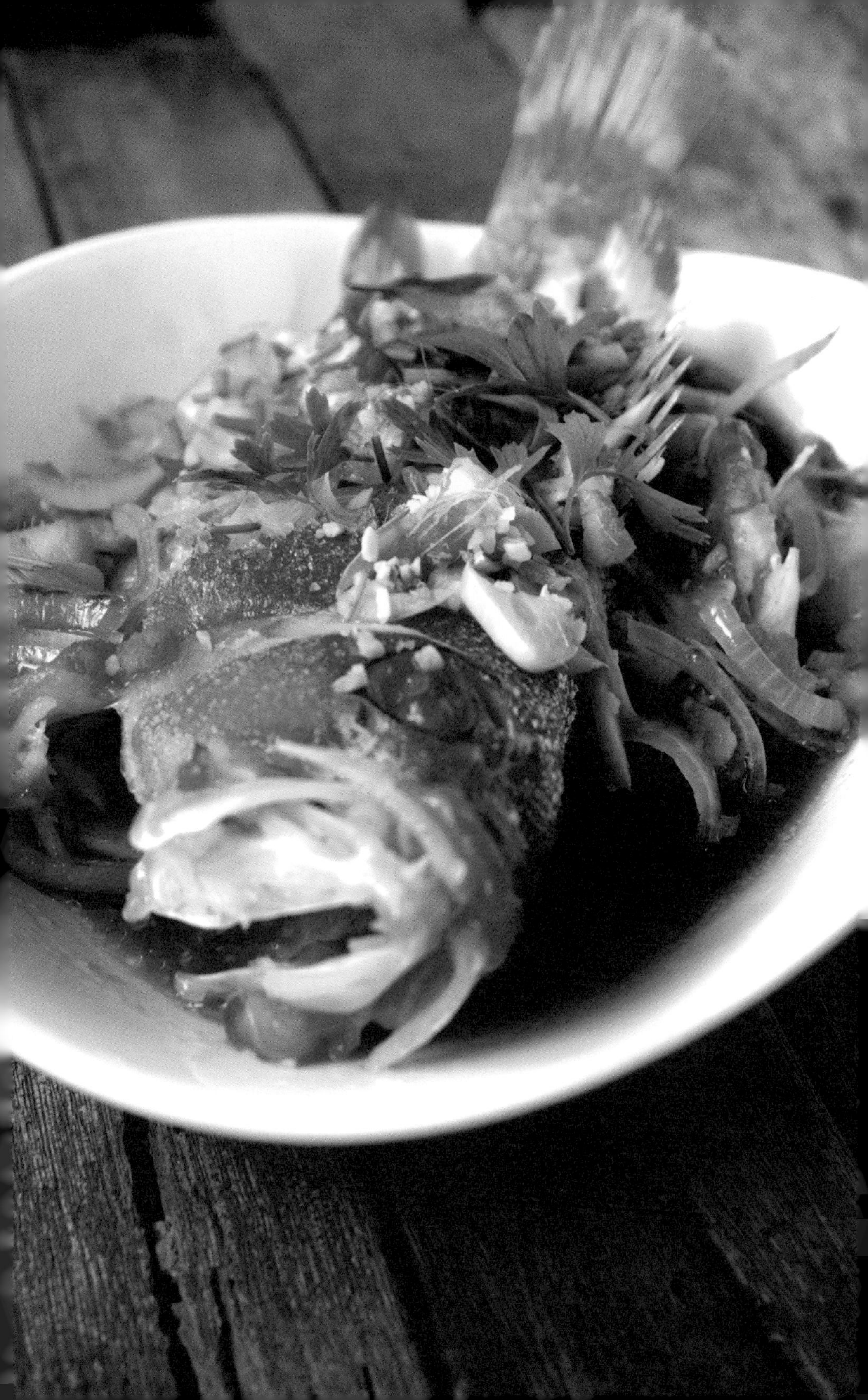

재료를 알면 더 맛있는 요리를 할 수 있다

건강에 관심이 높아지면서 면역력을 높여주거나 항암 성분이 있는 식재료를 찾게 된다. 하지만 아무리 좋은 식재료라도 특성을 알지 못하거나 과용하게 되면 오히려 독이 된다.

육류

음식 재료의 선택 기준은 신선함이다. 계란, 생선, 과일, 야채 등 대부분의 식재료는 신선할수록 맛이 좋다. 그러나 육류의 경우에는 숙성을 시켜야 맛이 있는 경우가 있다. 회를 예로 들면, 우리나라는 활어회를 신선한 재료로 즐긴다. 반면 일본은 숙성된 회를 즐긴다. 우리가 좋아하는 참치회 같은 경우가 대표적인 숙성된 고기를 사용한 예일 것이다. 육류가 도살된 직후에는 아직 근육속에 에너지(ATP-아데노신 3인산)이 남아 있어서 사후경직의 원인이 된다. 그러나 시간이 지나면 사후경직이 풀어지면서 육질이 부드러워진다. 이 시간을 숙성기간이라 한다. 고기의 종류에 따라 숙성기간의 차이는 크다. 소고기는 저온에서 일주일 이상 숙성을 하기도 한다. 숙성기간이 너무 길어지면 그때부터는 부패가 진행된다. 숙성과 부패는 종이 한 장 차이임을 잊지 말자. 과도한 적색육의 섭취는 오히려 건강에 좋지 않은 결과를 가져올 수 있다.

생선

생선은 흰살 생선과 붉은살 생선으로 나눌 수 있는데, 참치나 가다랑어와 같은 붉은살 생선은 등이 푸르고 바다의 표면을 회유하는 어종이 많고 대구, 도미, 광어, 조기 등은 붉은살 생선보다는 깊은 수심에서 사는 어종이 많다. 이 중간에 고등어나 꽁치 같은 적색 생선 등이 있다.

참치살이 붉은 이유는 참치의 근육이 빨간 색소인 미오글로빈과 혈액 색소인 헤모글로빈의 영향을 받았기 때문이다.

생선살의 단백질 구성을 이해하면 조리 시 도움이 된다. 생선살은 물에 녹기 쉬운 근형질단백질과 물에 잘 녹지 않는 근원섬유단백질, 불용성 육기질단백질로 나뉜다.

근형질단백질은 가열하게 되면 재료에 포함된 수분과 함께 녹아서 근조직 사이에 스며들어 근섬유 사이를 고정하고 수축한다. 붉은살 생선은 30%에서 50% 정도의 근형질단백질을 함유하고 있기 때문에 가열하면 딱딱해진다. 반면 흰살 생선은 근섬유가 두껍고 근형질단백질이 적기 때문에 가열해도 딱딱해지지 않고 금방 살이 흐트러져 버린다.

재미난 것은 연어는 우리가 먹을 때 보면 붉은살 생선이지만 사실은 연어는 흰살 생선이다. 다만 연어의 먹이인 새우와 게의 붉은 색소에 물든 것이다.

고등어, 정어리, 꽁치와 같은 적색 생선은 불포화지방산이 많다. 그런데 이 불포화지방산은 불안정하여 공기 중 산소와 쉽게 결합하기 때문에 금방 상하기 쉽다. 그래서 고등어회를 육지에서는 먹기 힘든 것이다.

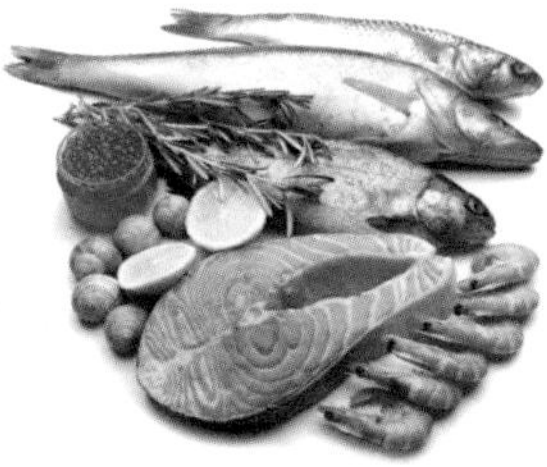

콩제품

콩은 대표적인 항암 식품이며 식물성 단백질이 풍부해서 특히 우리나라에서는 콩 요리가 발달되어 있고 된장과 청국장과 같이 발효식품과 두부는 콩의 영양소를 빠짐없이 섭취하는 방법이다.
두부는 원래는 중국에서 유래했다고 전해지지만 정확하지는 않다. 두부는 만드는 방법에 따라서 연두부, 순두부 등 다양하게 분류하지만 식감의 문제이지 두부의 영양은 별 차이가 없다.
된장과 청국장 이외에도 두유를 이용한 다양한 요리도 가능하다.
암을 예방하는 생활 습관에 매일 콩 요리를 먹으라는 항목이 있다. 뒤에 자세히 다루겠지만 콩의 이소플라본과 사포닌 성분이 항암물질이다.
그러나 콩을 너무 많이 섭취하는 경우에는 오히려 이소플라본으로 인해서 에스트로겐이 유방암 조직을 확대할 수 있어 유방암 환자는 주의를 기울여야 한다. 더불어 유전자 변형된 콩에 대한 문제 제기가 끊임없이 이어지고 있다. 신토불이라 하지 않았던가. 이 땅에서 난 콩을 마음껏 먹을 수 없는 세상이 안타깝다.

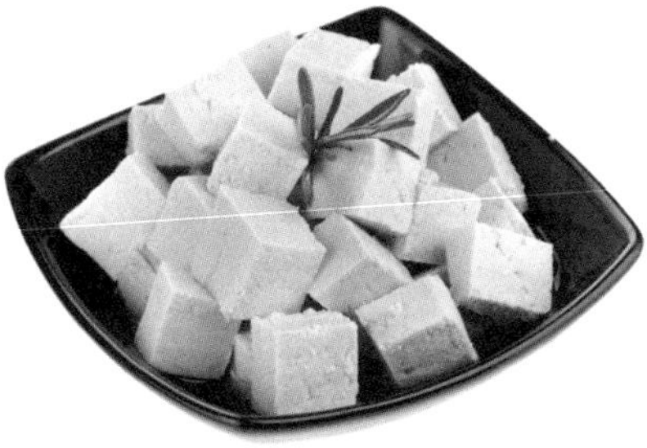

우유와 유제품

사실 요즘은 우유에 대한 논란이 많다. 우유 자체에 대한 논란이라기보다는 우유를 생산하는 젖소의 사육 환경과 사료에 문제가 있는 것이다.
환경에 오염된 사육과 사료를 통해서 얻어진 우유가 건강에 좋을 리가 없다는 것이다.
우유는 소의 모유를 가열/살균한 것으로 우유에 유제품을 첨가하면 가공유라 한다. 우유는 포유류가 새끼에게 주는 것이기 때문에 그 속에 단백질, 지방, 칼슘은 물론 다양한 무기질, 미네랄 심지어 면역 물질까지 들어있어서 한때는 완전식품이라고까지 불리우며 청소년에게 우유를 먹이기 위한 유행이 있었던 적도 있었다.
우유에 함유된 단백질을 카제인이라 부른다. 커피 광고 때문에 더 많이 알려지게 되었는데 이 카제인은 우유 속에 작은 알맹이로 존재한다. 그래서 우유를 가열해서 수분을 날리면 카제인 결정체를 볼 수 있다. 그런데 이 카제인은 보수성이 강하다. 그래서 냄새도 끌어당기는 것이다. 생선이나 닭을 손질할 때 우유에 담가 두는 것도 이 때문이다.

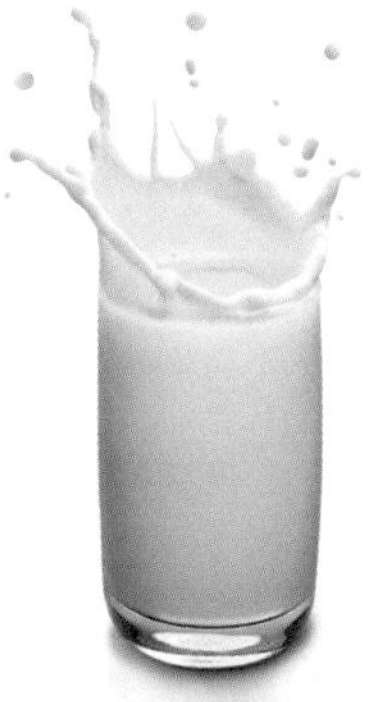

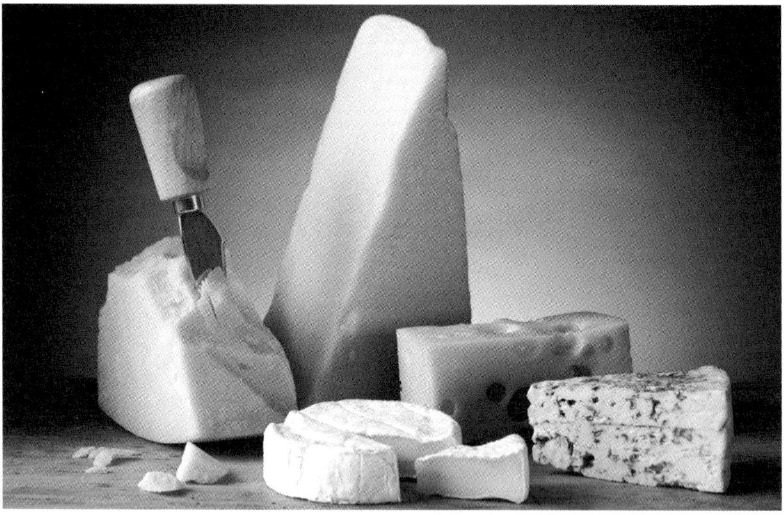

또한 우유 속 카제인은 산을 만나면 굳는다. 그래서 치즈를 만들 때 우유를 중탕으로 끓이고서 레몬즙이나 식초를 첨가하면 굳는 것을 볼 수 있다. 같은 원리로 우유에 유산균을 첨가하면 농도가 진해지는 것도 카제인이 유산균의 산에 의해서 굳어지는 것이다. 어느정도 굳어졌을 때, 두부를 만들듯이 수분을 제거하면 요즘 유행하는 전통 그릭요거트가 되는 것이다. 유제품은 너무 많지만 대표적인 식품이 치즈이다. 시중에는 너무 많은 종류의 치즈가 존재하고 맛도 다르고 사용하는 용도도 다르다. 치즈는 우유에서 유산균과 산소를 통해서 고형분만 추출한 것이다. 치즈도 발효과정을 거쳐서 장기간 보관할 수 있게 되고 영양 성분도 증가하게 된다.

쌀과 잡곡

한국 사람의 주식은 아직까지는 밥이다. 밥의 주원료인 쌀도 도정 과정에 따라 백미와 현미로 나눌 수 있다. 현미에는 눈과 효소가 살아 있어서 현미는 항암 식품에 포함된다.

그리고 요즘은 잡곡이 주목을 받고 있다. 우리나라 잡곡은 아니지만 퀴노아, 렌틸콩 등 건강프로그램에 한번 소개되고 나면 품귀 현상이 일 정도로 열성적이지만 우리 선조들이 늘 즐겨 먹던 보리, 귀리 등도 다른 잡곡 못지않은 영양 성분과 항암 효과를 가지고 있다.

쌀 표면에는 호분이 달라붙어 있다. 이 호분이 점착력을 가지게 하지만 이 호분층을 충분히 씻어내지 않으면 밥을 지었을 때 냄새가 난다. 맛있는 밥을 짓는 비결은 쌀을 씻는 것부터 시작된다.

다음은 물 조절이다. 쌀을 미리 물에 불려서 쌀이 기본적으로 약 15% 정도의 수분을 유지하게 하고 밥을 지었을 때 약 65% 정도 수분을 유지하게 하는 것이 맛있는 밥의 기본이다. 쉽게 말하면 밥을 할 때 물 조절을 신경써서 가장 맛있는 밥이 되었을 때를 기억하는 것이 중요하다.

물론 지금은 전기 압력 밥솥이 있어서 이 수고를 덜어주지만 밥을 맛있게 하는 것이 요리의 기본이다.

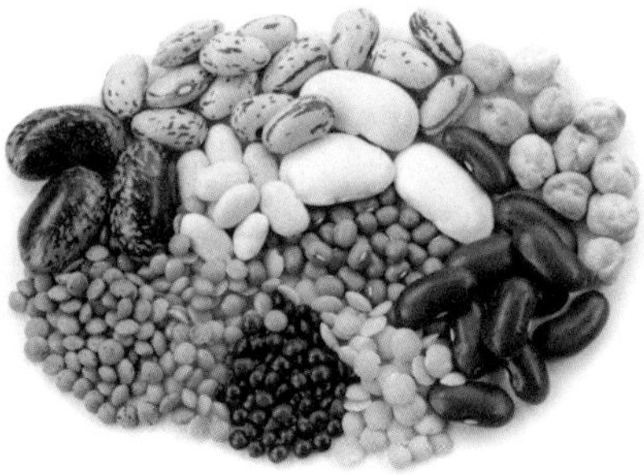

감자와 고구마

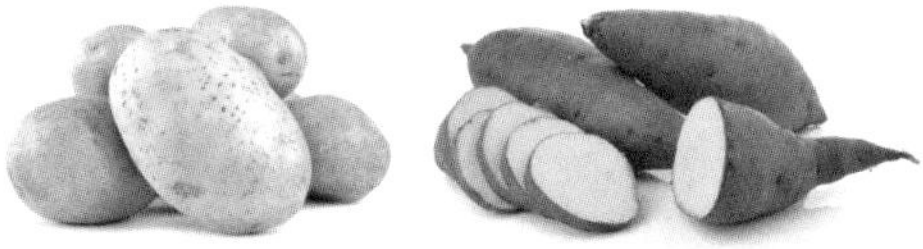

감자와 고구마 등이 가지고 있는 전분은 가열하게 되면 호화가 이루어진다. 호화란 전분이 가열을 하였을 때 베타전분에서 알파전분으로 바뀌는 것을 말한다. 전분은 포도당 분자가 미셀 구조로 열을 가하기 전까지는 베타전분 상태로 존재한다. 여기에 수분을 첨가해서 가열하게 되면 이 미셀 구조가 느슨해지면서 알파전분이 된다. 이런 이유로 고구마나 전분을 으깰 때는 따뜻할 때 으깨야 한다. 감자나 고구마가 식게 되면 다시 베타전분으로 환원되기 때문이다.

채소류

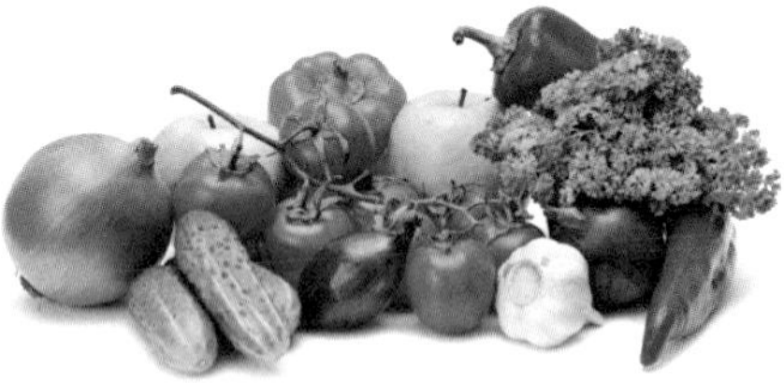

채소와 같은 식물의 세포벽은 반투막이다. 그래서 소금 입자와 같이 큰 입자는 통과할 수 없지만 물은 통과할 수 있다. 채소를 샐러드로 섭취할 때 야채를 물에 잠시 담가두면 반투막을 통해서 수분이 침투해서 야채가 탱탱해지는 식감을 느낄 수 있다. 그러나 비타민C는 수용성이기 때문에 물에 녹는다. 그래서 너무 오래 담그는 것은 오히려 신선도를 잃게 만든다. 몸에 섭취된 비타민C가 사용되고 남을 경우에는 해로운 비타민C가 되는데 이를 방지하기 위해서는 비타민E가 함유된 견과류와 함께 섭취하는 것이 좋다.

물

DiHydrogen MonoOxide(DHMO, 일산화이수소). 물의 공식 명칭이다. 물은 분자식이 기본 구조가 산소 1분자에 수소 2분자가 결합한 H2O이다. 그러나 한의학에서는 물을 단순하게 보지 않고 성질에 따라 다양하게 분류하고 물 자체를 치료제로 사용하기도 한다. 우리 몸은 70%가 물로 이루어져 있기 때문에 물이야말로 가장 기본이 되는 항암 식품이고 건강식품이다. "물은 모든 것을 알고 있다"라는 책이 있다. 물에 감사와 사랑의 말을 하면 물의 분자 구조가 바뀐다는 내용이다. 알려진 대로 우리가 섭취하는 물은 육각수일 때 가장 좋다고 한다. 그리고 물을 육각수로 만드는 다양한 방법과 정수기가 시판되고 있다. 그러나 무엇보다 중요한 것은 물을 마시는 사람의 마음이다. 감사하는 마음과 사랑하는 마음이 중요하다는 이야기이다.

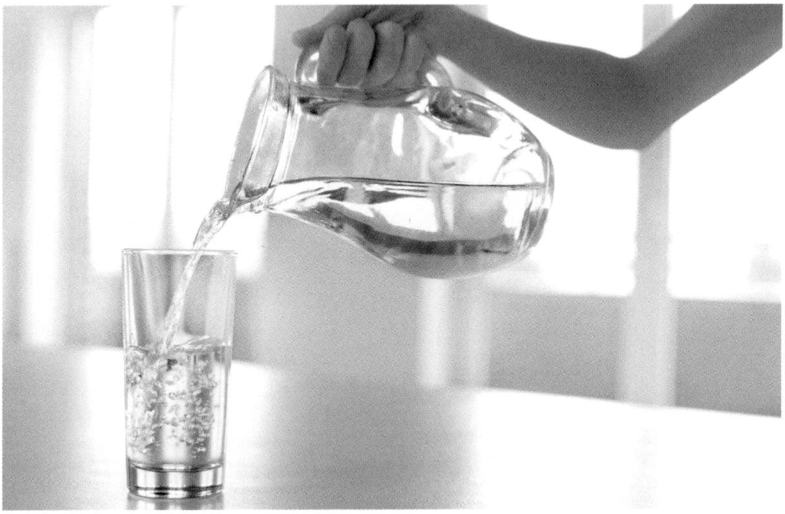

양념이 보약이다

소금과 식초에는 좋은 점도 많지만 지나치면 오히려 몸을 상하게 한다. 또한 MSG가 확실하게 건강에 해롭다고 단언할 수 없다. 다양한 양념은 현명하게 섭취할수록 더 맛있게 먹을 수 있다.

소금과 설탕

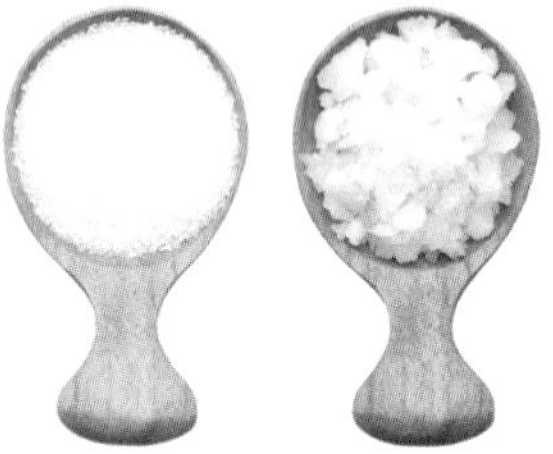

소금은 인류의 가장 오래된 양념이다. 소금은 크게 천일염과 정제염으로 나눌 수 있는데 각종 요리에 사용하는 소금도 천일염을 쓰는 것이 더 좋다. 천일염에는 염화나트륨 이외에 5% 정도의 불순물이 들어 있는데, 이 불순물에는 각종 미네랄이 포함되어 있다.

인간은 굳이 소금을 일부러 섭취하지 않더라도 각종 음식에서 염분을 섭취할 수 있다. 혈중 나트륨과 칼륨의 비율은 혈압 조정에 큰 영향을 미친다. 나트륨이 많아지면 혈관이 수축하여 혈압이 높아지고 칼륨이 많아지면 혈관이 확장되어 혈압이 낮아진다.

우리나라 사람은 하루 소금 권장량보다 다소 많은 소금을 섭취하고 있다. 면역 식단에서는 소금보다는 죽염을 사용하는데 죽염에 대해서는 뒤에서 다시 설명하겠다.

요리에서 소금을 사용하는 것은 간을 맞추기 위해서이기도 하지만, 생선에 소금을 뿌리는 것은 단백질 구조를 변화시켜서 육질을 단단하게 하기 위함이고 수박이나 팥죽에 단맛을 내기 위해서 설탕 대신에 소금을 넣는데 이는 '맛의 대비 효과'로 단맛을 두드러지게 하기 위해서이다.

양념을 할 때 소금과 설탕을 같이 넣는 경우에는 설탕의 분자가 소금보다 크기 때문에 설탕을 먼저 넣고 소금을 넣어야 어우러진 양념을 할 수 있다. 그리고 설탕과 소금은 맛의 대비 관계에 있다.

그러나 소금을 많이 넣었을 경우 짠맛을 덜 느끼게 해야 할 때는 식초를 첨가하는 것이 좋다.

몸의 피로 회복에 도움을 주는 당분의 섭취 방법은 당분을 아침에 섭취하는 것이다. 저녁에 섭취한 당분은 우리 몸에 쌓여 비만과 당뇨의 원인이 되기 때문이다.

간장과 된장

간장과 된장 모두 콩을 발효한 음식 재료이다. 주로 국간장이나 조선간장이라고 부르는데 이는 양조간장인 진간장과 구분이 된다. 요리의 간을 맞추기 위해서 소금 대신에 간장이나 된장을 사용하게 되면 풍미도 더해지고 발효 과정에서 생성된 여러 가지 항암 성분도 함께 섭취할 수 있다.

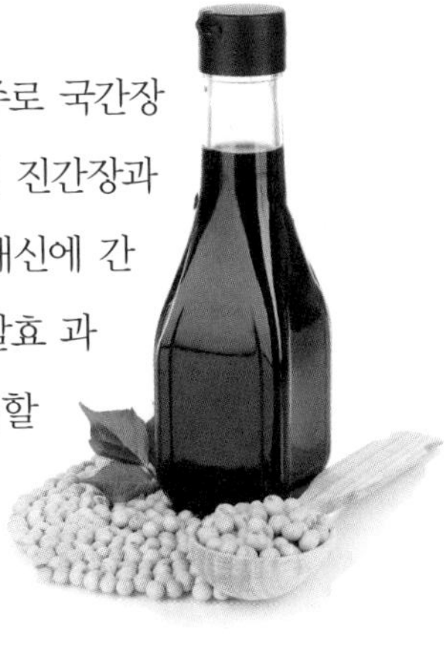

식초

식초 또한 대표적인 보약 양념이다. 시중에서 판매되는 양조식초에는 각종 미네랄이 존재하지 않는다. 반면 천연 식초에는 과일이나 식초를 담그는 재료의 종류에 따라서 각종 미네랄이 함유되어 대표적인 효소식품이며 우리 몸이 산성화되는 것을 막아주는 알칼리식품이다.

식초의 효능을 간단하게 적어 본다면 첫 번째로 항산화 작용을 들 수 있다. 식초의 유기산은 굉장한 항산화 작용으로 피를 정화하고 성인병과 암을 예방한다. 두 번째, 식초는 몸속에서 알칼리성으로 작용을 해서 뼈 건강에 도움을 준다. 세 번째, 식초는 알레르기 피부를 개선시켜 준다. 네 번째, 식초는 지방합성을 억제하고 지방분해 작용을 해서 다이어트 효과가 있다. 다섯 번째, 식초의 초산은 간의 해독 작용을 돕고 간을 튼튼하게 하며 식초의 유기산은 폐 기능을 활성화한다. 여섯 번째, 식초에 들어 있는 살균 성분은 대장 내 각종 세균의 번식을 억제한다. 일곱 번째, 식초의 유기산은 동맥을 보호하고 콜레스테롤 생성을 억제하여 혈액순환을 원할하게 해서 동맥경화와 고혈압을 예방한다.

그 외 식초의 효능으로는 소화 촉진, 근육의 유연성 향상, 피로 회복, 백내장 예방 등을 들 수 있다. 식초 또한 과다하게 복용하면 부작용이 있다. 식초의 신맛은 좋은 점이 상당히 많지만, 신맛을 지나치게 즐기면 간의 기운이 넘쳐 오히려 간을 상하게 한다.

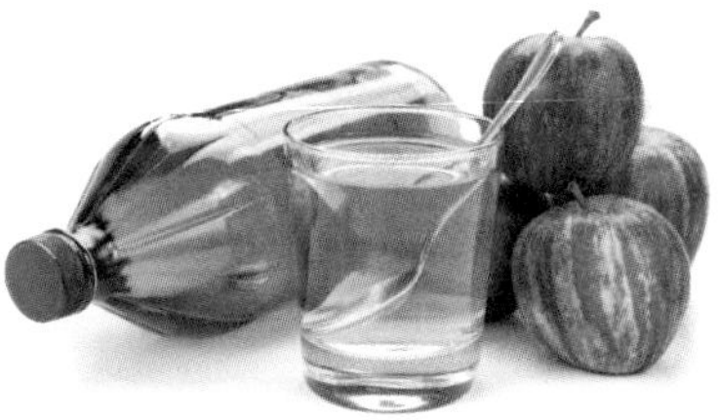

MSG(monosodium L - glutamate)

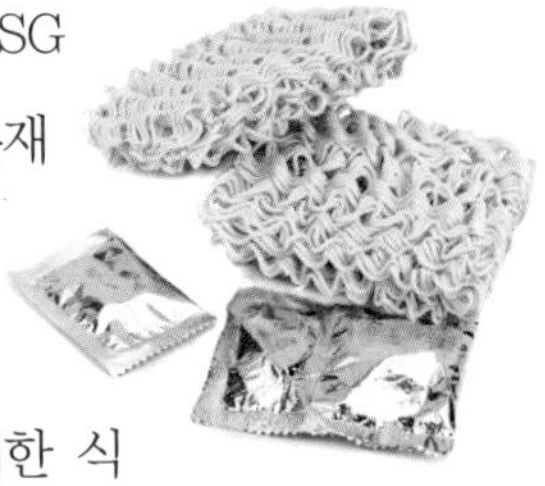

MSG에 대한 논란은 아직도 끊이지 않고 있다. MSG를 반대하는 입장에서는 다시마와 같은 식품에 존재하는 MSG는 문제가 되지 않지만 정제된 MSG는 우리 몸에 문제를 일으킨다고 말하고, MSG 섭취에 문제가 없다는 측에서는 MSG가 인체에 무해한 식품첨가물이며 그 원료가 천연 재료인 만큼 인체에 무해하다는 입장이다. MSG의 성분인 글루탐산은 버섯, 육류, 김, 토마토, 다시마 등 자연식품에 단백질의 일부로 존재한다. 우리나라에서는 다시마에 있는 글루탐산을 추출하여 다시다라는 감칠맛을 내는 조미료를 생산하고 대부분의 가정과 식당에서 유사 제품을 소비하고 있다.

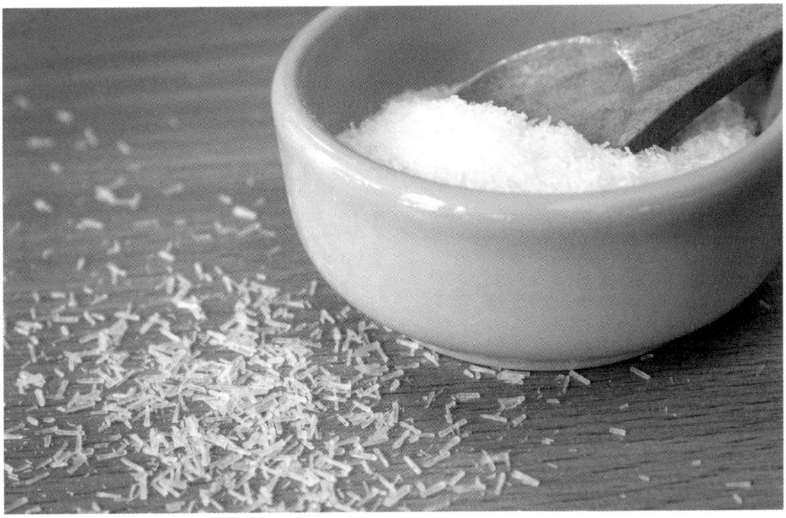

환자를 치료하는 입장이지만 정확하게 MSG가 건강에 해롭다고 단언할 수는 없다. 우리 식생활 중에 MSG를 식사 때마다 몇 숟가락씩 먹는 사람은 없기 때문이다. 반찬에 소량으로 들어가고 이마저도 인체에 쌓이는지 명확히 밝혀지지 않고 있다. MSG는 일본 이케다 교수가 사람이 느끼는 4가지 맛인 단맛, 쓴맛, 짠맛, 신맛을 아무리 조합을 해도 다시마를 우려낸 국물의 맛을 만들 수 없다는 것에 착안하여 이를 감칠맛(우마미)이라 표현하고 다시마의 아미노산의 일종인 MSG를 분리해 냈다. 그렇다면 MSG를 추출한 원재료를 조리 시 사용하면 감칠맛을 낼 수 있다는 결론이 나온다. 그래서 우리 병원에서 환자들에게 제공하는 식사에는 버섯이나. 다시마, 멸치 등을 말려 천연 조미료로 사용하고 있다. 양념이 보약인 이유는 천연 조미료를 사용할 때 버섯이나 다시마 속에 들어 있는 항산화물질이나 항암물질을 섭취할 수 있는 것이다. 다시 말해서 MSG가 인체에 무해하다 할지라도 감칠맛을 낼 뿐 천연 조미료가 가지고 있는 성분은 빠져 있기 때문에 면역 밥상에는 권장하지 않는다.

'중국음식증후군'의 논란이 있었다. MSG에 대한 오해에서 비롯된 논란인데, 호만 콕이라는 미국 의사가 MSG가 들어간 중국 음식을 처음 먹어보고 어설픈 추측과 오해를 만들어 낸 것으로 이로부터 MSG의 유해성 논란이 있지만 아직까지 정확한 임상 실험이나 연구 결과가 나온 것은 없는 실정이다. 공장에서 MSG를 만들 때는 사탕수수를 발효해서 만들기 때문에 알려진 대로 MSG를 화학조미료로 보는 것은 문제가 있다. MSG를 섭취한다고 해서 특별히 유익한 점도 없지만 특별히 해롭지도 않기 때문에, MSG 때문에 스트레스 받지 않고 맛있게 음식을 먹고 스트레스를 푸는 것이 건강에 더 이롭지 않을까 생각해 본다.

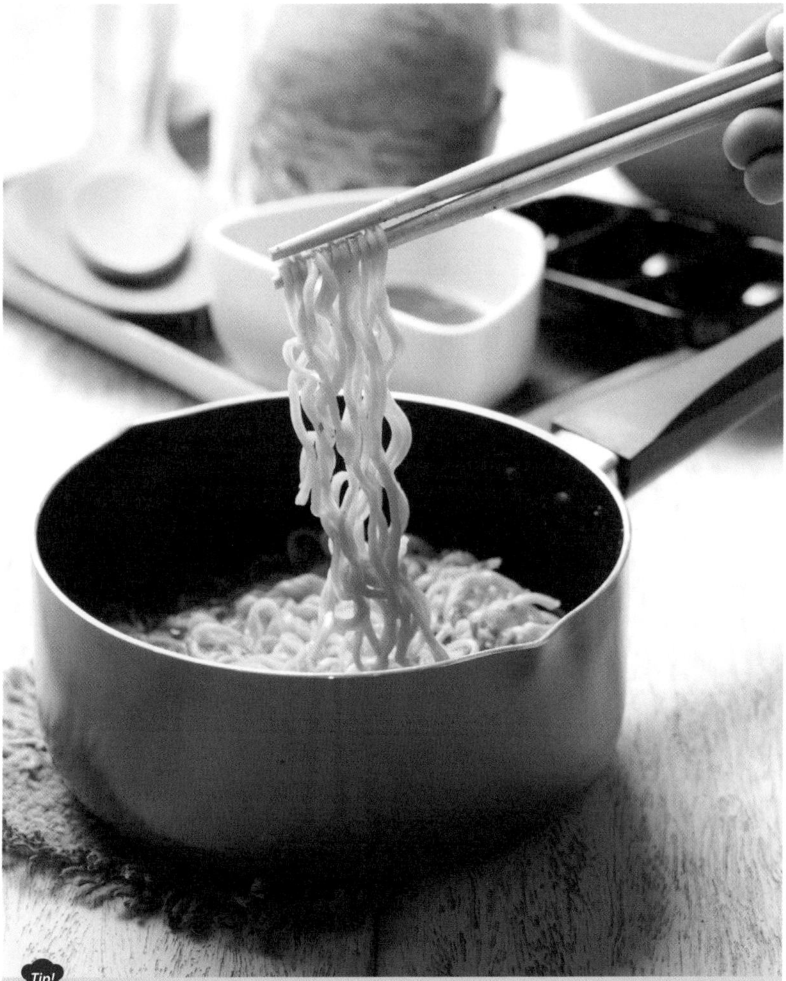

Tip!

MSG가 뇌 손상을 일으킨다는 것은 사실일까?

앞에서 잠시 언급했듯이 MSG를 섭취하는 사람 중 누구도 한 번에 한 국자씩 먹는 사람은 없다. 감칠맛도 지나치면 느끼하기 때문에 자연적으로 많이 사용하지 않기 때문이다. 쥐를 대상으로 한 MSG 실험에서는 뇌 손상이 일어났다. 하지만 실험의 내용을 간단히 설명하면 몸무게 1kg당 2g의 MSG를 피하에 주사한 것이었다. 성인 남자 60kg를 기준으로 본다면 120g을 음식도 아니고 주사로 해서 얻은 실험 결과이다. 똑같은 실험을 설탕이나 비타민으로 하면 어떤 결론이 나올지 궁금해진다. 또한 MSG가 발암물질이고 비염이나 천식을 일으킨다고 알려져 있으나 이 역시 과학적으로 객관적인 근거를 제시하지 못하고 있는 실정이다.

제2장
질병의 주범은 과식이다

케이블 TV에서 인기를 끌고 있는 〈엄지의 제왕〉이라는 프로그램에서 산속에서 생활하며 소식과 생식을 주로 하는 의뢰인이 나왔다. 그는 우리가 알고 있는 것과 다소 상반된 견해를 가지고 있어서 당시 패널들이 당황해하는 것 같았다.

그들은 의뢰인의 신체 나이를 측정하고 나서야 의뢰인의 의견에 동의하게 되었는데 그의 생물학적 나이는 63세이고 신체 나이, 자세하게는 혈관 나이는 28세로 검사되었다.

"질병의 원인은 과로가 아니라 과식에서 시작된다"는 것이 그의 주장이었다. 한국인에게 있어서 주로 과식하게 되는 것은 탄수화물이다. 탄수화물은 인류의 중요한 에너지원이었으며 지금도 탄수화물은 중요한 식량 자원임에 틀림이 없다. 그런데 어쩌다가 탄수화물이 건강에 골칫거리로 전락하게 되었는지 대해서 알아보자.

탄수화물은 녹말, 셀룰로스, 포도당 등과 같이 탄소·수소·산소의 세 원소로 이루어져 있는 화합물로, 생물체의 구성 성분이거나 에너지원으로 사용되는 등 생물체에 꼭 필요한 에너지원이다. 탄수화물은 당류(糖類)·당질(糖質)이라고도 부르지만 $C_n(H_2O)_m$의 분자식을 가지는데, 이것이 마치 탄소와 물 분자(H_2O)로 이루어져 있는 것처럼 보이기 때문에 탄소의 수화물이라는 뜻에서 탄수화물이라 부른다.

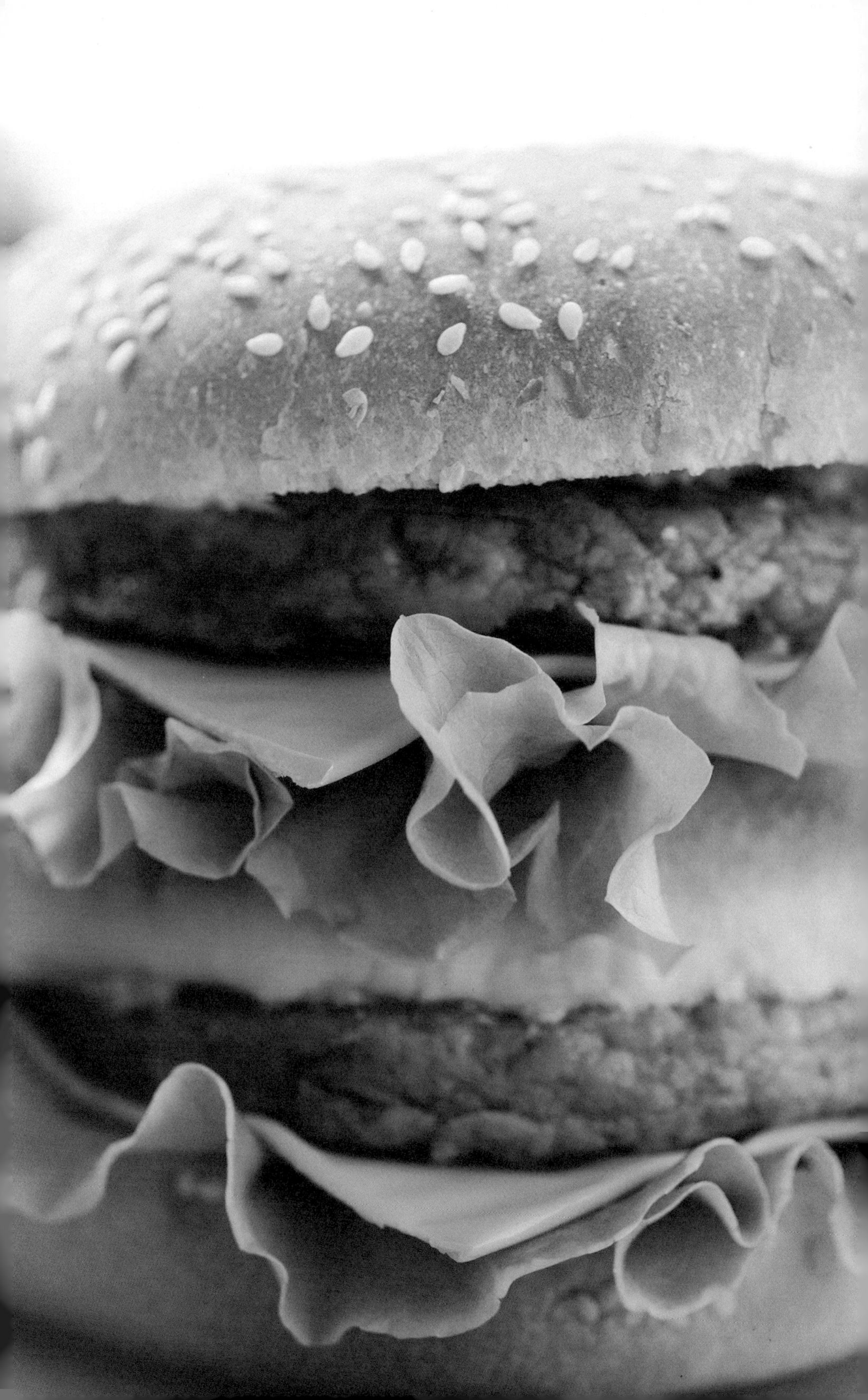

단당류, 소당류와 다당류

탄수화물은 그것을 구성하는 단위가 되는 당의 수에 따라 다시 단당류·소당류·다당류로 구분한다. 예를 들어, 포도당은 단당류의 일종으로 녹말을 형성하는 기본 단위가 되기도 한다. 녹말은 그 단위가 되는 포도당이 무수히 많이 연결되어 만들어진 분자로 다당류에 속한다. 단당류는 한 개의 분자가 가지는 탄소의 수에 따라 다시 삼탄당(트라이오스)부터 칠탄당(헵토스)까지 분류된다. 포도당(글루코스)은 탄소 수가 여섯 개이기 때문에 육탄당(헥소스)이라 부른다. 소당류는 몇 개의 단당류가 글리코시드 결합을 통해 연결된 것으로, 단당류가 두 개 결합한 것을 이당류라고 하며, 슈크로스·말토스 등이 그 예이다. 같은 식으로 세 개가 결합한 것을 삼당류, 네 개가 결합한 것을 사당류라 부른다. 다당류는 수없이 많은 단당류가 글리코시드 결합으로 연결된 것이며, 분자량은 수천에서 백만을 넘는 것도 있다.

생물체에서의 탄수화물 이용

탄수화물은 동식물계에 널리 분포하는데, 생물체 내에서의 기능은 생물체의 구성 성분인 것과 활동의 에너지원이 되는 것으로 크게 나눌 수 있다. 구조를 유지하는 데에 사용되는 탄수화물은 모두 다당류로, 식물의 세포벽을 만드는 셀룰로스, 곤충의 외피(外皮)를 만드는 키틴, 동물의 연골이나 힘줄[腱]의 성분인 황산콘드로이틴류 등이 그 예이다. 에너지원으로 사용되는 탄수화물은 지질·단백질과 함께 생물체에서 중요한 비중을 차지한다. 녹색식물은 광합성을 통해 단당류인 글루코스(포도당)를 합성하여, 이것을 다당류인 녹말로 합성하여 저장한다. 동물은 자신이 탄수화물을 합성하지 못하므로 이것을 식물에서 섭취하여 사용한다.

밥이 보약이다

암 극복의 기본은 체력이다. 체력이 없으면 항암과 같은 치료를 견뎌낼 수 없고 항암을 중단해야 한다. 그렇게 되면 항암을 하는 기간이 늘어나 문제가 된다.

무엇보다 잘 먹어야 하는 것이다. 이 과정에서 암을 유발한 잘못된 식습관이나 식품을 줄이고 암을 억제하는 식품을 섭취하는 것이 무엇보다 중요하다. 예로부터 어르신들이 하신 말씀 중에 "밥이 보약이다"라는 말이 있다. 이 의미를 넓게 생각하면 약식동원, 즉 먹는 음식이 약이라는 뜻으로도 볼 수 있고 좁은 의미로 생각하면 우리가 주식으로 먹는 밥이 보약이라는 뜻으로도 볼 수 있다.

그러나 이런 보약도 과식하면 독이 될 수 있다. 과식은 우리 몸에 여러 가지 치명적인 결과를 가져다준다. 심하게 말하면 과식이 만병의 근원이 될 수 있는 것이다.

과식은 우리 몸에 활성산소를 축적시키고 이 활성산소는 세포의 돌연변이를 일으켜서 결국은 암을 유발하는 것이다.

또한 우리 몸의 대사 후에 남은 영양분은 결국 지방으로 저장되는데 이는 비만의 원인이 되고 비만은 우리 몸에 염증세포를 발생하게 해서 결국 각종 질병의 원인이 되는 것이다.

즉, 밥이 보약이 되려면 잘 먹어야 하는 것이다.

당질이란 무엇인가?

우리 혈액의 혈당치를 높이는 영양소 중에서 섭취하자마자 바로 혈당을 높이는 것을 당질이라고 한다. 이런 당질은 주로 곡물의 섭취를 통해서 얻는데 쌀을 포함해서 밀, 메밀 등은 포도당으로 전환되며 이런 당질이 혈당을 높인다. 같은 당질이라 해도 식이섬유가 풍부한 식품은 인체에서 분해하는 데 시간이 많이 걸리므로 바로 흡수되지 않기 때문에 크게 문제가 되지는 않는다. 반면에 녹말, 즉 전분이 주성분인 식품은 체내에서 글루코스(포도당)로 변하기 때문에 과식은 하지 말아야 한다.

포도당의 비밀

포도당은 인간 대사 활동의 중요한 영양소이다. 그러나 현대에 와서 과도한 포도당의 섭취가 비만과 당뇨의 원인이 되고 있다.

비만과 당뇨는 모든 질병의 시작이다. 포도당의 과다 섭취로 대사 후에 우리 몸에 남아 있는 포도당은 지방으로 저장되어 비만의 원인이 되고, 당질이 과다하게 섭취되므로 혈당 또한 높아져서 당뇨의 원인이 된다. 그리고 과식한 음식을 소화하는 과정에서 우리 몸에 활성산소가 쌓이게 되고 결국 활성산소가 정상 세포를 산성화시키고 산성화된 정상세포는 돌연변이를 일으켜서 암세포로 바뀌는 것이다.

칼로리가 넘쳐나는 세상

현대인에게 다이어트는 이제 생활이 되었다. 조금만 신경을 쓰지 않으면 칼로리가 넘쳐나는 세상에서 우리 몸이 필요한 영양분을 과다섭취하게 되는 것이다. 세계적으로 유명한 장수마을 사람들의 공통된 점이 있다면 소식을 들 수 있다. 소식이 장수의 비결인 셈이다. 바쁜 현대인에게 과식과 폭식, 인스턴트 식품으로 인한 과다한 칼로리 섭취는 결국 질병을 부르는 원인이다.

탄수화물 제한의 기초 지식

면역력을 높이기 위한 식단에서는 이 당질을 조절하는 것이 중요하다. 탄수화물을 제한한다는 것은 혈당이 높지 않은 음식을 섭취해서 체중을 줄이고 결국 당뇨병와 같은 질병을 치료할 수 있다는 것이다. 이런 탄수화물 제한 식단에 관한 연구는 일본에서 많이 이뤄지고 있다. 혈당을 높이는 것은 포도당과 몸에서 다시 포도당이 되는 전분이다. 반면에 식이섬유에는 탄수화물이 있지만 소화되지 않기 때문에 혈당을 높이지는 않는다. 간단한 원칙은, 쌀을 포함한 전분과 설탕과 같이 다당류와 당이 많은 과일은 먹지 않고 나머지는 자유롭게 먹는 것이다. 탄수화물 제한은 제한 정도에 따라 다음과 같이 나눌 수 있다.

* **쁘띠 당질 제한**: 저녁만 주식을 먹지 않는 것
* **스탠더드 당질 제한**: 아침과 저녁에 주식을 먹지 않는 것
* **슈퍼 당질 제한**: 하루 세 끼 동안 주식을 먹지 않는 것

1일 2식의 비밀

일본 코우다 미츠오 박사의 주장에 따라 1일 2식을 간단하게 설명하자면 건강을 위해서 아침을 먹지 말자라는 것이다. 소식을 통해서 면역력을 높이고 질병을 치유하는 것이 1일 2식의 목적이다. 지금도 다이어트의 방법으로 1일 1식을 하는 사람도 있지만 살을 빼기 위해서 굶는 게 목적이 아니고 소식을 통해서 채질을 개선하는 것이 목적임을 잊지 말아야 할 것이다. 코우다 미츠오 박사는 일본 코우다 병원의 원장으로 50여 년간 자연 치유를 연구해 왔다. 코우다 박사는 일체의 육식을 금하고 있다. 사실 이 주장에 전부 동의할 수는 없다. 그러나 앞에서도 설명했듯이 채소 위주의 식단이 면역력을 높이는 데 효과가 있는 것은 사실이다. 아직 소식을 통해서

수명을 연장할 수 있다는 임상 실험 결과는 없다고 한다. 다만 코넬대학교에서 쥐에게 생명 유지를 위한 최소한의 먹이만 주어서 30% 이상 수명을 연장했다는 결과를 보고하였고 이 밖에도 다양한 연구 결과를 보고 하고 있다.

이를 통해서 알 수 있는 것은 우리 몸에 좋은 면역 밥상이라 할지라도 과식을 하게 되면 오히려 독이 된다는 것이다. 결국 식사량을 줄임으로써 체내에 활성산소를 줄이고 활성산소의 폐해를 줄임으로써 면역력을 높여서 자연 치유로 질병을 예방하고 치유할 수 있다는 것이다.

다음은 코우다 박사가 말하는 살이 찌기 쉬운 체질로 1일 2식을 적극 권장하는 유형이다.

1. 신장의 기능이 나빠서 붓기 쉬운 사람
2. 염분의 섭취를 조금만 늘려도 쉽게 붓는 사람
3. 장의 마비 상태가 지속되어서 수분 섭취를 늘려도 설사를 하지 않고 장에서 전부 흡수되는 사람
4. 숙변의 정체가 없어서 먹는 것이 바로 살로 가는 사람
5. 손톱 열 개에 초승달 모양이 나타나는 사람

위의 내용은 코우다 박사가 임상 실험을 통해서 얻은 결과이다.

그렇다면 1일 2식을 마른 사람이 하면 어떻게 될까?

코우다 박사에 따르면 마른 사람이 1일 2식을 하면 장 기능이 개선되고 소화흡수율이 좋아져서 살이 찐다고 한다. 정리하자면, 1일 2식을 통해서 암도 예방할 수 있다는 것이다. 그러나 이때 명심해야 할 것은 세 끼 양의 식사를 두 번에 나눠서 과식을 하게 되면 오히려 독이 된다. 우리 위를 80%만 채우는 것이 중요하다.

탄수화물 섭취 가이드

연구 결과 암 환자의 직접적인 사망 원인은 20% 정도가 영양실조라고 알려져 있다. 한국인의 밥상에서 탄수화물은 중요한 영양 공급원이다. 잘못된 상식으로 탄수화물을 무조건 적게 섭취하는 것은 오히려 득보다 실이 많을 수 있음을 명심하자. 암은 잘 먹어야 이겨낼 수 있다.

따라서 올바르게 탄수화물을 섭취하는 방법을 알아보자.

백미처럼 음식 섭취와 동시에 혈당을 바로 높이는 단당류는 줄이고 현미와 같은 잡곡을 먹는 것이다. 다만 이런 현미와 잡곡은 충분히 씹어서 섭취하는 것이 중요하다. 국내에서 현미를 비롯한 각종 잡곡을 충분히 씹게 해서 관절염과 같은 질병을 치료한 사례도 있다.

제3장
장수마을에 발효식품이 있다

발효 [fermentation, 醱酵]

미생물이 자신이 가지고 있는 효소를 이용해 유기물을 분해시키는 과정을 발효라고 한다. 발효반응과 부패반응은 비슷한 과정에 의해 진행되지만 분해 결과, 우리의 생활에 유용하게 사용되는 물질이 만들어지면 발효라 하고 악취가 나거나 유해한 물질이 만들어지면 부패라고 한다. 우리가 즐겨 먹는 김치, 요구르트 등은 모두 발효를 이용해 만든 식품이다. 대부분의 생물은 호흡을 위해 산소를 필요로 하고, 산소호흡을 통해 활동에 필요한 에너지를 얻는다. 반면 땅 속 깊은 곳이나 호수의 밑바닥과 같이 산소가 부족한 환경에 사는 생물들은 그러한 환경에 적응하여 산소가 없이도 에너지를 얻을 수 있는데, 이러한 호흡을 무산소호흡(무기호흡)이라 한다. 발효는 바로 이러한 무산소호흡의 하나이다.

사람은 탄수화물과 같은 유기물을 섭취하면 산소호흡을 통해 유기물을 이산화탄소와 물로 분해하고 에너지를 얻는다. 그렇지만 무산소호흡을 하는 생물들은 유기물을 완전히 분해시키지 못하고 다른 종류의 유기물을 만들어 내기도 한다. 또 발생하는 에너지의 양도 적다. 발효과정에서 역시 유기물이 분해되어 또 다른 유기물이 만들어지고 적은 양의 에너지를 생성하게 된다. 알코올 발효포도당을 담은 그릇에 효모를 넣고 뚜껑을 닫으면 미생물인 효모가 효소

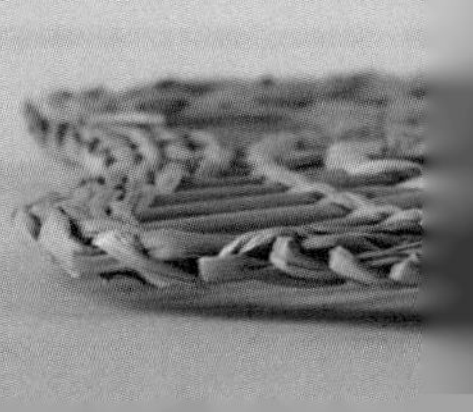

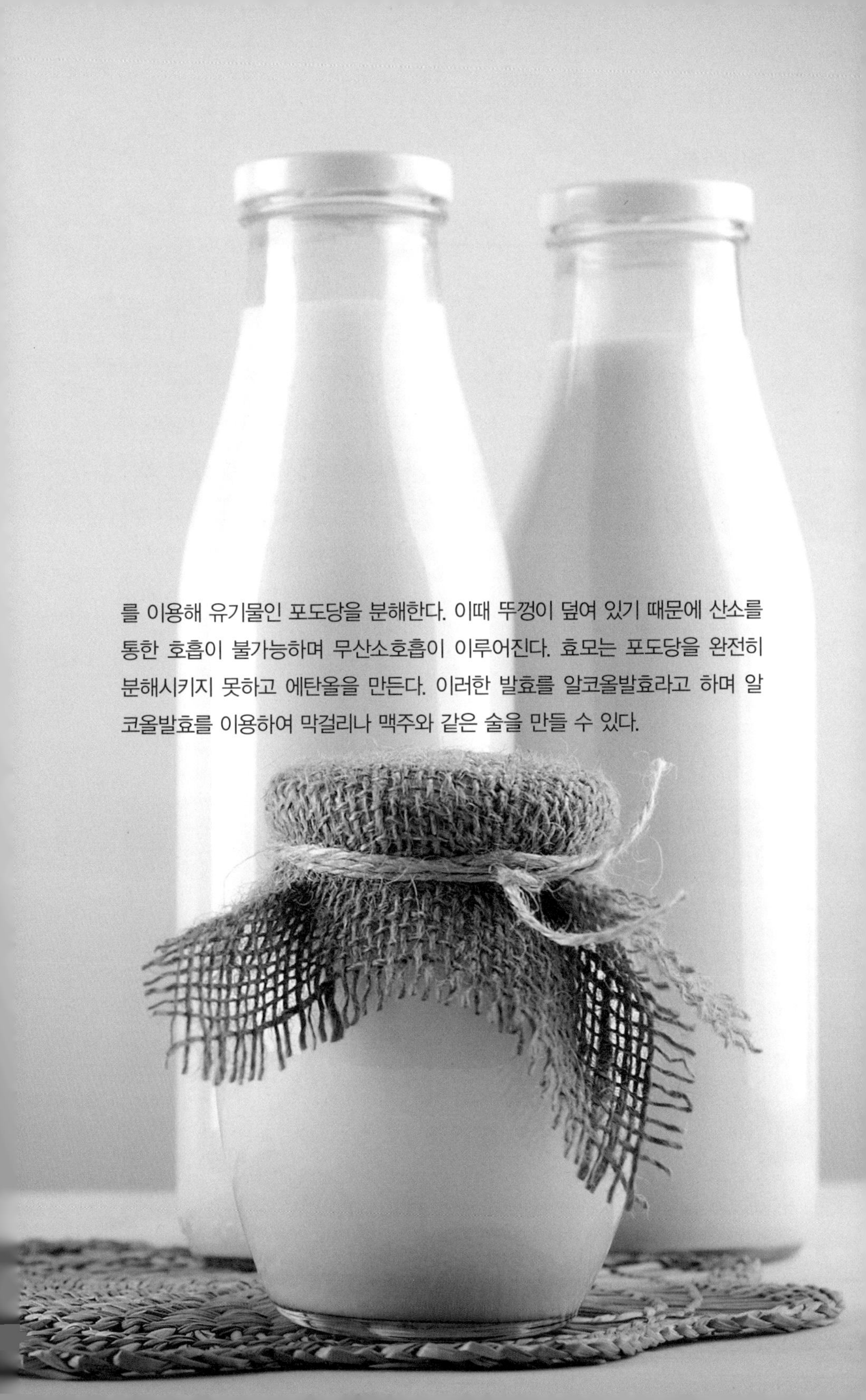

를 이용해 유기물인 포도당을 분해한다. 이때 뚜껑이 덮여 있기 때문에 산소를 통한 호흡이 불가능하며 무산소호흡이 이루어진다. 효모는 포도당을 완전히 분해시키지 못하고 에탄올을 만든다. 이러한 발효를 알코올발효라고 하며 알코올발효를 이용하여 막걸리나 맥주와 같은 술을 만들 수 있다.

젖산발효

젖산균을 무산소상태에서 포도당과 반응시키면 젖산을 만들어 내는데, 이러한 발효를 젖산발효라 한다. 요구르트나 치즈, 김치 등이 젖산발효에 의해 만들어지는 음식이다. 젖산발효는 음식을 만드는 과정뿐 아니라 우리 몸속에서도 일어나는 경우가 있다. 무리하게 달리기를 하고 나면 숨이 차 헐떡이게 된다. 몸이 빠르게 움직이면서 짧은 시간 동안 많은 에너지를 필요로 하기 때문에 빠르게 산소를 흡수하여 에너지를 보충하기 위함이다. 달리는 동안 소모되는 에너지의 양이 산소호흡을 통해 얻어지는 에너지의 양보다 크면 모자라는 만큼을 무산소호흡을 통해 얻어야 한다. 그리고 이때 우리 몸속에서 일어나는 무산소호흡이 바로 젖산발효인 것이다. 젖산발효가 일어나면 젖산이 만들어지는데 이는 우리 몸에 피로를 느끼게 하는 물질이다. 심한 운동을 하고 나서 근육이 피로해지는 이유가 바로 여기에 있다.

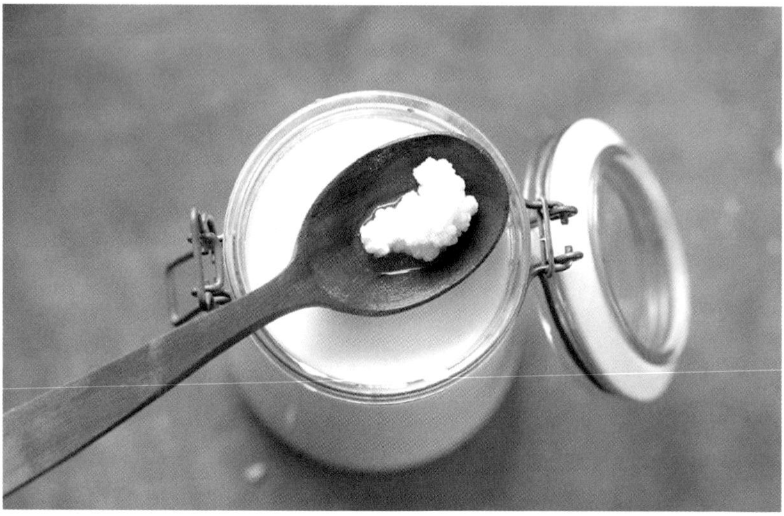

장수는 효소에 달려 있다

사람이 평생 사용해야 할 체내 효소를 과로, 과식으로 빨리 소모하고 외부로부터 효소를 적절히 공급받지 못한다면, 체내 효소의 부족으로 수명도 단축되고 건강도 잃게 되는 것이다.

신진대사가 활발하여 체내 효소를 빨리 소비하면 그만큼 수명이 단축된다

당귀씨가 기름진 땅에서 자라게 되면 3년초인 당귀가 2년 만에 꽃을 피우고 죽게 된다. 그런 척박한 땅에서 자라는 당귀는 4~5년까지 살 수 있다. 이런 예는 식물에 얼마든지 있다. 쥐를 이용한 동물 실험에서도 소식을 한 쥐가 과식을 한 쥐보다 건강하고 체내 효소 발생률도 높고 오래 살았다. 사람도 장수의 기본은 소식이고 소식은 체내 효소와 관계가 있다. 사람이 평생 사용해야 할 체내 효소를 과로, 과식으로 빨리 소모하고 외부로부터 효소를 적절히 공급받지 못한다면, 체내 효소의 부족으로 수명도 단축되고 건강도 잃게 되는 것이다.

생명 활동은 효소의 작용이라 할 수 있다. 즉 세포의 탄생과 성장, 죽음이 효소와 관련이 있다. 우리의 세포는 유전자 정보를 담고 있는 DNA와 세포의 생명을 유지하는 RNA로 이루어져 있다. 예를 들어 잘 알려진 중동호흡기증후군, 일명 메르스는 바로 세포의 RNA를 감염시키는 바이러스로 그 위험성이 크고 백신 개발도 그만큼 어렵다.

건강한 생활을 영위하기 위해서 효소는 우리 몸에 그만큼 중요하다.

발효: 효소를 만들기 위한 방법

* 발효는 예로부터 음식을 오래 저장하기 위한 방법이었으며 발효를 통하여 소화를 더 잘되게 하고 영양을 증가시켜 왔다.
* 발효되는 과정에서 식물이 가지고 있는 독성물질(피틴산, 아질산염, 옥살산, 니트로사민, 글루코시드) 등을 중화시키거나 제거한다.
* 발효식품을 먹는 것은 살아 있는 배양균을 섭취하는 가장 좋은 방법이다.
* 시중에 판매하는 유산균을 포함한 발효식품들은 유통과정을 위해서 멸균처리되므로 유산균이 없다. 따라서 발효식품을 올바로 섭취하는 가장 좋은 방법은 직접 만들어 먹는 것이다.
* 발효과정을 거치면서 살아 있는 배양균들이 우리 몸의 장까지 도달하며이 유산균들이 장에서 살모넬라균 같은 병원성 균들을 제거하고 설사를 막는다. 따라서 음식의 소화, 흡수를 돕게 되므로 우리 몸의 면역력은 저절로 좋아지는 것이다.

효소의 작용

효소는 크게 소화효소와 대사효소로 나눌 수 있고 비타민과 미네랄(마그네슘과 아연 등)이 효소의 작용을 돕는 보효소이다. 그래서 탄수화물, 지방, 단백질, 비타민, 미네랄, 물을 6대 영양소라 한다.

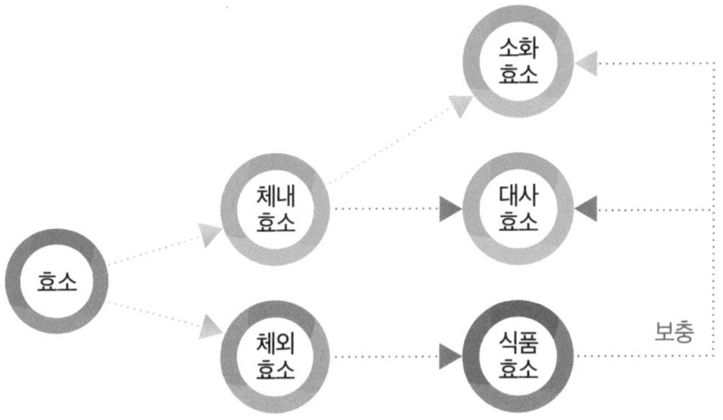

소화효소

효소란 생물체 내에서 반응속도가 느린 화학반응을 촉진시키는 단백질을 말한다. 동물이 섭취한 음식물 속에는 분자량이 매우 큰 고분자 유기화합물들이 많은데, 이들은 그 큰 분자량으로 말미암아 소화관의 세포막을 통과하지 못한다. 따라서 이 물질들이 소화관의 세포막을 통과하여 체내로 흡수되기 위해서는 분자량이 작은 저분자 물질로 분해되어야 한다. 소화효소는 가수분해의 과정을 통하여 동물의 소화관 내에서 음식물 속의 고

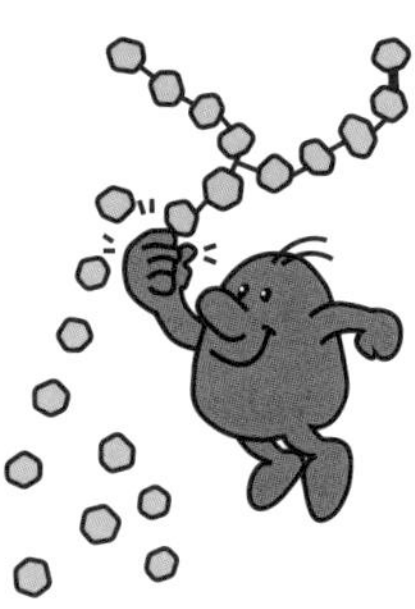

녹말 분해 효소

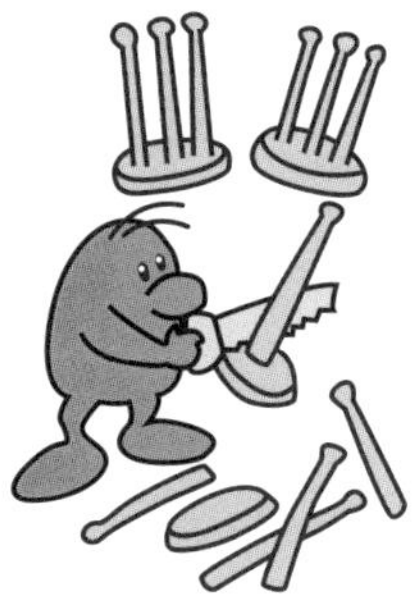

지방 분해 효소

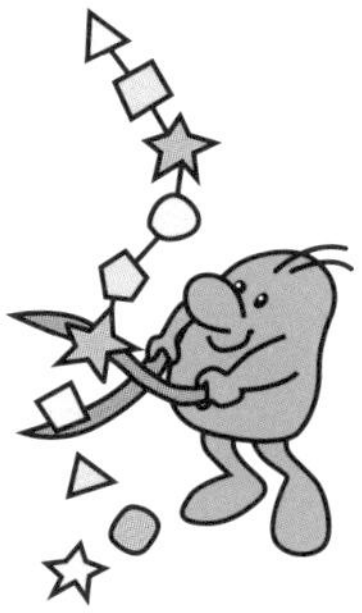

단백질 분해 효소

분자 유기화합물을 저분자 유기화합물로 분해하는 효소를 말한다.

일반적으로 효소가 존재하지 않는 상태에서는 소화 과정이 거의 이루어지지 않기 때문에 고분자화합물은 분해되지 않은 채 배설된다. 체내의 화학반응은 효소에 의하여 최대 수친 배 또는 수만 배 이상 빠르게 작용하며 소화효소 역시 음식물 속의 고분자 물질을 매우 빠른 속도로 저분자 물질로 분해하여 흡수가 용이하도록 돕는다. 소화는 대표적인 가수분해작용의 예로, 이때 고분자 유기화합물이 저분자로 분해되기 위하여 물 분자가 반드시 첨가된다.

소화효소는 다른 효소들과 마찬가지로 단백질로 이루어져 있어 열, 산성도(보통 ph로 나타냄), 자외선에 대한 생체 내 단백질의 특성을 따른다. 따라서 열에 대단히 약하여 온도를 높이면 그 활성력을 상실한다. 대개의 소화효소는 60도 이상에서 효소의 기능이 없어진다. 또 산성도에도 그 활성을 크게 의존하는데, 대개의 효소는 7 근처의 중성에서 활성이 가장 크다. 그러나 위에서 분비되는 펩신의 경우 2 정도의 산성에서 활성이 가장 크다. 이처럼 소화효소는 그 분비 기관과 기능에 따라 최적의 활성을 보이는 환경에 차이가 있다.

소화효소는 단백질 분해 효소와 탄수화물 분해 효소, 지방 분해 효소로 나눌 수 있다. 단백질 분해 효소로는 펩신, 펩티다아제, 트립신 등이 있고 탄수화물 분해 효소로는 아밀레이스, 글리코시다아제, 덱스트리나아제, 락타아제, 수크라아제, 말타아제 등이 있으며 지방 분해 효소로는 라이페이스가 있다. 각 소화효소는 분비 기관에 따라 그 종류가 다르며 활성화되는 조건도 달라진다.

대사효소

대사효소는 우리 몸의 신진대사를 담당하는 효소이다.
효소는 소화효소가 30%, 대사효소가 70%로 구성되어 있는데 과식으로 인해서 소화효소가 부족하게 되면 대사효소를 끌어다 사용하게 된다. 그렇게 되면 대사효소가 부족하게 되고 우리 몸의 신진대사가 원활하지 못해서 여러 가지 문제점이 발생하기 시작한다.

씨앗의 원리

밀은 발아를 할 때 탄수화물을 영양소로 사용하여 발아를 하고 이때 효소가 작용한다. 잣은 발아할 때 지방을 영양소로 사용하고 이때도 물론 효소가 작용한다. 콩은 발아할 때 단백질을 영양소로 사용하고 효소가 작용한다. 만약 이 씨앗에 열을 가하면 탄수화물, 지방, 단백질의 영양소는 그대로 있지만 효소가 활동하지 않기 때문에 발아하지 않는다. 그렇다면 온전한 영양소를 섭취하기 위해서 우리는 생식을 해야 하는가? 그래서 택하는 방법이 발효이다.

미토콘드리아

세포는 중심인 핵을 포함하여 여러가지로 구성되어 있는데 그중에서 효소

작용을 통하여 우리 몸에 필요한 에너지를 만들어 내는 우리 몸의 발전소 역할을 하는 것이 미토콘드리아이다.

* 생명의 시작도 효소로 한다.
* 면역기능을 높여서 병을 예방하고 치유한다.
* 산소와 이산화탄소를 운반한다.
* 우리 몸을 움직이게 한다.
* 몸에 필요한 에너지를 만든다.
* 머리를 쓰는 데도 효소가 필요하다.
* 심장도 효소가 있어야 한다.
* 유전자 치료도 효소의 담당이다.
* 피로 회복은 효소에 달려 있다. 피로는 우리 몸에 독소들이 쌓이기 때문이고 이 독소들을 해독하는 것이 간의 역할이다. 간의 기능과 활동도 효소에 의해서 이루어진다.
* 항산화효소는 건강을 지킨다.

몸에 좋은 효소 만들기

앞에서도 언급했듯이 효소는 몸에서 만들어지는 체내효소와 음식으로 섭취해야 하는 체외효소로 나뉘는데, 일생 동안 사용하는 효소의 양이 정해져 있기 때문에 우리는 부족한 효소를 음식을 통해서 끊임없이 보충해 주어야 한다.

효소가 풍부한 음식을 먹자

같은 음식을 섭취하더라도 조리법에 따라서 영양소의 섭취가 달라질 수 있다. 그중에서 가장 효율적으로 온전히 식품의 영양소를 몸에 무리 없이 섭취하는 방법이 발효를 통한 효소의 섭취이다. 우리가 잘 알고 있는 콩을 발효시켜서 섭취하는 음식이 된장과 청국장이다. 유제품, 즉 우유도 소화가 잘 되지 않을 때는 치즈나 유산균 발효를 통한 요구르트로 섭취할 수 있고 각종 채소들도 발효를 통해서 섭취할 수 있는데 우리가 먹는 김치나 유럽의 사우어크라우트 등이 있다. 이밖에도 다양한 발효식품을 섭취할 수 있다.

발효의 제왕 식초가 암을 이긴다

식초는 알코올발효 및 초산발효를 통하여 만들어진다. 따라서 모든 과일은 당도가 있기 때문에 효모에 의해서 알코올발효가 일어나고 다시 일정한 알코올 도수와 온도와 초산균이 주어지면 천연발효식초를 만들 수 있다.
그럼 천연발효식초는 어떤 효능이 있을까?
우리 몸에서 해독하는 효능이 있다. 천연발효식초 속 풍부한 유기산들은 콜레스테롤을 제거할 뿐 아니라 활성산소와 치석까지도 제거하는 효과가 있다. 체내에 독소가 쌓이면 피로물질인 젖산이나 활성산소등이 해독 능력이 떨어지게 되면서 그만큼 체내에 쌓이게 되고 그로 인해 만성피로나 질병의 원인이 된다.

이런 독소들로 인해서 면역력은 점점 떨어지게 되고 부수적인 질병으로부터 방어하는 우리의 면역력 체계가 무너지게 되는데 천연발효식초는 이를 예방하는 효능이 있다.

해독을 관장하는 주 장기가 바로 간이다. 식초의 해독 기능이 주 장기인 이 간의 해독 기능을 높여주는 것은 물론 탁한 피를 맑게 해주어 혈액 순환을 원활히 할 뿐 아니라 장내 독소들을 배출해 준다.

나이가 들어갈수록 염소다초의 식생활을 해야 한다. 식초는 알칼리성을 띄기에 우리 몸을 중성화시켜 산성화되어가는 것을 막아줄 뿐 아니라 콜레스테롤 수치를 낮추어 혈액 순환을 원활히 하도록 돕기에 고혈압이나 성인병 등 각종 질병을 예방하는 훌륭한 음식이다.

효소를 절약하고 효소를 보충하자

생명의 탄생과 생명의 유지 활동 모두가 효소의 작용이고 생애주기 동안 사용되는 효소는 정해져 있다. 따라서 생활을 하면서 이 효소를 적당히 소비해야 한다. 체내에서 만들어지는 효소의 양보다 과식, 과로, 과도한 스트레스, 과음 등이 쌓이게 되면 효소가 과하게 사용되고 효소는 부족한 상태가 된다. 이때 이 부족한 효소를 보충하지 않으면 우리 몸에 효소 부족으로 인한 부작용이 오고 결국 생명도 단축되는 것이다.

앞에서 식초의 효능에 대해서 알아보았다. 우리는 식초와 같이 다양한 식품을 통해서 부족한 효소를 보충할 수 있다.

천연발효식초 만드는 법

시중의 서점이나 인터넷에서 천연발효식초 만드는 법을 찾아보면 많은 방법들이 소개되고 있다. 여기서 중요한 것은 발효는 인내와 시간이 필요하다는 것이다.

마트에 가면 다양한 식초 음료들이 판매되고 있다. 그러나 이 제품들은 유통 과정에서 멸균을 하기 때문에 당연히 각종 효소들이 죽어 있는 상태이므로 천연식초를 통해 효소를 보충하는 방법은 직접 식초를 담가서 복용하는 방법이 제일 믿을 만한 방법이다.

식초를 만들기 위해서는 먼저 술이 있어야 하는데, 이때 술의 도수가 10도를 넘어가면 식초의 균이 살 수 없기 때문에 이를 주의해야 한다.

과실을 가지고 효모를 이용해서 먼저 와인을 만들어야 한다. 우리가 흔히 말하는 과일 엑기스가 식초를 만드는 기본이다. 단 우리가 알고 있는 엑기스 만드는 방법보다 설탕을 적게 넣어야 한다. 왜냐하면 설탕이 많으면 알코올 도수가 너무 높기 때문이다. 일반적으로 당도의 2분의 1이 알코올 도수가 된다.

찹쌀이나 현미도 앞에서 살펴보았듯이 당질이다. 그러므로 누룩을 이용해서 먼저 막걸리나 동동주를 만들고 이를 공기 중에 초산발효를 통하여 식초를 만들 수 있다. 다만 막걸리 식초는 음료로 이용하기보다는 양념이나 다른 식초의 종초로 이용하는 것이 바람직하다.

효소와 식초의 차이

효소는 발효 과정에서 식물이 가지고 있는 유익한 성분, 즉 파이토케미컬을 섭취하기 위한 방법이다. 과일이나 채소에 적당량의 설탕을 추가하여 삼투압에 의해서 과일과 채소가 가지고 있는 파이토케미컬을 추출하는 것인데, 식초와의 차이점은 알코올발효를 하지 않는다는 점이다. 그리고 이

때 많이들 알고 있는 것처럼 재료와 설탕의 비율을 1:1로 혼합하게 되면 이것은 효소가 아니라 향기나는 설탕물이다. 설탕의 농도가 너무 진하면 효소를 만드는 유익균들이 살 수 없게 되기 때문이다.
보통 어머님들은 효소를 담근 후에 기포가 올라오면 이를 부패한 것으로 오인해서 설탕을 추가하는데 이것은 발효균이 활발히 활동한다는 증거이다.
효소는 밀봉하지 않고 주로 한지로 뚜껑을 덮어서 공기가 통하게 한다. 효소를 만드는 균들이 호기성균들이기 때문에 자주 저어서 재료 속에 공기를 자주 넣어주어야 한다. 반면에 식초는 식초를 통해서 각종 유기산과 알칼리성 음료를 먹는 방법으로 알코올발효를 거치게 되며 이때 관여하는 균들은 혐기성이기 때문에 공기가 통하지 않게 밀봉하는데, 발효 과정에서 이산화탄소가 발생하기 때문에 이때는 에어락을 주로 설치한다. 이때 과일들이 발효를 통하게 되면 과일이 가지고 있는 항암물질들, 대표적으로 폴리페놀 성분이 증가한다. 연구 결과에 따르면 포도 생과의 폴리페놀보다 포도주의 폴리페놀이 약 8배 큰 것으로 발표되고 있다. 식초로 발효된 와인을 다시 공기 중에 초산발효를 해서 만드는데 이때 종초, 즉 종균이 있으면 만드는 시간을 조금은 단축할 수 있고 잡균으로 인한 실패를 줄일 수 있다. 그리고 식초를 만들기 위한 와인은 음용하기 위한 와인에 비해 알코올 도수가 낮아야 하므로 도수가 높은 와인에는 물을 타서 발효를 해야 한다.

매일 효소를 보충하자

건강한 생명 활동을 유지하기 위해서는 체내에 적절한 효소가 존재해야 한다. 따라서 부족한 효소가 없도록 매일 효소를 섭취해서 보충을 해주어야 하는데 효소를 보충할 때 단백질을 보충하기보다는 이미 아미노산으로 분해된 효소를 섭취하는 게 우리 몸이 대사 활동을 하는 데 훨씬 효율적이다.

주식은 현미나 잡곡을 먹는데 오래 꼭꼭 씹어서 먹는 것이 중요하다. 그렇지 않으면 오히려 영양실조에 걸릴 수 있다. 현미를 물에 불릴 때 현미 안에 있는 효소가 작동을 하기 때문에 백미에서는 효소를 기대할 수 없다.

반찬으로는 김치와 된장찌개(청국장찌개)와 채소 쌈과 생김에 마늘 등을 넣은 양념장과 된장을 찍어 먹는다면 훌륭한 효소식이 된다. 다시 생각하면 우리 조상들이 먹었던 일반 음식이 바로 효소식인 것이다. 요즘 우리 아이들이 좋아하는 피자, 햄버거에서 과연 효소를 기대할 수 있을까!

황칠 된장

된장은 대표적인 콩 발효식품으로 이미 그 효능과 효과에 대한 많은 연구결과가 나와 있는 상태이다. 황칠나무는 최근에 알려진 건강식품이다. 학명 자체가 만병통치약이라는 명을 가지고 있을 정도로 치료 효능이 뛰어나다. 사포닌 성분이 풍부해서 항암 작용은 물론 면역 증진에 효과가 있는 것으로 나타나고 있다. 명문요양병원에서는 동신대 한방병원과 연구를 통해 황칠을 발효해서 만든 황칠 된장을 환우분들에게 제공하고 있다.

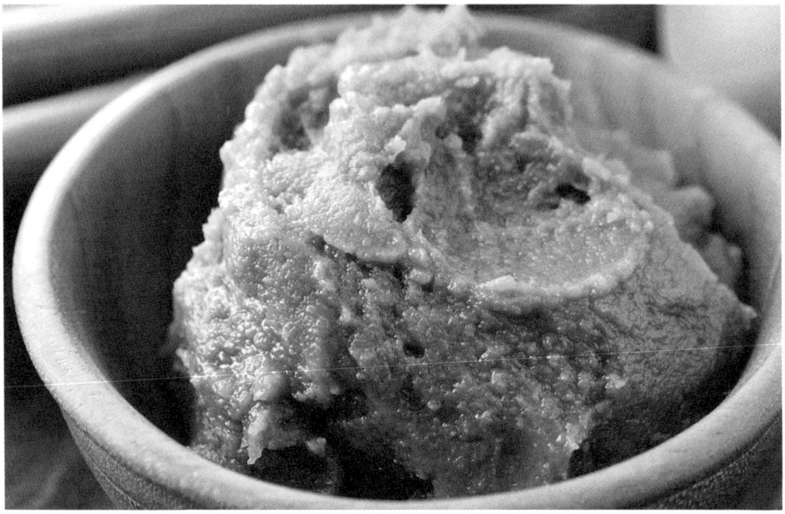

함초

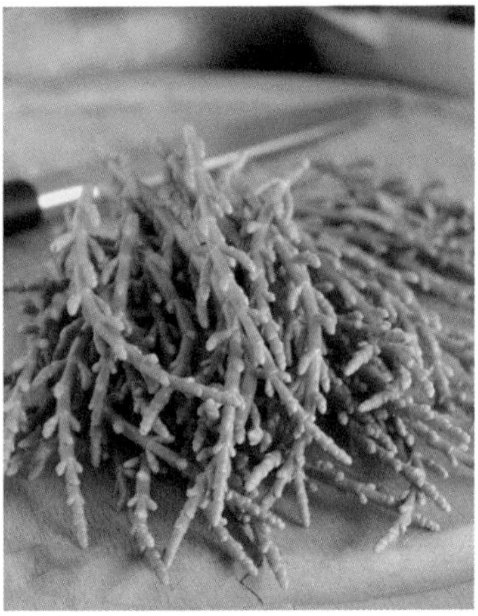

공식적인 명칭은 퉁퉁마디이지만 주로 함초라고 부른다. 바닷물이 잘 드나들고 비교적 땅이 잘 굳는 갯벌지에서 자란다. 높이 10~30cm이다. 줄기는 육질이고 원기둥 모양이며 가지가 마주 달리고 퇴화한 비늘잎이 마주 달리며 마디가 불룩하게 튀어나오므로 퉁퉁마디라는 이름이 생겼다.

꽃은 8~9월에 녹색으로 피고 가지의 위쪽 마디 사이의 오목한 곳에 3개씩 달린다. 화피는 통통한 사각형이고 서로 붙으며 1~2개의 수술과 1개의 암술이 있다. 씨방은 달걀 모양이며 암술대는 2개가 길게 나온다. 열매는 포과로서 납작한 달걀 모양이고 10월에 익는데, 화피로 싸이고 검은 종자가 들어 있다. 포기 전체가 녹색으로 자라나다 가을이 되면 붉은빛을 띤 자주색이 된다. 우리나라 서해안과 남해안 전역에 고루 분포한다. 퉁퉁마디는 오래전부터 식용으로도 많이 먹었는데 줄기를 잘라다가 국을 끓이거나, 갈아서 밀가루에 함께 반죽하여 전을 부쳐서 먹기도 한다. 미네랄이 풍부하기 때문에 건강식으로 알려져 있다. 최근에는 자연 상태에서 채취하는 것뿐만 아니라 양식하여 대단위 농장에서 재배하기도 한다. 함초는 미네랄과 식이섬유가 풍부하여 고혈압과 당뇨에 효과가 있다. 함초 또한 발효를 통하여 그 약효를 증가시킬 수 있다.

발효 유제품

얼마 전 우리나라에 요거트 논란이 있었다. 시중에 판매되고 있는 플레인 요거트들은 정확히 말하면 요거트가 아니라는 주장이 있었다. 사실 유명한 그릭요거트, 즉 그리스에서 즐기는 요거트는 시중에서 판매되는 일명 요플레와 많은 차이가 있다. 일단 맛부터가 크게 다른데 정통 그릭요거트는 신맛이 강하고 달지 않다. 그리고 상태도 매우 걸쭉하다.

유제품은 우유에서 발효된 제품들인데 우유를 발효하는 과정에서 유산균은 물론 각종 영양소들이 증가한다. 사실 요구르트가 우리에게 알려진 것은 러시아 생물학자 메치니코프가 불가리아 장수마을에 다녀온 후 불가리아 장수의 비결은 요구르트 때문이라고 발표하면서부터이다. 우리나라에서도 이런 이유로 제품 이름을 불가리스, 메치니코프로 만들기도 했다.

요구르트의 기능을 간단히 말하면, 유산균이 장내에서 헬리코박터균의 활동을 억제해서 장의 기능을 원활하게 하기 때문에 결국 면역력을 증가시킨다. 치즈는 면역력을 지키는 흰 고기라 일컬어지는데 이는 치즈 속에 있는 유산균과 풍부한 단백질 때문이다. 더불어 칼슘과 빈혈을 예방하는 비타민B12도 풍부해서 치즈 또한 훌륭한 발효식품이다.

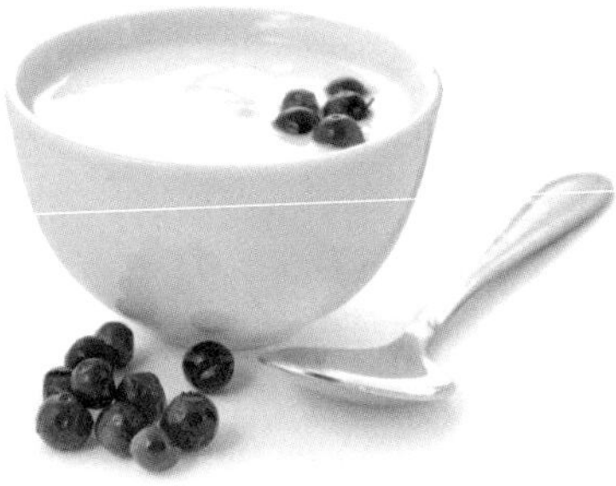

발효 항암제 생강 효소

보통 약방에 감초라고 하지만 한방에서 감초 못지않게 많이 사용되는 것이 생강이다. 생강은 몸을 따뜻하게 하고 독성을 중화, 해독하는 기능을 한다. 생강이 가지고 있는 항산화 작용과 면역력 증대 기능이 암 발생을 억제하고 기타 관절염이나 통풍에도 효과가 있다. 특히 예로부터 멀미나 구토에 생강이 특효약이었다. 생강의 독특한 매운맛과 향은 진저론과 시네올 때문인데 이 물질이 모두 항암물질로 구토를 유발하는 세로토닌을 억제하기 때문이다. 이 밖에도 터핀과 페놀이 함유되어 있어 생각은 대표적인 항암물질이다. 생강효소는 가정에서 상비약으로 준비해 두는 것이 좋다.

해독 작용이 강한 미나리 효소

민간에서도 술이나 약을 장기 복용했을 때 미나리즙을 복용한다. 이는 미나리가 간 기능 개선에 도움이 되기 때문이다. 미나리에는 캄펜(camphene), 베타 피넨(β-pinene), 미리스틴(myristin) 등이 들어 있는데 한의학에서는 미나리를 성질이 차가운 것으로 보고 있다. 미나리는 청미나리, 불미나리, 돌미나리. 노미나리 등 종류가 있으나 종류에 따른 성분의 차이는 크지 않으나 그중에서 약리작용은 돌미나리가 가장 좋은 것으로 알려져 있다. 미나리 속에 들어 있는 대표적 항산화물질은 케르세틴으로 케르세틴은 유방암, 대장암, 난소암, 위암, 방광암들을 예방하는 것으로 알려져 있다. 미나리를 발효하여 효소를 담글 때 주의할 점은 미나리는 수분이 많기 때문에 다른 야채 효소에 넣은 설탕보다 적게 넣어야 한다는 것이다.

사우어크라우트(유럽의 김치)

독일의 김치라 할 수 있는 사우어크라우트는 우리나라의 김치와 같이 채소를 발효시켜 만드는 음식으로, 세계적으로 유명한 독일 요리 중 하나이다. 흰 양배추가 주재료이며 유산균 발효로 생성된 유기산에서 비롯된 신맛이 특징이다. 톡 쏘는 특유의 신맛 때문에 주로 소시지, 베이컨 등과 같이 짠맛이 두드러지는 음식과 함께 먹는다. 독일의 일상식은 물론, 뮌헨(München)의 유명한 맥주 축제인 옥토버페스트(oktoberfest)에도 빠지지 않는다. 어원 사우어크라우트(sauerkraut)는 독일어로 '시다'는 뜻의 '사우어(sauer)'와 '양배추'를 뜻하는 '크라우트(kraut)'가 결합한 것으로 말 그대로 '신맛이 나는 양배추'를 의미한다.

사우어크라우트는 독일에서 자생적으로 탄생한 요리가 아니라 중국식 배추 피클인 산채(수안차이)에 그 기원을 두고 있다. 발효 과정을 통해 채소 요리의 보존성을 높이는 요리법은 오랜 역사를 지니고 있는데, 중국인들은 기원전 221년부터 채소를 청주에 담가 발효시켜 먹었다. 만리장성 건설을 위해 동원된 노동자들도 이 발효법으로 만든 음식을 먹음으로써 겨울철 내내 채소를 공급받을 수 있었고, 비타민과 무기질 등의 영양을 보충할 수 있었다. 몽골인들이 유럽으로 들어온 13세기경 채소를 발효시켜 만든 중국 음식 산채도 함께 전파되었다. 채소를 발효시킨 이 음식은 동유럽에서 먼저 먹기 시작했고, 곧이어 서유럽으로까지 확대되었다. 중국의 산채는 배추 피클이라 할 수 있는 음식이다.

독일인들은 16세기에 들어 본격적으로 양배추를 발효시켜 먹었고, 그로부터 1세기 뒤인 17세기부터는 사우어크라우트가 한국의 김치처럼 독일인의 식탁에서 중요한 위치를 차지하게 되었다. 사우어크라우트도 채소를 발효시켜서 장기간 보관이 가능하게 하고 겨울철이나 항해 중 비타민C의 공급원이었다.

1753년에는 비타민C의 결핍으로 초래되는 괴혈병을 예방하는 데 사우어크라우트가 효과적이라는 한 잉글랜드 의사의 해군 본부 보고서가 작성되었고, 이를 계기로 바다 건너 영국에서도 사우어크라우트는 많은 관심을 받았다. 영국의 유명한 탐험가 캡틴 제임스 쿡은 항해를 나설 때마다 사우어크라우트를 챙겨 선원들에게 제공했다고 하며, 일반인들도 항해 전에 사우어크라우트를 꼭 챙겼다고 한다.

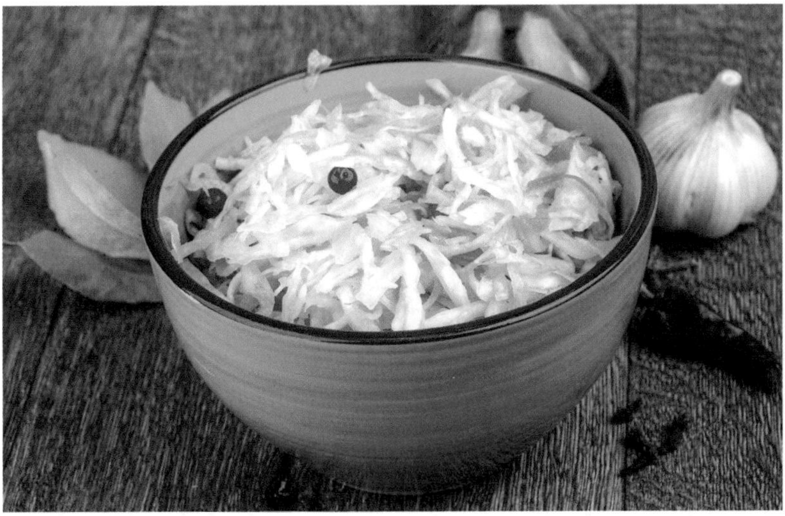

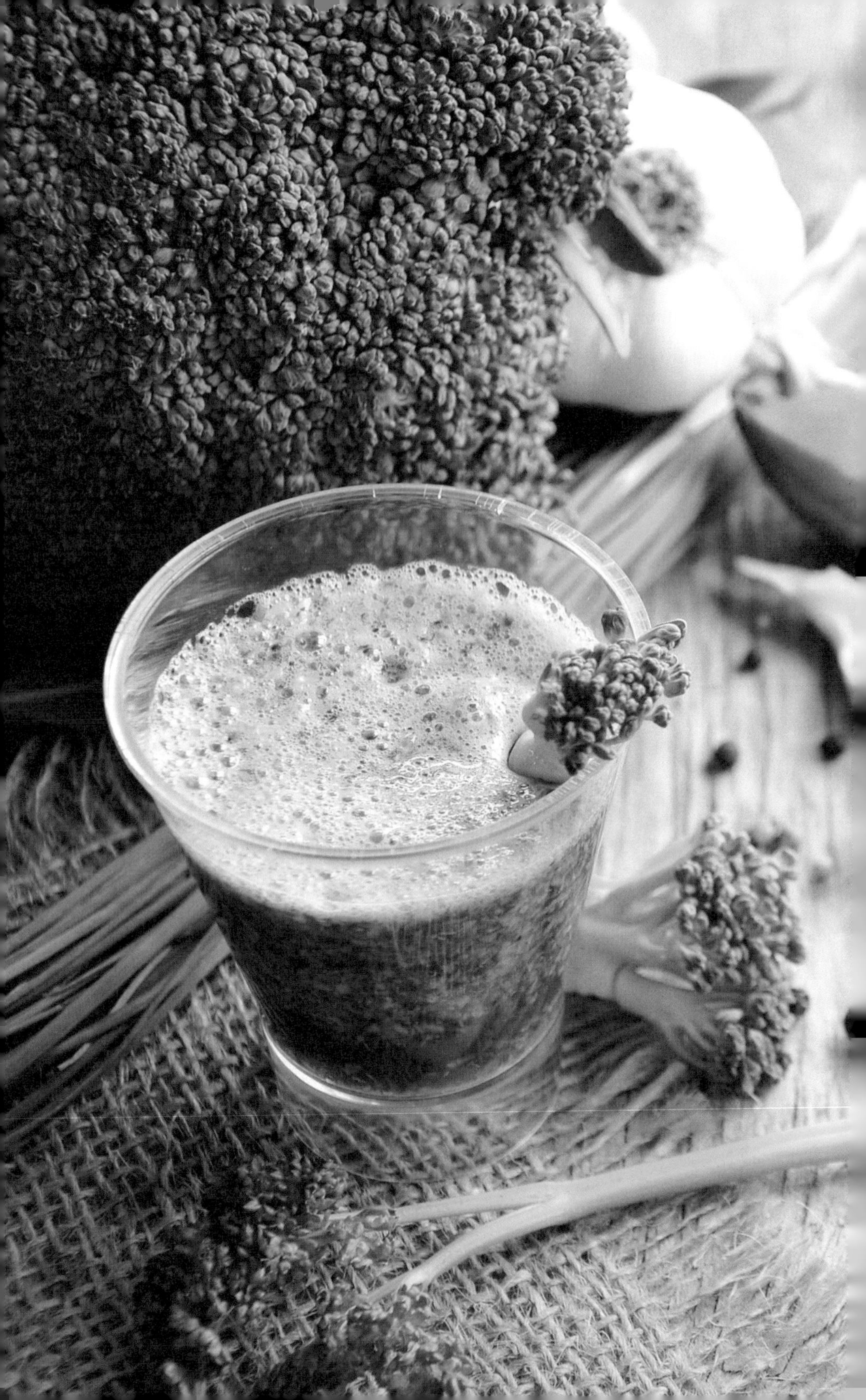

제4장

면역력을 키워주는 식품

세계암연구재단에서 발표한 항암 식품 리스트를 보면 1위가 시금치이고 다음은 오렌지, 브로콜리, 마늘, 양파, 파파야, 토마토, 고구마, 포도, 콩 등이다. 열거한 식품들은 항암 기전을 가지고 있어서 암의 발병을 억제하거나 진행을 차단할 수 있다.

서울대 약학대 서영준 교수는 식품 안에는 암의 발병을 억제하는 성분들이 많이 들어 있기 때문에 항암식을 적절히 섭취하는 것이 중요하다고 말했다.

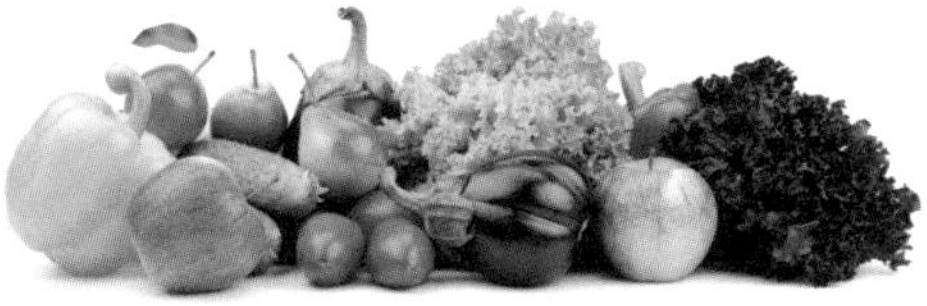

채소와 과일

채소와 과일이 가지고 있는 항암 작용에 대해 주목할 만한 실험들이 있다. 실험용 쥐에게 위염을 발생하게 하고 마늘을 먹였다. 마늘을 투약한 쥐의 위염이 줄어드는 결과를 보였다. 서울대 약대 서 교수 팀은 마늘이 피부암에 탁월한 효과가 있다는 것을 보여주고 있다. 이는 마늘이 가지고 있는 알리신(DATS)이 암을 화학적으로 예방할 수 있다는 것을 보여주는 것이다. 이 밖에도 서 교수 팀이 암세포에 파이토케미컬을 투여하자 이틀 만에 암세포가 죽기 시작하였다. 이 밖에도 많은 실험들에서 과일과 채소가 가지고 있는 파이토케미컬이 암을 예방하고 치료하는 항암 기전임을 증명하고 있다.

파이토케미컬로 암을 이기자

식물은 움직일 수가 없기 때문에 대부분의 식물들은 외부의 자극으로부터 자신을 보호하는 방어물질인 항산화물질이나 항균물질을 통하여 자신을 방어한다. 현재 세계에서 많은 유명한 학자들이 미래에 암을 극복할 가장 강력한 무기로 파이토케미컬을 들고 있고 이에 대한 연구가 활발하다.

앞에서 설명한 대로 과일과 채소에 들어 있는 다양한 파이토케미컬은 암세포의 성장을 차단하는 단백질을 자극해 암세포를 스스로 죽게 만들고 혈관 생성을 차단해서 암세포가 자라는 것을 방지하며 다른 부위로의 전위도 막는 효능이 있다. 파이토케미컬을 과일과 채소의 색깔에 따라 다양한 효능을 나타낸다.

색깔별 파이토케미컬의 종류와 효능

* 청보라색 그룹(포도, 가지)의 안토시아닌, 라스베라트롤 성분: 항산화 작용 및 발암물질 억제와 해독
* 붉은색 그룹(토마토, 수박)의 리코펜 성분: 전립선암과 폐암 억제에 효과적
* 녹색 그룹(브로콜리 등)의 설포라판 성분: 대장암과 같은 암의 생성과 발달 억제
* 노란색 그룹(오렌지)의 플라보노이드 성분: 유방암 재발 방지에 효과적
* 하얀색 그룹(마늘)의 알리신 성분: 강력한 살균 효과 및 위암 예방에 탁월

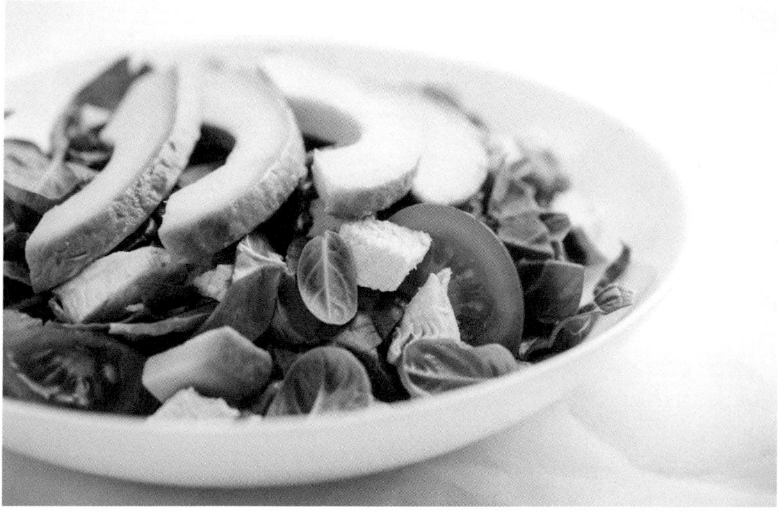

죽염

산화라는 것은 산소가 세포에 달라붙는 것이다. 산화가 되면 붉은색으로 변하는데 사과를 깎아 놓으면 붉게 변하는 것도 일종의 산화이고 철에 녹이 스는 것도 일종의 산화이다. 반대로 항산화라는 것은 산화를 막는다는 것이다.

녹이 슬어 있는 못을 죽염을 녹인 물에 넣어 놓으면 녹이 벗겨진다. 소금은 하얀색 보물이라고 한다. 우리나라 사람들이 강하게 짜고 맵게 먹는 습관이 있어서 무조건 소금을 멀리하라고 조언하는 경향이 있는데, 사실 한의학에서 소금은 신장과 방광의 기능을 강화시킨다고 알려져 있다. 여기서 소금은 정제된 소금이 아니라 천일염을 말하는 것이다.

죽염은 대나무에 천일염을 넣고 황토로 입구를 막아서 800도 이상에서 8번 굽고 마지막에 1400도로 굽게 되면 소금이 녹아서 마치 용광로 쇳물처럼 흘러내리는데 이것이 굳어져 9번 구운 죽염이 되는 것이다. 이렇게 만들어진 죽염은 한의학에서 치료제로 사용한다.

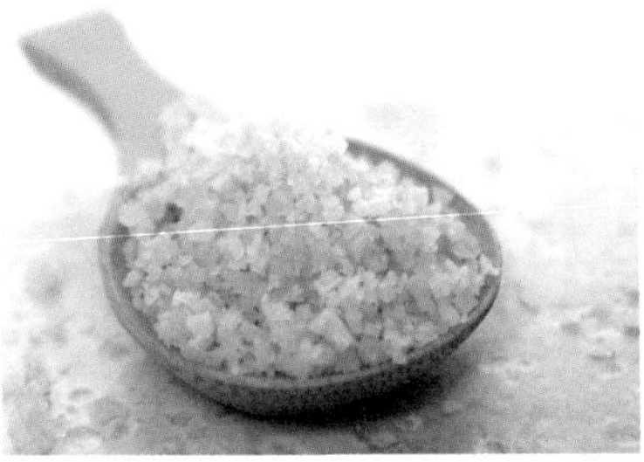

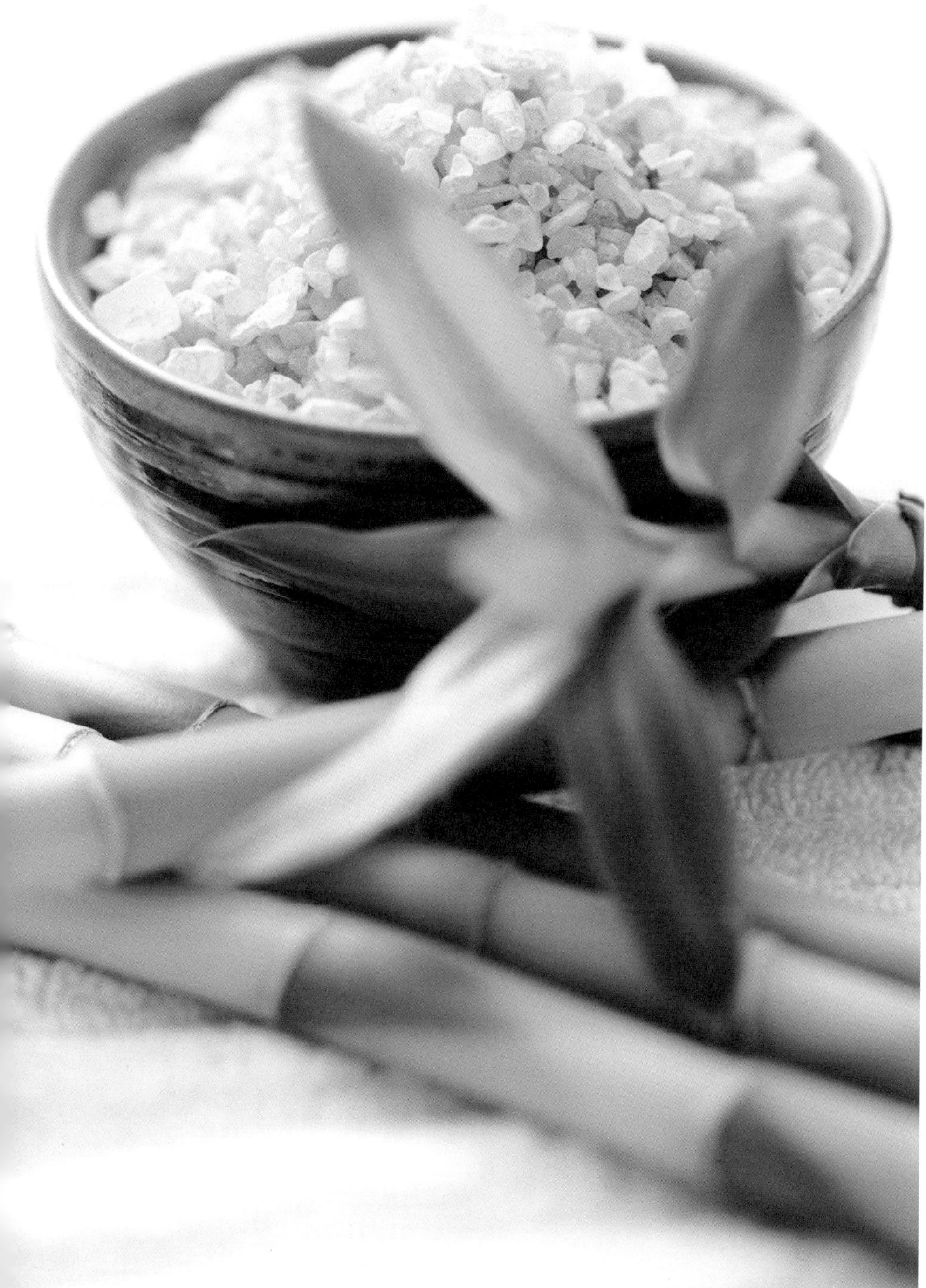

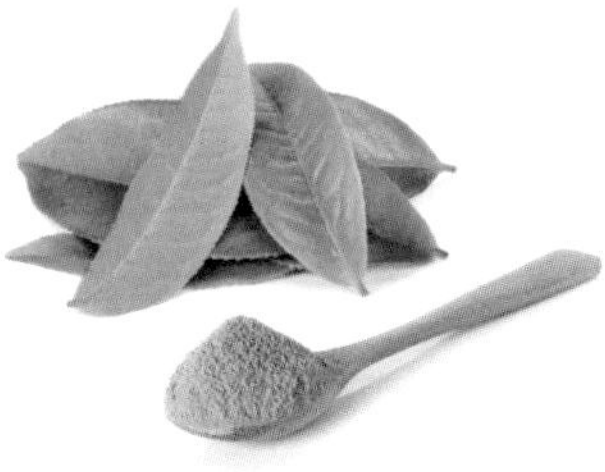

녹차, 마시지 말고 먹자

녹차에는 카테킨이라는 강력한 항암물질이 들어 있다.

미국의 뉴저지 러트거스대학교에서 녹차에 들어 있는 EGCG 효능 실험을 했다. 선천적으로 대장암 발생이 높은 쥐를 대상으로 한쪽에 EGCG를 투여하여 대조군 실험을 하였다.

실험 결과, 녹차 추출물을 투여한 쥐들은 암세포 증식을 보여주는 단백질 수치가 낮아졌다. 다시 말해서 녹차의 EGCG가 종양 세포의 성장을 억제한다는 것을 밝혀냈다.

이 카테킨을 효과적으로 섭취하기 위해서는 녹차를 우려낸 물을 마시기보다는 그대로 먹는 것을 전문가들은 권장하고 있다.

또한 카테킨이 비만 억제에도 도움이 되기 때문에 녹차가 가지고 있는 카테킨의 효능은 다재다능하다고 볼 수 있다.

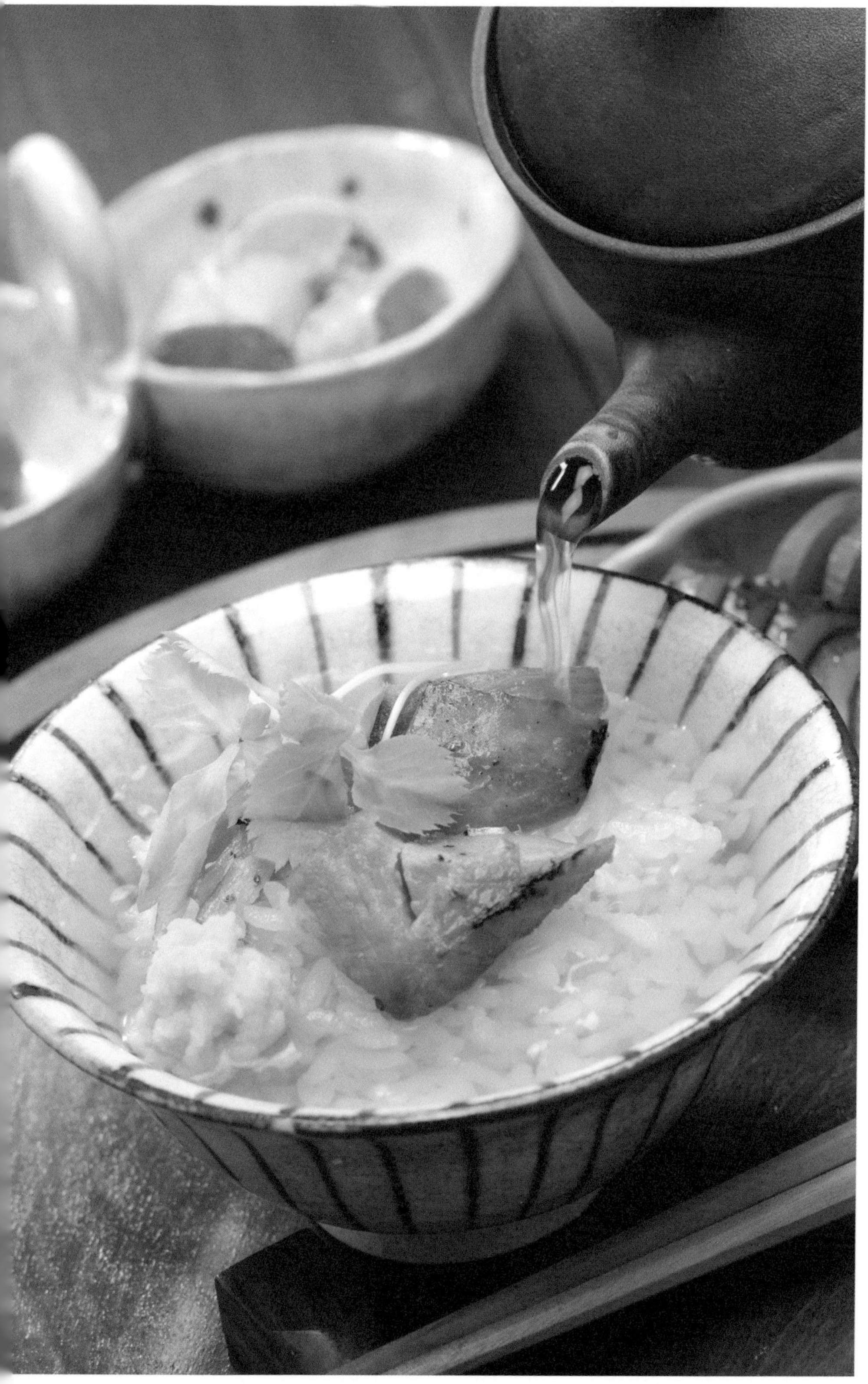

포도주

적포도주는 암과 심장병 예방, 노화 방지에도 탁월한 효과가 있다.

"프렌치 패러독스"라는 말이 있다. 프랑스 사람들이 적포도주를 마시는데 심장병 발병률이 다른 나라에 비해서 절반 수준에 그치는 것을 일컫는다.

포도주는 일명 '신의 물방울'이라고 불리어진다. 포도주는 다른 술에 비해서 역사가 오래된 술이다. 따라서 포도주의 효능은 역사적으로 검증되어

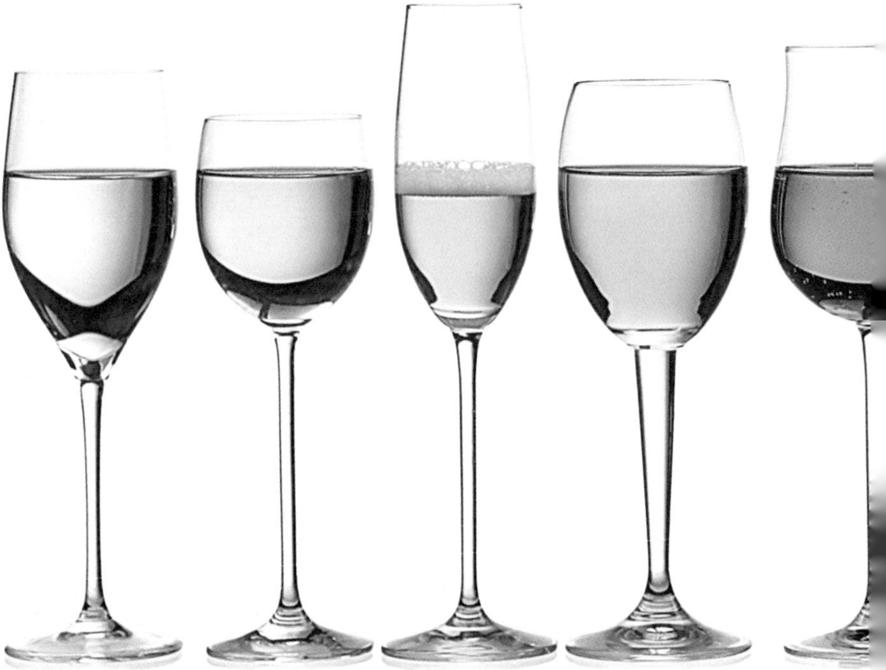

졌다고 할 수 있겠다. 그러나 포도주 역시 알코올이 들어 있는 술이기 때문에 과음을 하게 되면 오히려 유방암 발병률이 높아지게 됨을 잊지 말자. 아무리 좋은 식품도 단일 식품을 과다하게 섭취하게 되면 부작용이 있기 때문이다.

심장병 뿐만 아니라 포도주의 다양한 효능에 대해서 이미 활발한 연구가 진행되고 있다. 탈무드에는 “약은 포도주가 없는 곳에서나 필요하다”라고 쓰여져 있다. 생소하겠지만 동의보감에도 포도주에 대해서 다음과 같이 기록하고 있다. “포도주는 얼굴빛을 좋아지게 하고 신장을 덥게 하는 술이다.” 이는 이뇨와 강장의 효과가 있음을 의미한다.

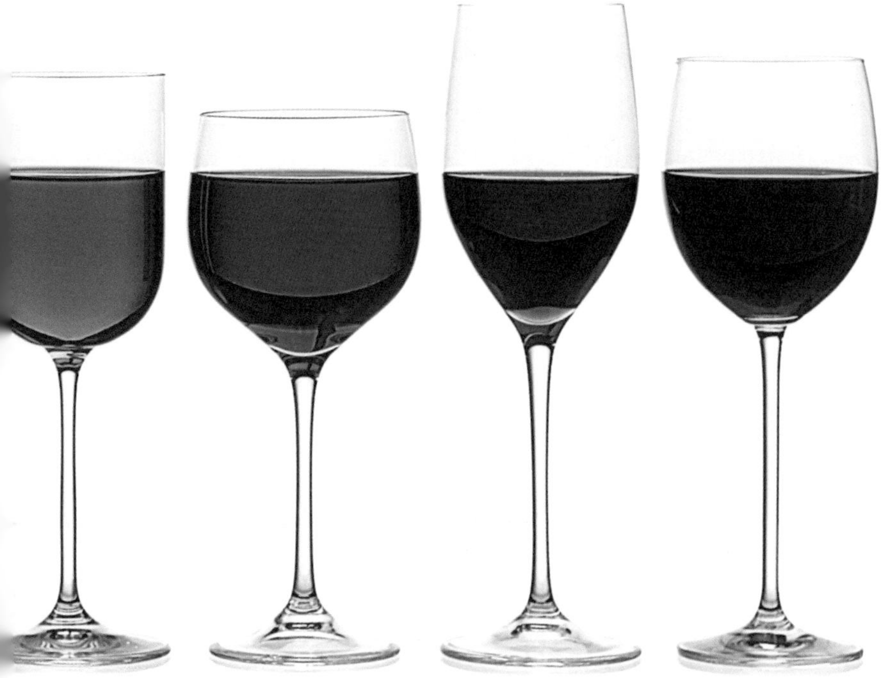

복분자

복분자는 포도주에 비해서 당도는 떨어지지만 보라색 안토시아닌 색소의 함유량이 포도에 비해서 월등히 많기 때문에 항암과 노화 방지, 강장 기능 개선에 효과가 있다. 복분자라는 말도 민간에서는 오강을 뒤집는다는 의미이다. 실험용 쥐에 복분자를 5주간 투여했더니 남성호르몬인 테스토스테론이 16배나 증가하였다. 그러나 아직 어떤 성분이 성기능을 개선하는지 정확히 밝혀지지는 않았다.

복분자는 성기능 개선 이외에도 당뇨병 증상을 완화하고 위암과 위궤양 발생을 억제한다는 연구 결과도 나와 있다.

이처럼 복분자는 포도 못지않은 항암 식품으로, 다양한 방법으로 섭취가 가능하나 복분자 또한 발효를 하면 항암 성분이 증가한다.

우리 병원에서도 환자들에게 제공되는 식사에 복분자 소스를 곁들이거나 고추장을 담글 때 복분자 효소를 추가하여 담고 있다.

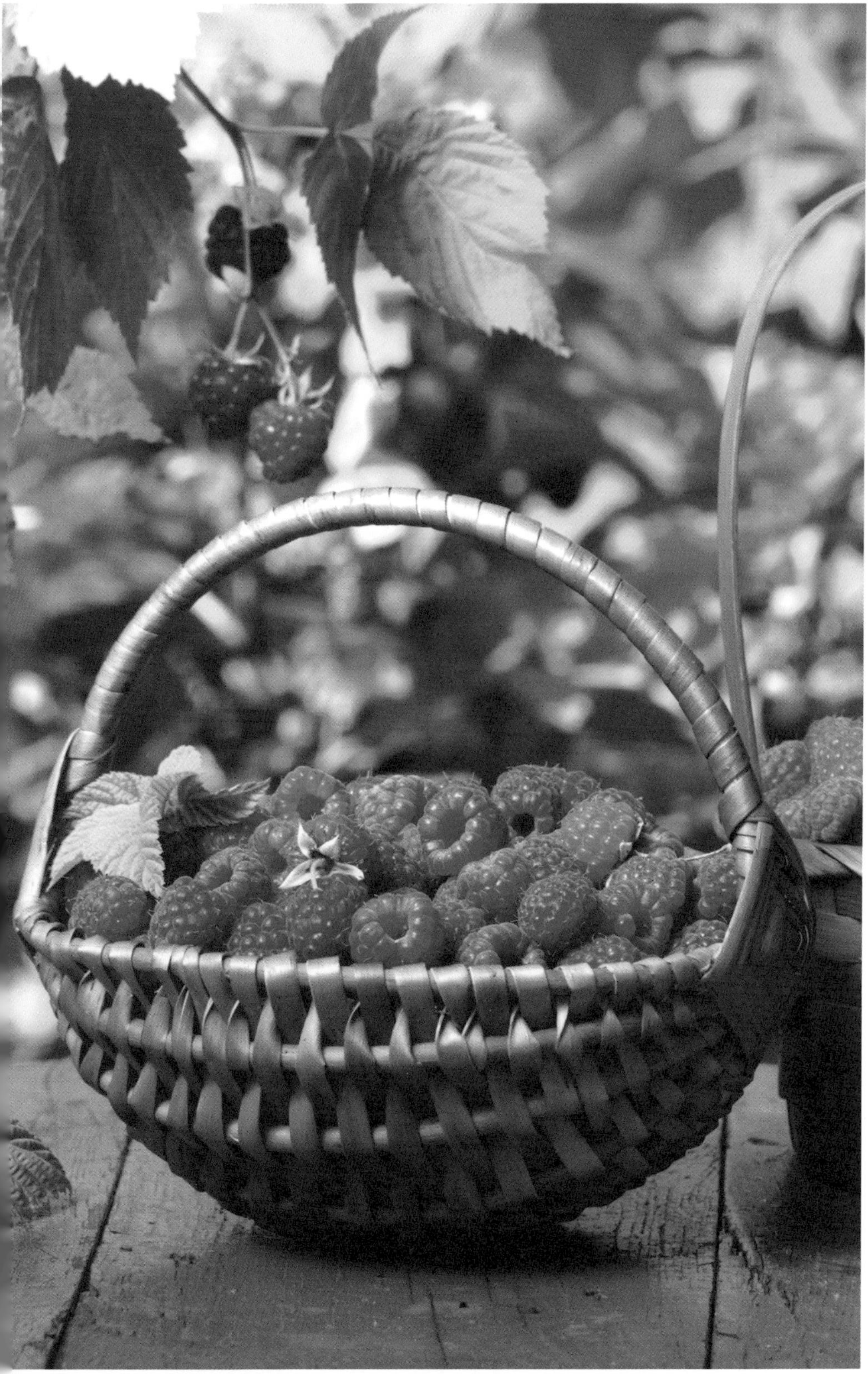

청국장

된장은 오랜 시간 발효의 과정을 거쳐서 만들어지지만 청국장은 바실러스균을 이용해 짧은 기간에 콩을 발효해서 먹는 식품이다. 청국장이 가진 독한 냄새 때문에 외국인은 물론 한국 사람들도 먹기를 꺼리는 경우가 있다. 콩은 잘 알고 있는 대로 중요한 식물성 단백질 공급원이다. 육류를 통해서 충분한 단백질을 섭취할 수 없었던 시절, 우리 선조들에게 청국장은 중요한 단백질 공급 식품이었다. 청국장을 통해서 불포화 지방이나 바실러스균을 섭취하는데 이는 대장에 이로운 균이다. 바실러스균을 가장 효과적으로 섭취하는 방법은 날로 먹는 것인데, 사실 청국장 냄새가 강해서 쉬운 일은 아니다.

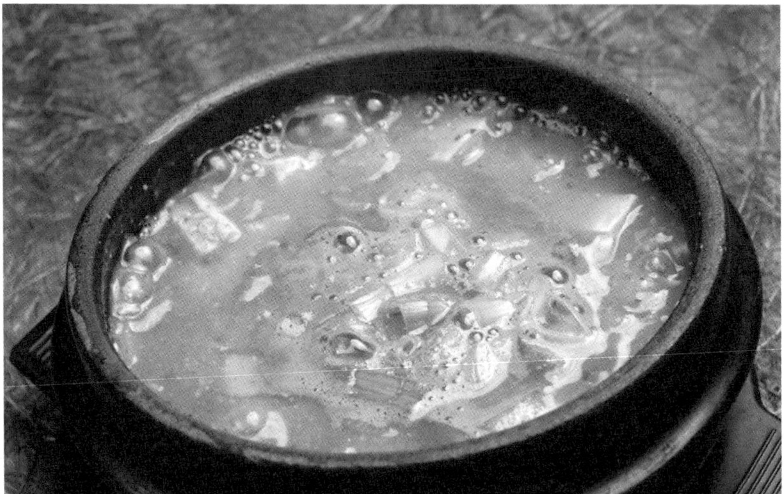

버섯

버섯은 항암물질에 꼭 들어가는 식품이다. 암 예방을 위한 수칙에 해조류와 버섯을 먹는다는 항목이 있을 정도이다. 또한 버섯에는 에르고스테롤이라는 비타민D의 전구체가 있어 버섯을 섭취하고 햇볕을 쐬야 한다고 한때 유행한 적도 있었다. 버섯에는 약리작용을 하는 성분이 대거 함유되어 있는데, 그중에서도 글루칸은 우리 몸의 면역력을 높여주고 활성산소를 제거하여 항산화 작용을 한다고 알려져 있다. 또한 정상적인 세포의 면역기능을 증진하여 암세포의 증진과 재발을 막는다. 이밖에도 버섯은 고단백, 저칼로리 식품이기 때문에 다이어트 식품으로도 유명하다. 버섯에는 식이섬유, 철과 아연 같은 무기질이 풍부하여 슈퍼 푸드로 알려져 있다.

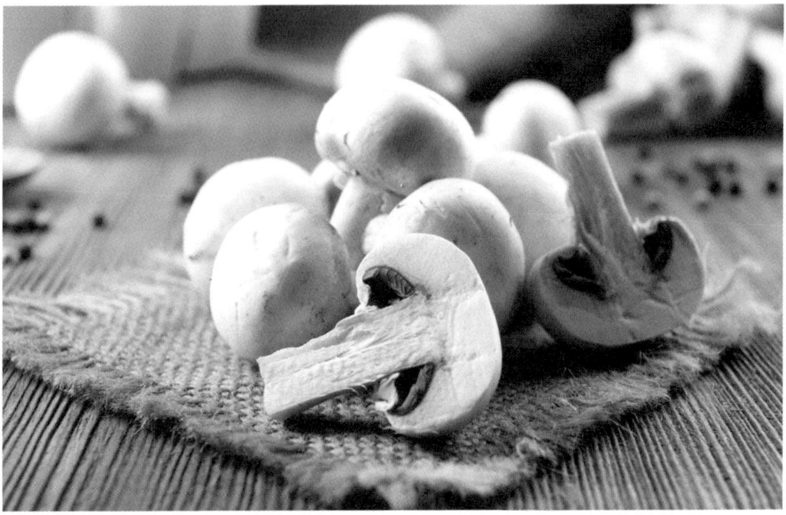

마늘

마늘은 미국 시사주간지 〈타임스〉가 선정한 '세계 10대 건강식품'인 것은 물론 미국 국립암연구소(NCI)의 암을 예방하는 48가지 식품 중에서도 1등급에 속하는 뛰어난 항암 식품이다. 디자이너 푸드 프로그램에서 최상위에 올라 있는 암억제식품이다.

마늘의 암 억제 효과, 특히 위암에 대한 효능과 효과는 많은 동물 실험과 임상 실험에서 이미 증명되어 있다.

마늘에 들어 있는 알리신 성분은 앞서 파이토케미컬 편에서 설명했듯이 살균력이 있어서 염증이나 궤양을 다스리는 효과가 있다. 그러나 모든 식품이 그렇듯이 마늘도 너무 많이 섭취하는 것은 좋지 않다. 알리신 성분이 항혈전 작용이 있어 수술을 앞두고 있거나 와파린을 복용하는 환자들은

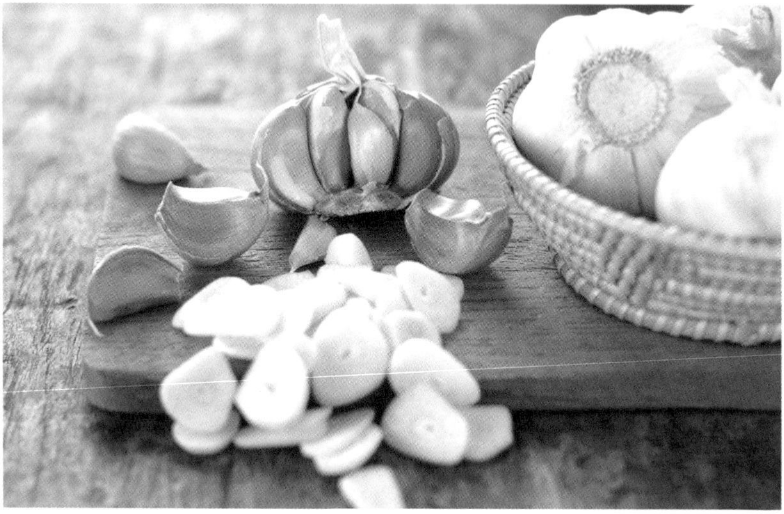

복용을 삼가해야 한다. 또한 위벽을 자극하는 성질이 있으므로 위궤양이나 위염이 있는 환자들은 생마늘의 섭취를 자제해야 한다.

따라서 마늘을 복용하는 다양한 방법을 응용하면 마늘의 약리적인 성분을 누구나 쉽게 섭취할 수 있을 것이다. 자세한 설명은 뒤의 레시피 편에서 다루도록 하겠다.

마늘이 암을 예방한다는 것은 결국 세포의 돌연변이를 막는다는 것이다. 우리 몸의 활성산소가 정상세포를 암세포와 같은 돌연변이세포로 만드는데, 마늘을 첨가한 김치의 니트로사민이 돌연변이 위험성을 60% 이상 낮추는 것으로 나타났다.

이밖에 마늘에 들어 있는 항산화물질과 항암 성분은 디아릴펜타설파이드(diallylpentasulfide)와 S-메틸스스테인(methylcysteine) 등이 있다.

토마토

유럽 속담에 토마토가 열리는 계절에는 병원이 문을 닫는다는 말이 있다. 그만큼 토마토가 가지고 있는 효능을 단적으로 말하고 있는 것이다.

토마토의 효능은 카로티노이드의 일종인 라이코펜 성분에서 나온다. 라이코펜은 토마토처럼 붉은 과일인 수박, 자몽, 살구, 구아바 등에 많이 함유되어 있다.

토마토는 위암, 대장암 등과 같은 소화기 계통의 질병과 전립선암의 예방에 효과적이다. 또한 혈관에 쌓이는 노폐물을 제거해서 동맥경화 예방에도 도움을 주고 라이코펜 성분이 심장마비 발생 위험을 줄여준다. 라이코펜은 카로티노이드의 일종이므로 지용성이다. 따라서 요리를 할 때 기름에 가열해서 요리하는 것이 라이코펜을 효율적으로 섭취할 수 있는 방법이다. 그래서 서양인들이 토마토를 먹을 때 올리브유를 뿌려 먹는 것이다.

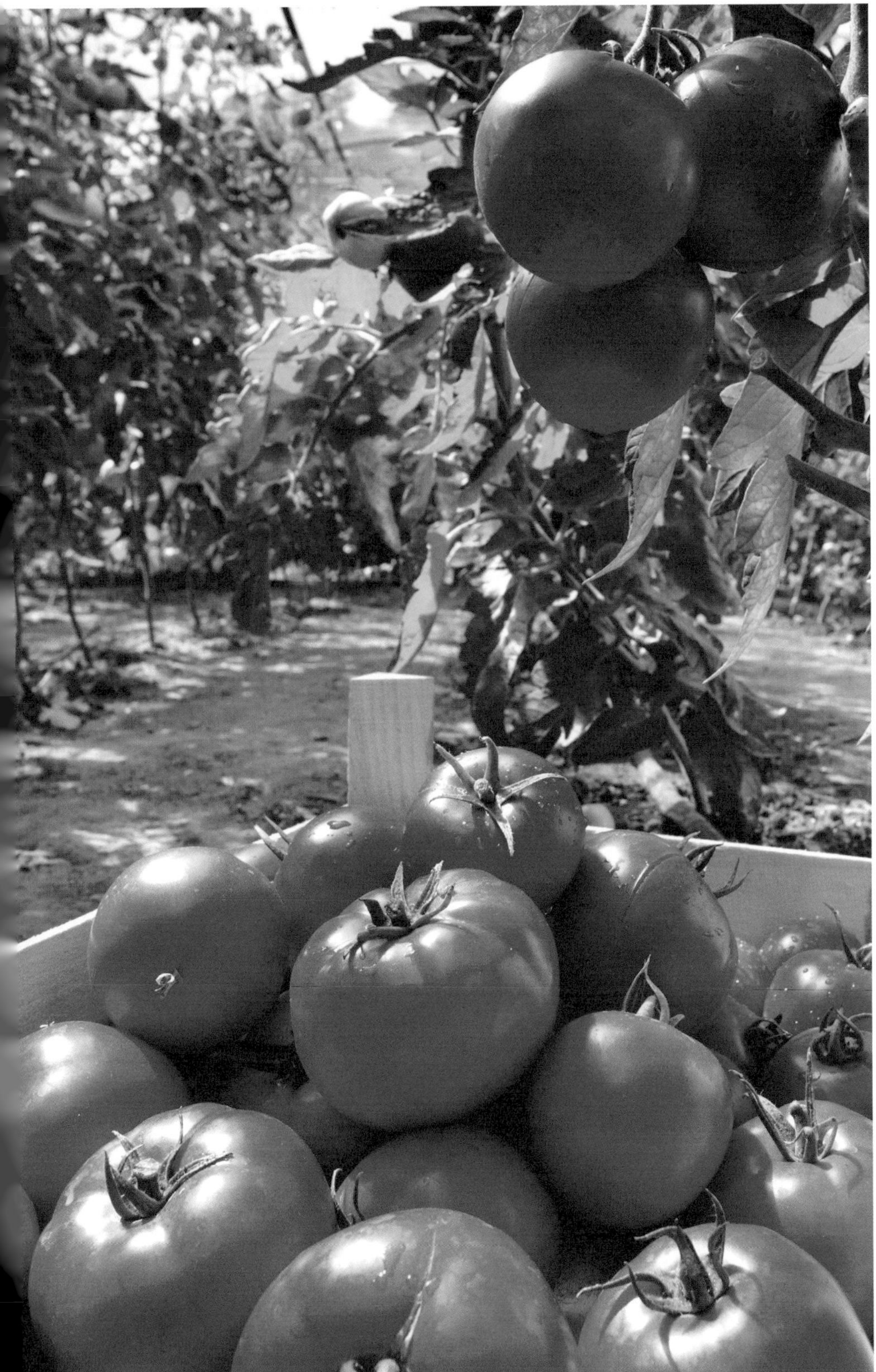

호두

호두는 단백질로 구성되어 있어 비타민B1, B2 성분이 풍부하여 한약재로도 많이 쓰인다. 피부 노화를 예방할 수 있는 지방산과 비타민E 성분이 많이 들어 있으며 혈관이나 체내에 쌓인 노폐물도 배출해 주어 폐와 신장 기능을 강화한다.

호두를 하루에 세 알씩 꾸준히 섭취한다면 평소 신장이 좋지 않았던 사람들은 좋은 효과를 얻을 수 있다. 다리와 허리가 약한 사람들에게도 좋은 효과가 있으며 이뇨 작용이 잘 이루어지며 변비 치료에도 효과적이다. 또한 호두는 부종을 제거해 주는 데에도 좋은 효과가 있다. 호두에는 불포화지방산과 DHA 성분이 많아 두뇌 발달에 좋아 기억력 향상, 집중력 향상에 도움을 줄 수 있어 성장기 아이들에게 또는 노인의 치매 예방에 좋다. 또한, 이 불포화지방산이 혈관 질환을 일으키는 콜레스테롤의 수치를 낮추는 데에 효과적이다. 불포화지방산은 혈액, 혈관을 깨끗하게 청소해 주는 효능을 가지고 있다고 한다. 혈관질환으로 인해 생기는 성인병을 예방하는 데에 큰 도움을 줄 수 있다.

호두와 우유를 함께 갈아 먹거나 같이 먹으면 호두에 부족한 단백질과 칼슘이 동시에 섭취가 가능해 호두의 효능 효과를 잘 볼 수 있다. 또한, 비타민B 성분도 많아 몸이 피로할 때 피로 회복에 도움을 준다고 한다. 호두의 효능은 심혈관질환에도 많은 도움을 줄 수 있는데, 이는 리놀렌산과 비타민E 성분이 많이 들어 있어 동맥경화, 뇌졸중, 고혈압 등의 질환을 예방할 수 있는 도움을 준다.

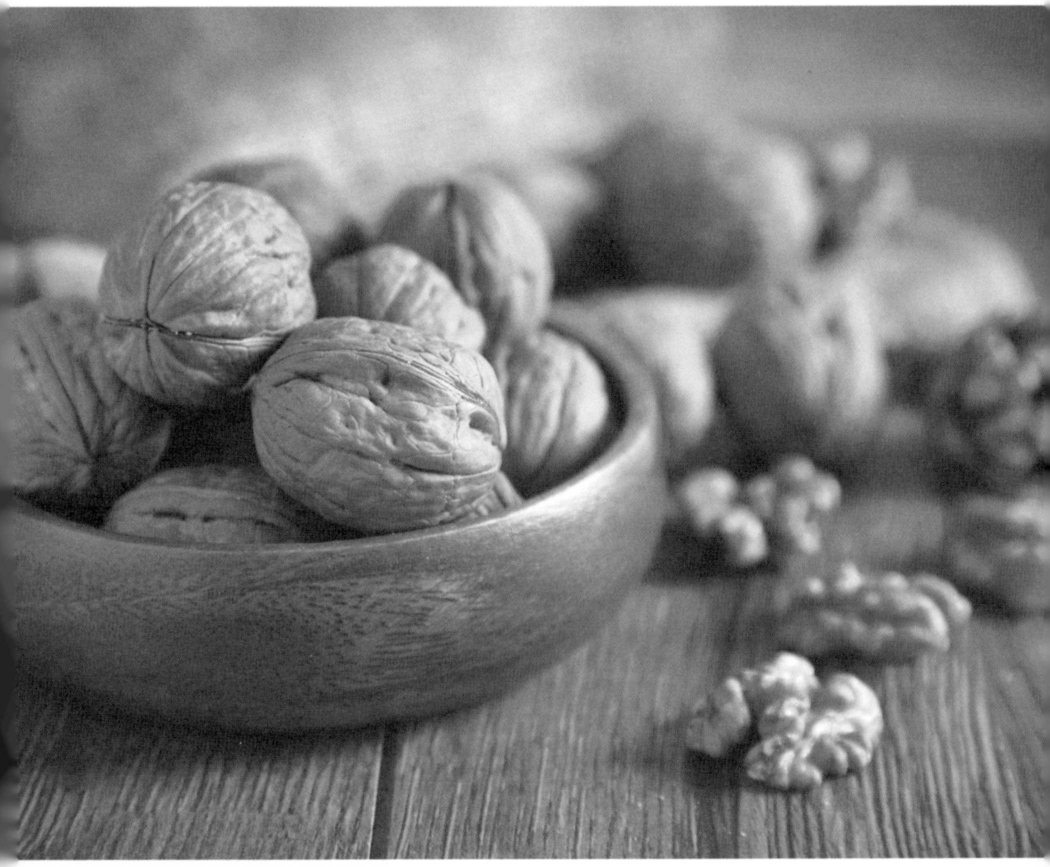

암을 불러오는 음식

과유불급: 비만은 질병을 부르는 일등 공신이다

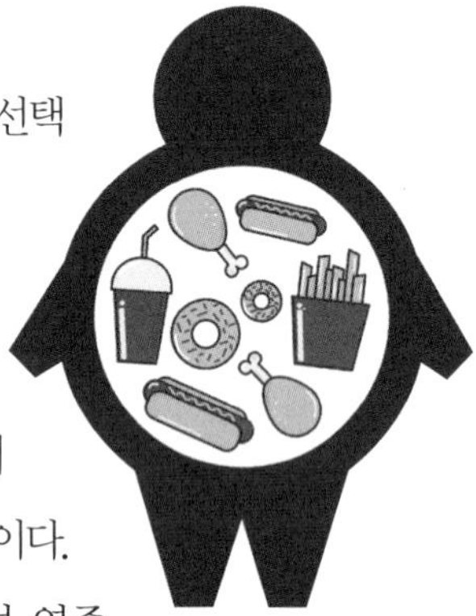

암을 비롯한 각종 질병의 가장 큰 원인을 하나만 선택하라고 하면 비만을 택할 것이다.

비만의 원인은 잘못된 식습관과 운동부족, 과도한 스트레스가 그 원인이다. 이 모두가 우리 몸에 활성산소를 쌓이게 하고 그 활성산소로 인해서 정상세포들이 염증세포로 돌연변이를 일으키는 것이다.

비만한 쥐와 정상 쥐를 대조군으로 실험을 통하여 염증세포를 비교하였더니 비만한 쥐에서 염증세포가 훨씬 많이 검출되었다. 실제로도 비만환자들 중에서 위염이나 관절염 환자들의 비율이 높다.

비만과 암은 침묵의 동반자이다. 비만은 암의 원인이 되기도 하지만 암의 치료 또한 방해한다.

과다한 적색육과 육가공식품의 섭취

육류의 단백질은 필수아미노산을 우리 몸에 공급하기 위해서 음식으로 반드시 섭취해야 하는 성분이다.

그러나 육류, 특히 적색육에 포함된 콜레스테롤 등은 조리 방법에 따라 발암 물질을 생성한다. 우리가 잘 알고 있듯이 탄 고기가 문제가 되는 것처럼 말이다. 육류를 직화로 180도 이상에서 조리하게 되면 벤조피렌이라는 발암물질이 생성된다.

벤조피렌은 탄수화물, 지방, 단백질이 불완전연소할 때 생기는 유해 물질로 그중에서도 고기의 지방이 불에 직접 연소할 때 가장 많이 생성된다. 벤조피렌은 특히 위암 발생에 영향을 많이 주는 것으로 조사되었다.

과다한 소금 섭취: 침묵의 살인자이자 고혈압의 주범

소금 역시 전혀 섭취하지 않는 것은 건강상 문제가 있다. 그러나 죽염이 좋다고 해서 죽염을 이용한 짠 음식이 무조건 몸에 좋을까?
염분이나 당분의 섭취가 지나치게 되면 우리 몸에 피의 농도가 진해지게 되고 이는 결국 고혈압의 직접적 원인이 된다.

지나친 알코올 섭취

적포도주를 섭취하는 프랑스인의 심장병 발병률이 낮다고 앞에서 설명했다. 포도주가 심장 기능을 개선하는 데 효과가 있기 때문이다. 하루에 2잔 정도 마시는 것을 권장한다. 포도주도 과음하면 알코올이 주는 폐해를 피할 수 없다.

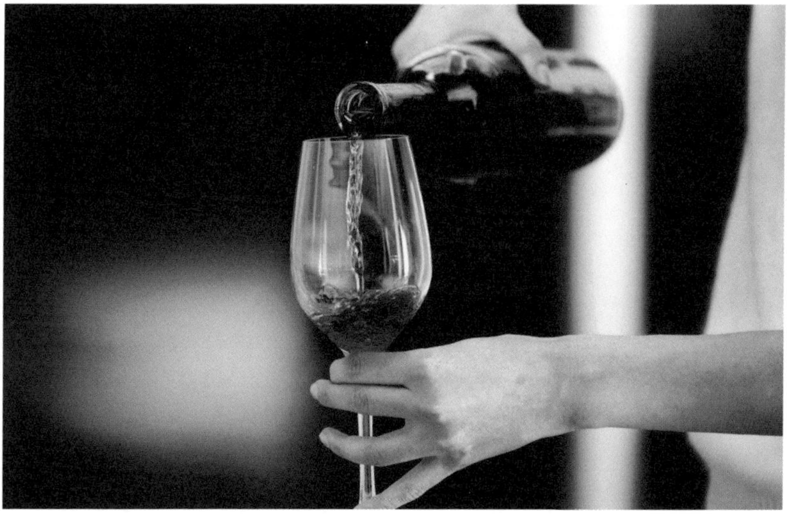

사찰 음식이 과연 몸에 좋은가?

오신채

오신채(五辛菜: 마늘·파·달래·부추·흥거)를 넣지 않아 맛이 담백하고 정갈하며, 영양이 우수하다. 불교의 기본 정신을 바탕으로 하여 간단하고 소박한 재료로 자연의 풍미가 살아 있는 독특한 맛의 경지를 이루었다.

불교 초기에는 모든 승려들이 특별한 거처 없이 산 속이나 동굴에서 살면서 탁발을 하여 하루 한 끼만 먹으며 지냈기 때문에 가리는 음식 없이 무엇이나 먹었다. 그러다가 안거제도(安居制度)가 발달함에 따라 왕족과 부자들이 지어준 죽림정사가 생겨나면서 식생활에도 변화가 오게 되었다. 그 당시의 주식은 건반(말린 밥)·맥두반(콩과 보리를 섞어 지은 밥)·초(미숫가루)·육(고기)·병(떡) 등 5가지였고, 부식은 식물의 가지·잎사귀·꽃과 과일·우유·꿀·석밀 등이었다.

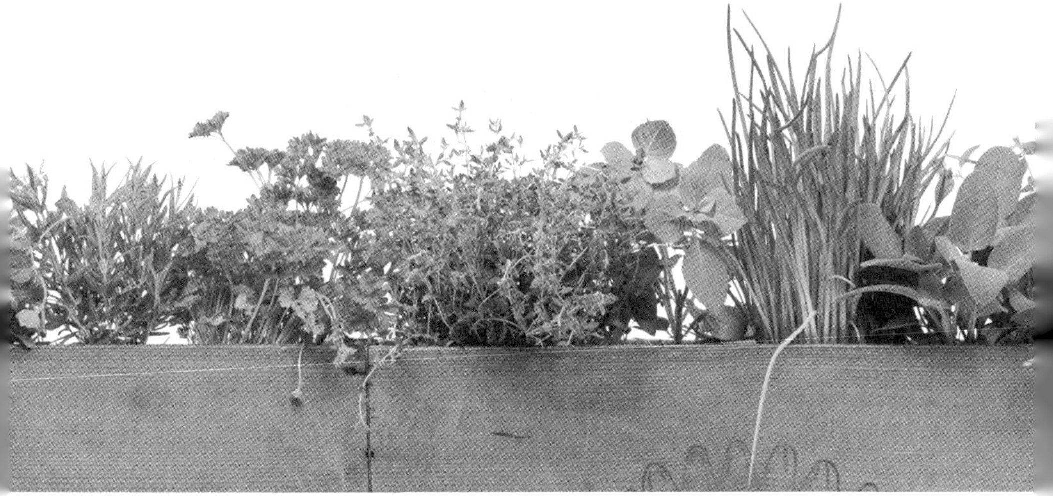

고기는 병이 든 비구에 한해서만 삼종정육(三宗淨肉)·오종정육(五種淨肉)·구종정육(九種淨肉) 등을 허락하였다. 삼종정육은 불견(不見: 자신을 위해 죽이는 것을 직접 보지 않은 짐승의 고기)·불이(不耳: 남으로부터 그런 사실을 전해 듣지 않은 고기)·불의(不疑: 자신을 위해 살생했을 것이라는 의심이 가지 않는 고기)를 말하며, 오종정육은 삼종정육 외에 수명이 다해 자연사한 오수(鳥獸)의 고기나 맹수 또는 오수가 먹다 남은 고기를 뜻하고, 구종정육은 오종정육 외에 자신을 위해서 죽이지 않은 고기나 자연사한 지 여러 날이 되어 말라붙은 고기, 우연히 먹게 된 고기, 일부러 죽인 것이 아니라 이미 죽인 고기 등을 말한다.

승려들은 1세기 전후가 되면서 점차 소식(小食)을 하게 되었고, 대승불교가 흥성하면서 오신채를 음식에 넣지 않게 되었다. 《능엄경》에 의하면 삼매(三昧)를 닦을 때에는 5가지 매운 채소를 끊어야 하는데, 이 채소들을 익혀서 먹으면 음란한 마음이 일어나고, 날것으로 먹으면 성내는 마음이 더해지기 때문이라고 한다.

아직도 남방불교권(스리랑카·미얀마·타이·베트남 등)에서는 탁발이 그대로 이루어지고 있고, 북방불교권(한국·중국·일본·티베트 등)에서는 사원의 발달과 함께 다양한 음식 조리법들이 개발되고 있다. 사찰이나 지역마다 조리법이 조금씩 다르기는 하지만 일반적으로 고기와 오신채를 사용하지 않고, 인공 조미료 대신 다시마·버섯·들깨·날콩가루 등의 천연 조미료와 산약초를 사용한다. 조리를 할 때에는 제철에 나는 재료를 이용해 짜거나 맵지 않게 재료의 풍미를 살려야 하고, 음식은 끼니 때마다 준비해야 하며, 반찬의 가짓수는 적어도 영양이 골고루 포함되도록 만들어야 한다.

신라 때에는 정월 대보름에 찰밥과 약과·유밀과를 만들어 내 불전에 올리는 육공양(六供養: 花·茶·香·果·燈·米)을 한과로 발전시켰다. 고려 때에는 상추쌈·약밥·약과 등이 발전해 중국을 비롯해 다른 나라로 퍼져갔고,

조선 이후부터는 지역이나 사찰마다 고유의 음식 문화를 갖게 되었다. 경기도와 충청도의 사찰에서는 잣을 이용한 백김치·보쌈김치·고수김치가 유명하고, 전라도에서는 들깨죽을 이용한 고들빼기김치·갓김치·죽순김치 등이, 경상도에서는 호박죽과 보리밥을 주로 이용한 콩잎김치·우엉김치·깻잎김치 등이 유명하다. 사찰에 따라 통도사(경남 양산시)는 두릅무침·표고밥·가죽김치·가죽생채·가죽전·가죽튀각·녹두찰편이 유명하고, 해인사(경남 합천군)는 상추불뚝김치·가지지짐·고수무침·산동백잎부각·머위탕·송이밥·솔잎차가, 송광사(전남 순천시)는 연근물김치·죽순김치·죽순장아찌가 대흥사(전남 해남군)는 동치미가 유명하다.

그러나 위에서 말한 오신채는 대표적인 면역강화 음식이고 또한 항암 식품들이다. 물론 다른 사찰 음식들 중 항암 효능이 있는 식품들이 있기는 하지만, 오신채만 놓고 보자면 오신채가 들어가지 않는 음식이 일반 항암 음식들에 비해서 면역력을 높이거나 암을 예방하고 억제하는 기능은 떨어진다고 할 수 있다.

잘못 알고 있는 음식 상식

비만은 정제 식품을 먹어서 생기는 것이 아니라 과식을 하기 때문에 생기는 것이다
* 카제인 나트륨은 정말 우리 몸에 해로운가
* 유기농 설탕은 정제 설탕에 비해 확실히 좋은가

설탕은 원료에 따라 사탕수수로 만드는 수수설탕과 사탕무로 만드는 무설탕, 단풍나무 수액으로 만드는 단풍설탕, 대추야자 수액으로 만드는 대추설탕으로 나눌 수 있다.
다시 이 설탕은 당밀의 함유에 따라 함밀당과 분밀당으로 나뉜다. 우리가 사용하는 대부분의 정제 설탕은 분밀당이다. 백설탕이 가장 먼저 만들어지고 이 백설탕에 첨가물을 가해 황설탕과 흑설탕을 만든다.

우리의 뇌는 오로지 포도당만을 영양분으로 사용한다

우리 몸은 탄수화물, 지방, 단백질 등의 영양소에서 필요한 에너지를 얻는다. 다만 탄수화물이 에너지로 변하는 데 가장 단순하고 짧게 걸리기 때문에 탄수화물의 비중을 비교적 높게 하여 음식을 섭취하는 편이다.
하지만 사실 단백질과 지방만으로도 필요한 영양분을 공급 받을 수 있다. 그런데 왜 굳이 우리의 뇌는 이 문제 많은 포도당 글루코스만을 고집하는 것일까?
이 문제의 답은, 그럴 수도 있고 아닐 수도 있다는 것이다. 우리가 음식을 섭취하는 것은 생명을 유지하는 기본적인 방법이다. 그러나 이 식습관이 잘못되게 되면 오히려 생명을 단축하게 되기 때문에 당질을 제한하고 소식

을 권장하고 있다.

여기서 한 가지 의문이 생긴다. 성장기 청소년이나 수험생들은 어떻게 해야 하는가? 성장에 필요한 에너지원이 필요한 시기에 당질을 제한하거나 소식을 해야만 하는가?

성장기 아이들은 에너지 대사가 활발하기 때문에 비록 과식을 한다 하더라도 이를 분해할 수 있는 여력이 충분해서 성인들처럼 활성산소나 피로물질이 쌓이지는 않는다. 그리고 뇌도 탄수화물이 부족할 경우에는 단백질이나 지방에서 그 영양분을 가져다 쓸 수 있다. 앞에서도 설명했듯이 탄수화물, 즉 포도당은 뇌에 빠르게 전달되지만 단백질이나 지방은 당신생이나 케톤첼을 이용하기 때문에 선호하지 않는 것뿐이다. 즉, 포도당이 뇌에 절대적 영양분은 아니라는 것이다.

단맛이 주는 작은 효과 때문에 우리 몸은 중노동에 혹사된다는 것을 잊지 말아야 할 것이다.

유기농 설탕은 몸에 좋은가

설탕이 해롭다는 생각이 커지면서 설탕 대신 유기농 설탕을 찾는 사람이 늘었다. 결론을 말하자면, 유기농 설탕과 일반 정제한 백설탕은 성분상 큰 차이가 나지 않는다. 우리가 생각하는 천연설탕은 사탕수수당이다. 우리나라 식품위생법상 정제하지 않는 설탕은 설탕이라고 표기할 수 없기 때문이다. 그래서 유기농 설탕도 어차피 설탕일 뿐이다. 작은 성분 차이 때문에 비싼 가격을 지불할 필요는 없는 것이다. 정제된 백설탕은 흡수가 빨라서 인슐린 분비를 촉진하는 역할을 한다. 당뇨가 있는 환자들에게는 문제가 되지만 백설탕, 즉 정제된 설탕의 문제는 아니라는 것이다. 정제라는 것은 불순물을 제거하는 과정이다. 이 과정에서 불순물뿐만 아니라 미네랄도 같이 정제된다. 정제된 백설탕은 흡수가 빨라서 인슐린 분비를 촉

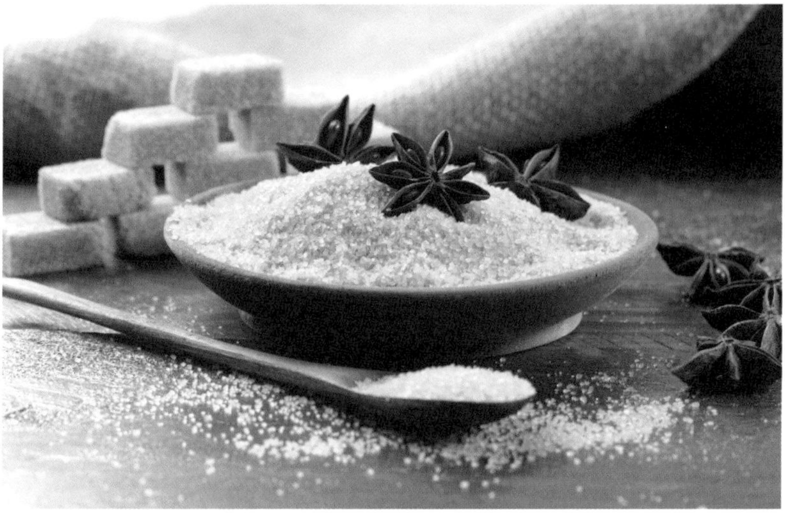

진하는 역할을 한다. 당뇨가 있는 환자들에게는 문제가 되지만 백설탕 즉 정제된 설탕의 문제는 아니라는 것이다. 정제라는 것은 불순물을 제거하는 과정이다. 이 과정에서 불순물뿐만 아니라 미네랄도 같이 정제된다.

식품첨가물, 무조건 해롭기만 한 것인가

첨가물이 들어 있다고 하면 그 유해성과 상관없이 거부감을 가지게 된다. 그 대표적이 예가 카제인 나트륨과 MSG에 대한 것이다. 사실 우리 식품에 첨가되는 것들은 소량으로, 사용되어도 문제 없는 것들이 많다. 그러나 상술에 의한 광고에 의해서 우리는 지불하지 않아도 되는 비용을 지불하고 있다.

카제인 나트륨은 순수한 우유 단백질이고 MSG는 사탕수수에서 추출한 것이지 화학적 화합물이 아니다. 그런데도 광고에서는 이 두 식품첨가제가 대단히 해로운 것인양 광고를 하면서 이 두 첨가물을 넣지 않았다고 비싸게 가격을 받고 있다.

고사리는 발암물질인가

한의학에는 다음과 같은 말이 있다. "음식으로 못 고치는 병은 약으로도 못 고친다."

고사리는 빈혈, 골다공증, 각성, 이질, 지사, 이뇨, 해열 그리고 혈압을 낮추는 효능이 있다. 이런 이유로 민간에서 고사리가 정력을 떨어뜨린다고 남성들은 기피하는 경향이 있다.

고사리는 참고사리과에 속하는 다년생 양치류 초본식물이다. 미국에서 고사리를 장기 생식한 소가 위암, 장암 등을 일으켰다는 연구 결과, 그 원인이 부라켄톡신 때문이라고 하였다. 제주도에서도 고사리를 조랑말에 복용하게 했다가 암을 유발한 것을 확인하여 고사리가 암 유발 물질을 가지고 있다는 것을 확인하였다.

우리 조상들은 고사리를 먹을 때 오랫동안 우려내고 나물 등으로 먹었는데, 이는 고사리를 그냥 먹으면 몸에 해롭다는 것을 자연적으로 터득하고 고사리에 있는 나쁜 독을 해독하는 방법을 찾은 것이다.

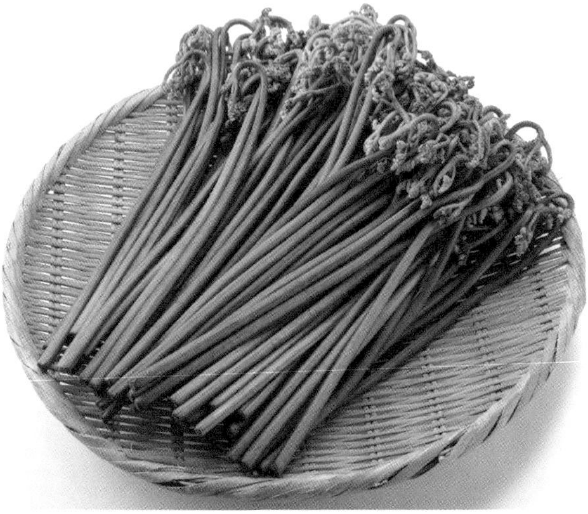

한의에서도 한약의 독을 해독할 때 초를 한다고 하는데 고사리를 물에 담궈서 초를 하는 것이라 하겠다. 초를 해서 독을 제거한 고사리는 영양 성분이 훌륭한 식재료이다.

고사리의 영양 성분은 단백질, 지방, 당질, 섬유분 등이 비교적 많이 들어있고 무기질인 칼슘, 인, 철분도 많은 편에 속하며 비타민A, 비타민B2 등도 함유되어 있다.

고사리는 정신신경(精神神經)자극, 각성(覺醒), 이뇨(利尿), 해열(解熱), 지사(止瀉)에 효과가 있다. 고사리의 부드러운 잎에는 정신흥분제가 함유되어 있으므로 정신신경을 초롱초롱하게 해주는 작용을 하며 절에서 수도승이 많이 먹는 식품 중의 하나이다.

제5장

체질별 면역 밥상 레시피

건강 관련 프로그램 중 우리에게 좋은 정보를 주는 프로그램 중의 하나가 KBS의 〈생로병사의 비밀〉일 것이다. 이 프로그램은 잘못된 건강 정보나 새로운 정보를 시청자들에게 전달하여 일상에서 좀 더 건강에 관심을 가질 수 있는 계기를 마련해 주었다.

이 프로그램에서 가끔 암환자들이 병원의 처방 없이 식단을 바꿔서 암을 극복한 사례들이 자주 나온다. 주로 콩과 현미, 과일과 채소, 발효식품들로 차려진 식단이었다.

동병이치(同病異治) 이병동치(異病同治)가 사상체질의 기본이다. 즉, 같은 병이라도 체질에 따라 다르게 치료하고 다른 병이라도 원인과 체질에 따라 같은 치료를 하는 것이다. 음식도 마찬가지 원리로 요리하고 섭취했을 때 음식의 효능을 더 높일 수 있을 것이다.

다음에서는 체질별로 알맞은 식품을 소개하여 좀 더 건강한 면역 밥상을 차리는 데 도움을 주고자 한다. 참고로 소개하는 음식들은 실제로 명문요양병원에서 환자들에게 제공하고 있는 식사를 기본으로 정리한 것이다. 지금도 체질별 면역 밥상을 계속 연구 중에 있고 환자들에게 더 좋은 식사를 제공하기 위해서 노력 중이다.

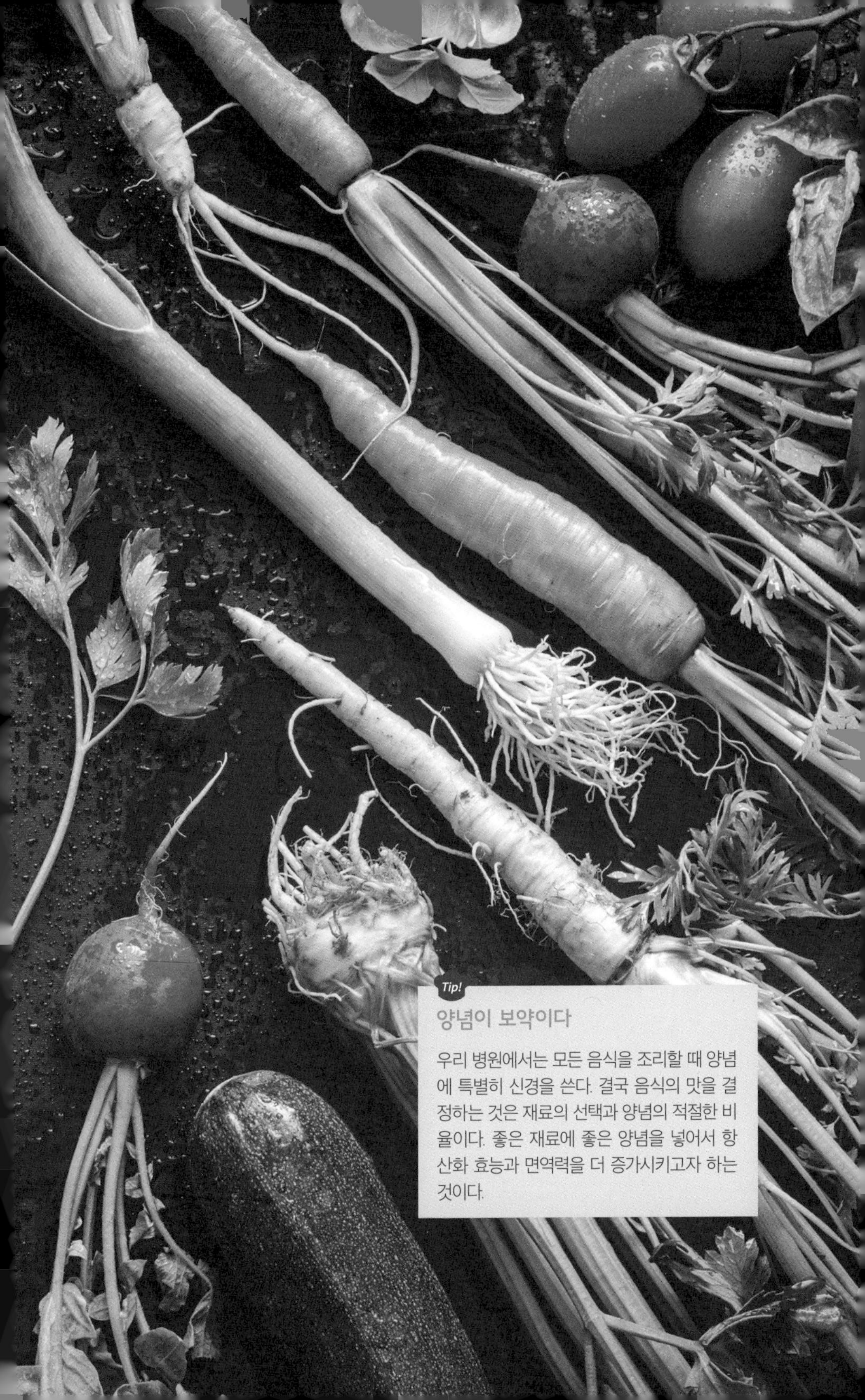

Tip!

양념이 보약이다

우리 병원에서는 모든 음식을 조리할 때 양념에 특별히 신경을 쓴다. 결국 음식의 맛을 결정하는 것은 재료의 선택과 양념의 적절한 비율이다. 좋은 재료에 좋은 양념을 넣어서 항산화 효능과 면역력을 더 증가시키고자 하는 것이다.

소음인에게 좋은 면역 밥상 레시피

보통 체질을 말할 때 성향을 일컫는 것임을 알아야 할 것이다. 소음인이라고 해서 100% 소음인의 기질만 있는 것은 아니다. 많고 적음이 있겠지만 소음인도 다른 체질의 특성을 가질 수 있다.

체질 감별을 하는 방법은 여러 가지가 있다. 오링테스트, 위스키테스트 등이 알려져 있지만 자신의 체질은 자신이 가장 잘 안다. 또한 한의사와 충분한 문진을 통해서 더 정확한 체질을 감별할 수도 있다.

소음인은 주로 체질상 위의 기능이 약하므로 과식을 피해야 한다. 체질적으로 비위 기능이 약하고 소화기관이 냉하므로 될 수 있으면 찬 음식도 피하는 것이 좋다.

소음인 음식: 추어탕, 삼계탕

체질차: 인삼차, 홍삼차, 수정과, 생강차, 양배추에 귤을 함께 넣은 생즙

육류: 닭고기, 개고기, 양고기, 염소고기

어류: 미꾸라지, 명태, 도미, 조기, 갈치

야채: 시금치, 미나리, 양배추, 쑥, 쑥갓과 파, 마늘, 생강, 고추, 후추

과일: 사과, 귤, 복숭아, 토마토

곡류: 찹쌀, 차조

레시피 목록

초간단 감자전

❶ 감자는 썰어 잠길 정도로 물을 붓고 소금을 넣고 살짝 익을 정도로 쪄준다.
❷ 전분을 살살 발라 계란을 입혀 올리브유를 두르고 지져준다. 바삭한 튀김을 맛볼 수 있다.

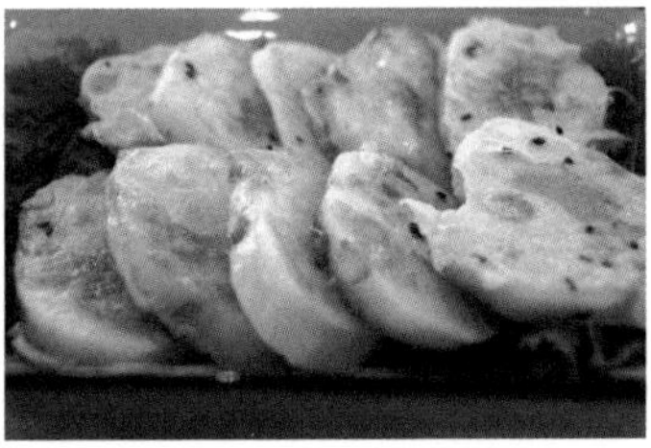

Recipe #1
소음인에게 좋은
면역 밥상 레시피

알감자조림

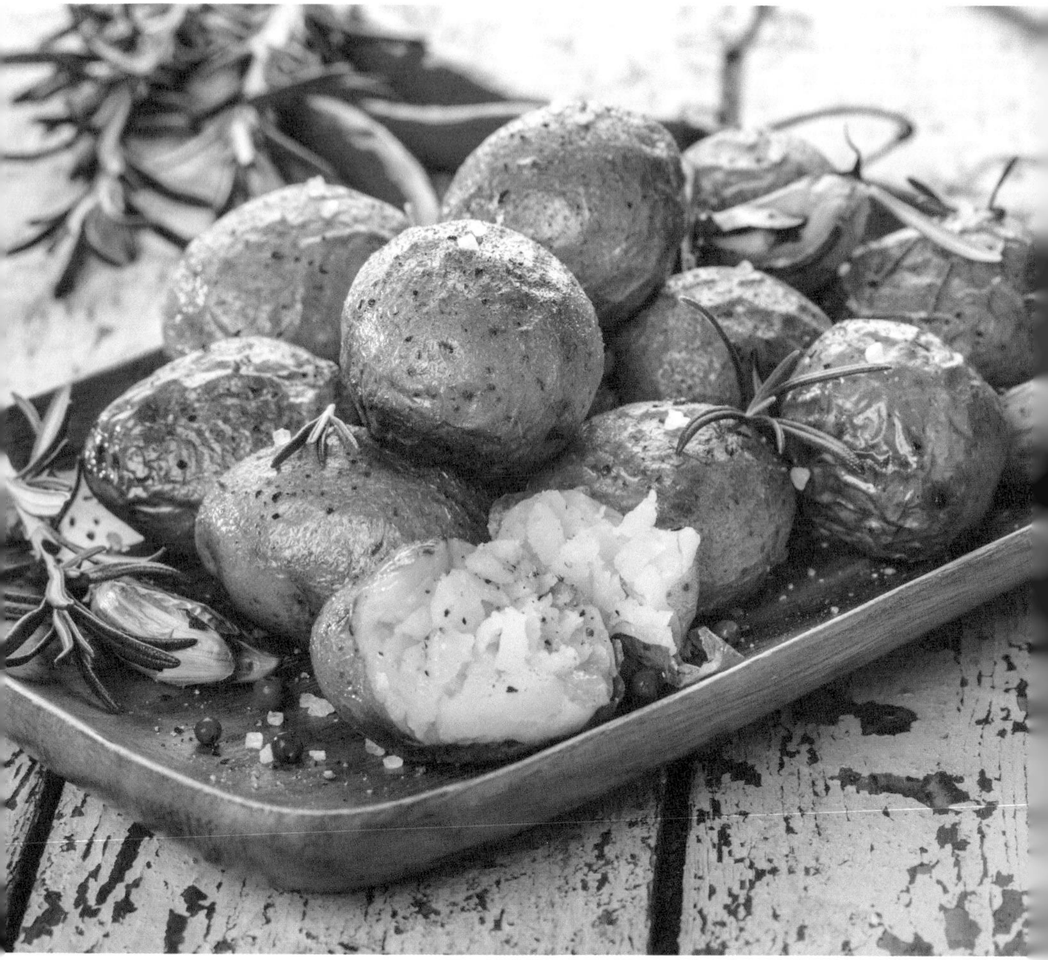

만·들·기

재료: 알감자, 통마늘, 다시마, 소금
양념: 간장, 집 간장, 조청, 꿀, 매실액, 깨소금

❶ 깨끗이 씻은 감자에 소금물을 절반 정도 잠길 정도로 붓고 어느 정도 익힌다.
❷ 익었다 싶으면 찬물에 씻고 감자가 잠길 정도로 새로운 물을 받는다.
❸ 다시마, 마늘, 간장, 집 간장을 넣고 끓여준다.
❹ 물이 어느 정도 졸아들면, 다시마를 꺼내고 조청, 꿀, 매실액을 넣고 조금 더 졸여준다.
❺ 깨소금을 뿌려 마무리한다.

효능·효과

감자에 함유된 사포닌 성분은 위궤양과 염증을 치료하는 효능이 있고, 신경을 가라앉히며 통증을 억제하는 아트로핀 성분이 있어 햇볕에 탄 피부나 뜨거운 것에 데인 부분에 감자 팩을 하면 피부를 진정시키는 효능이 있다.
섬유질을 풍부하게 함유하고 있을 뿐 아니라 대장에 이로운 세균의 번식을 도와주는 효능이 있어 장의 연동운동이 활발해져 변비 완화에 효과가 있다.

찰밥 / 잡곡밥

찹쌀은 한의학에서 나미(糯米)라고 불리며, 맛은 달고 성질은 따뜻하다. 멥쌀보다 끈기가 많으며, 소화기를 튼튼하게 하고, 기운을 북돋는 효능이 있다. 위장의 기능이 약한 경우에 멥쌀 대신 사용한다. 습담(濕痰)이 많은 경우와 위장에 열이 많은 경우, 변비가 심한 경우에는 피하는 것이 좋다.

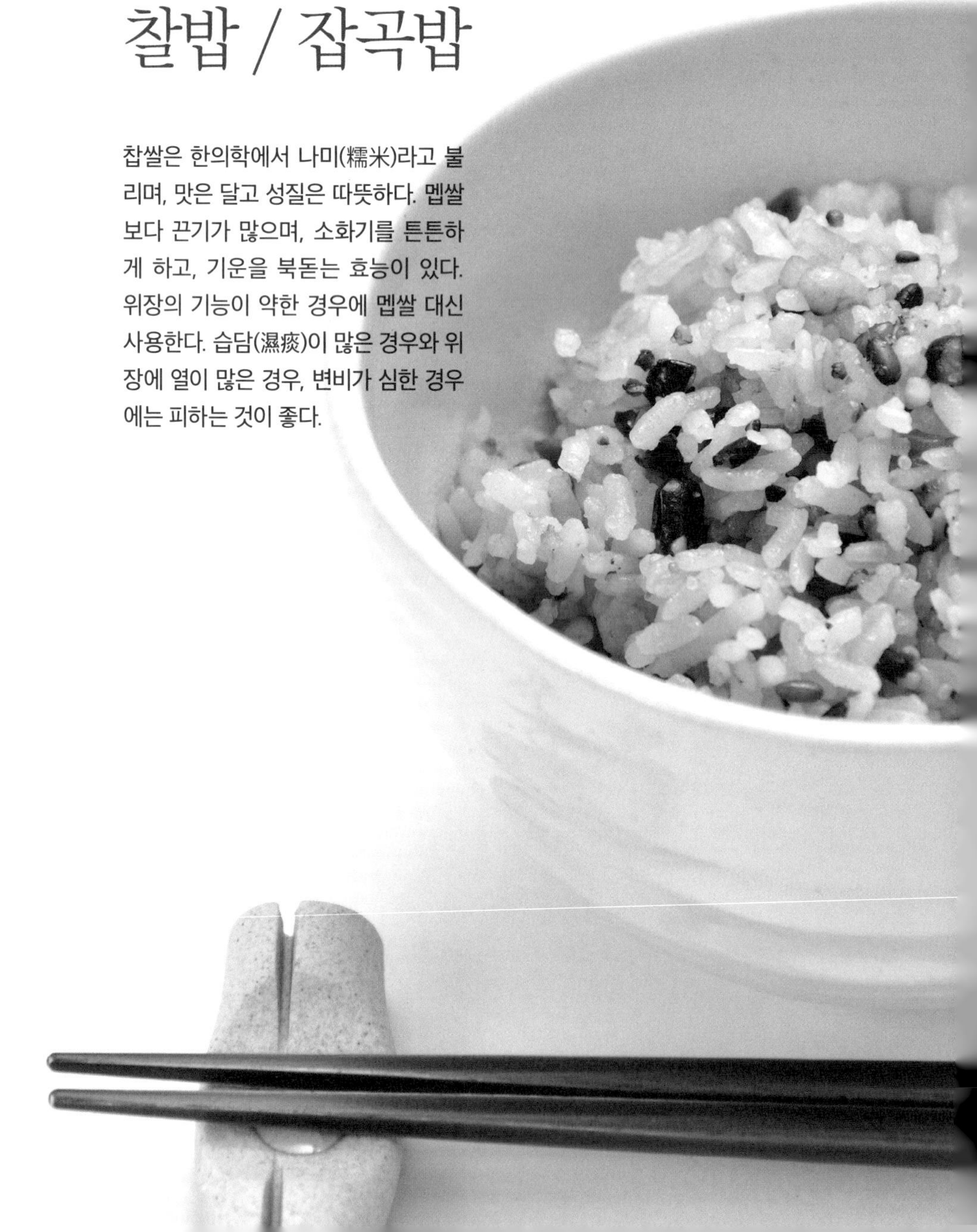

만·들·기

재료: 찹쌀 3컵, 팥 ½컵, 밤 100g , 대추 50g, 소금 1T

❶ 찹쌀은 씻어 물에 3시간 이상 불린다.

❷ 팥은 깨끗이 씻어 삶아 첫 물은 버리고 두 번째 물은 넉넉히 부어 끓기 시작하면 중불로 줄여 터지지 않을 정도로 삶는다.

❸ 삶은 물은 소금으로 간을 맞춰둔다.

❹ 밤은 3등분하고, 대추는 돌려 깎아 채로 썬다.

❺ 찹쌀과 팥, 대추, 밤을 고루 섞어 찜통에 찐다.

❻ 10분 후 팥물을 끼얹으면서 골고루 섞어 찌다가 5분 후 다시 팥물을 끼얹고 섞어 고슬고슬하게 찐다.

효능·효과

찰밥은 따뜻한 성질이 있어 위벽을 자극하지 않아 만성위염, 위궤양 등의 위장 질환에 좋다. 불면증 해소, 체력 회복, 모유 대용에 효과적이고 찰밥을 지을 때 대추와 밤을 넣어 만들면 찹쌀에 부족하기 쉬운 칼슘과 철분을 보완해 주어 균형 있게 섭취할 수 있다.

Recipe #3
소음인에게 좋은
면역 밥상 레시피

고추전

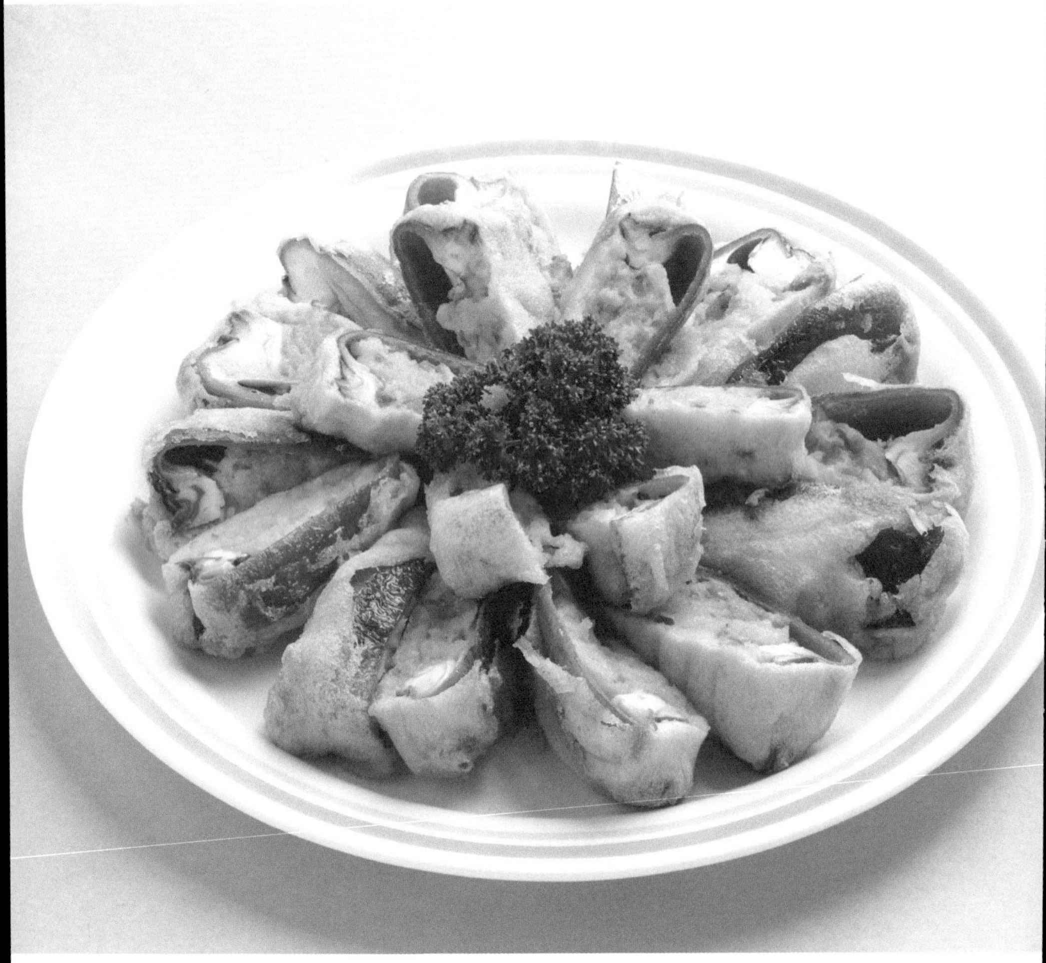

만·들·기

주재료: 오이고추, 계란, 찹쌀가루, 올리브유
속 재료: 물기를 제거한 두부(다진 소고기), 다진 당근, 다진 양파, 쫑쫑 썬 실파, 소금 약간

❶ 고추는 반을 갈라 씨를 빼고 찹쌀가루를 바른다.

❷ 속 재료를 모두를 섞어 고추 속을 채운다.

❸ 찹쌀가루를 바르고 계란을 입혀 지져낸다.

효능·효과

고추에 함유되어 있는 캡사이신은 위액 분비를 촉진해 단백질의 소화를 돕고 신진대사를 활발하게 한다.
비타민A와 비타민C가 다량 함유되어 있어 더위 예방 효과가 높고, 살균 작용이 있어 식중독을 예방해 주기도 한다.

Recipe #4
소음인에게 좋은
면역 밥상 레시피

옥수수알 애호박전

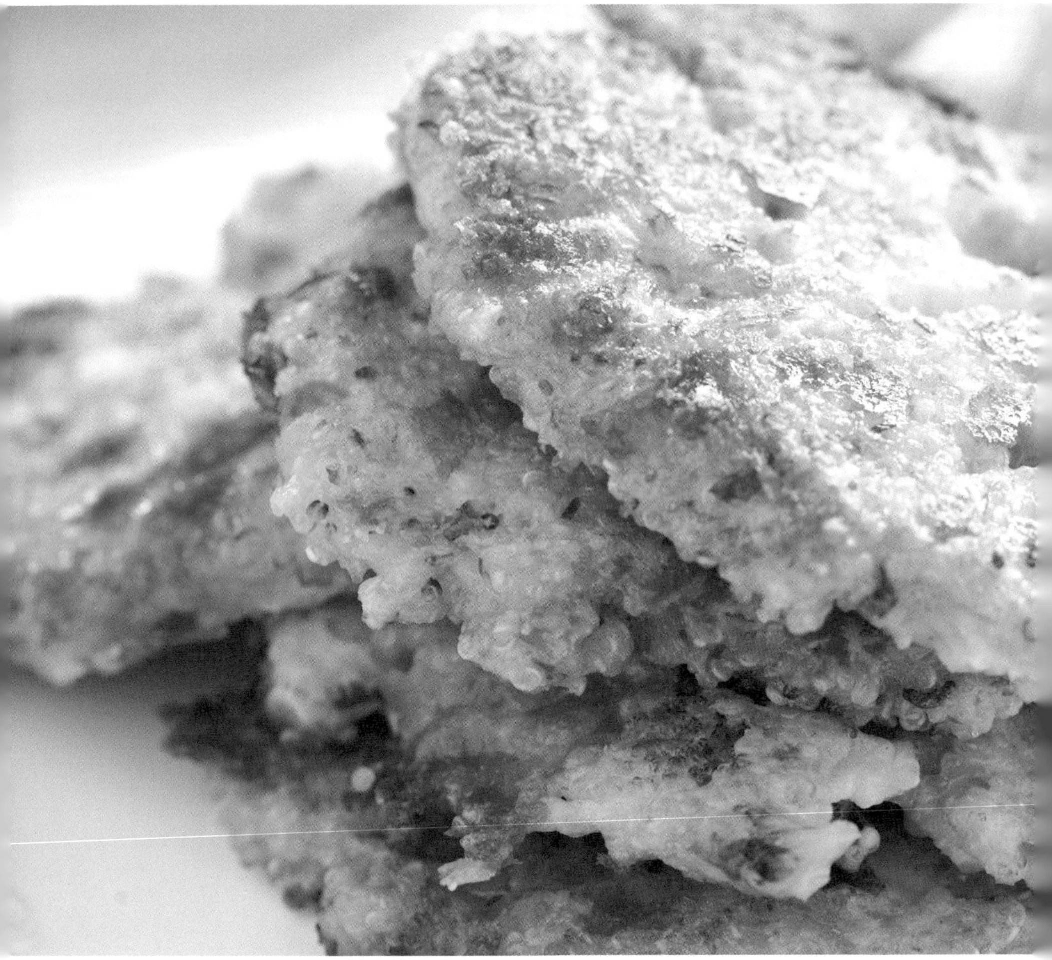

만·들·기

재료: 옥수수 2개, 애호박 1개, 양파 ½개, 다진 마늘 조금, 송송 썬 파 조금, 소금 약간

양념장: 간장 2T, 참기름, 깨소금, 식초 약간

❶ 옥수수는 알을 분리해 믹서기에 살살 간다.

❷ 애호박, 양파는 채 썰어 걸쭉하게 반죽한 밀가루에 재료를 잘 섞어 준다.

❸ ❷에 다진 마늘, 송송 썬 파, 소금 약간을 넣어 간을 맞춘다.

❹ 팬에 기름을 두르고 노릇하게 지져낸다.

❺ 간장을 함께 낸다.

효능·효과

옥수수는 배아 부분에 영양이 풍부해 손으로 한 알 한 알 떼어 먹는 게 좋다. 변비를 예방하는 식이섬유와 콜레스테롤 수치를 내려주는 효과가 있는 리놀산, 각기를 예방하는 비타민B1이 있고, 비타민B2는 노란색을 띄고 있는 결정체로 결핍 시 구각염, 구순염, 설염, 안구건조증, 안구 충혈, 빈혈 등 에 걸리기 쉽다. 옥수수 수염차를 마시면 이뇨 작용이 활발해져 붓기를 빠지게 하는 효과도 있다.

Recipe #5
소음인에게 좋은
면역 밥상 레시피

깻잎순나물

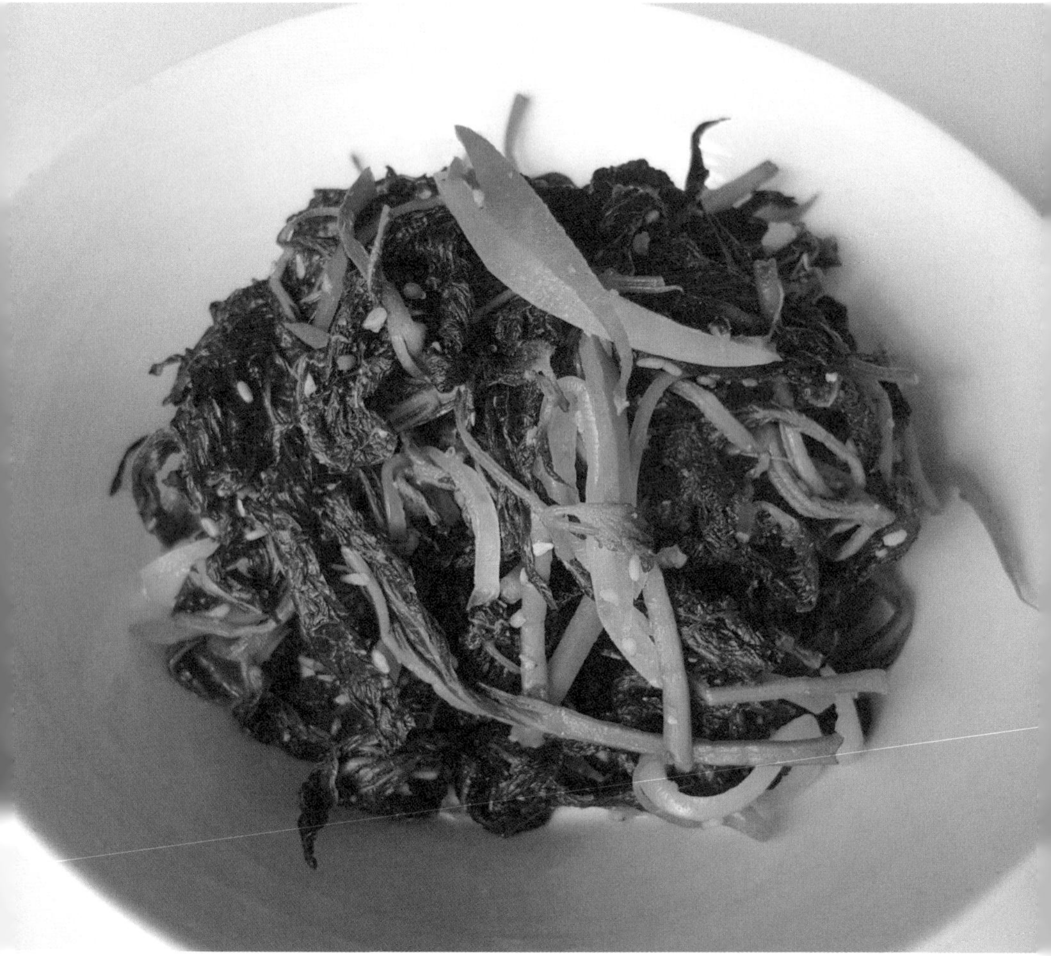

만·들·기

재료: 깻잎순, 양파, 당근
양념: 집 간장 1T, 다진 마늘 1T, 들기름 1T, 참깨 1T

❶ 깻잎순은 끓는 물에 소금을 약간 넣고 살짝 데친 다음 찬물에 헹구어 물기를 짜서 준비한다.
❷ 양파와 당근은 얇게 채로 썬다.
❸ 갖은 양념을 섞어 버무린 후 참깨를 뿌린다.

효능·효과

깻잎에는 식중독 예방에 효과적인 페릴 키톤 성분이 들어 있어 항균 작용을 하며 비타민A, 비타민C, 철분이 풍부해 피부 미용에 좋고 빈혈 예방에 도움이 된다.
파이톨 성분은 병원성 균, 병원성 대장균 등을 제거하는 기능이 있으며 암세포만을 골라 없애주는 항암 효과도 있다.

양파장아찌

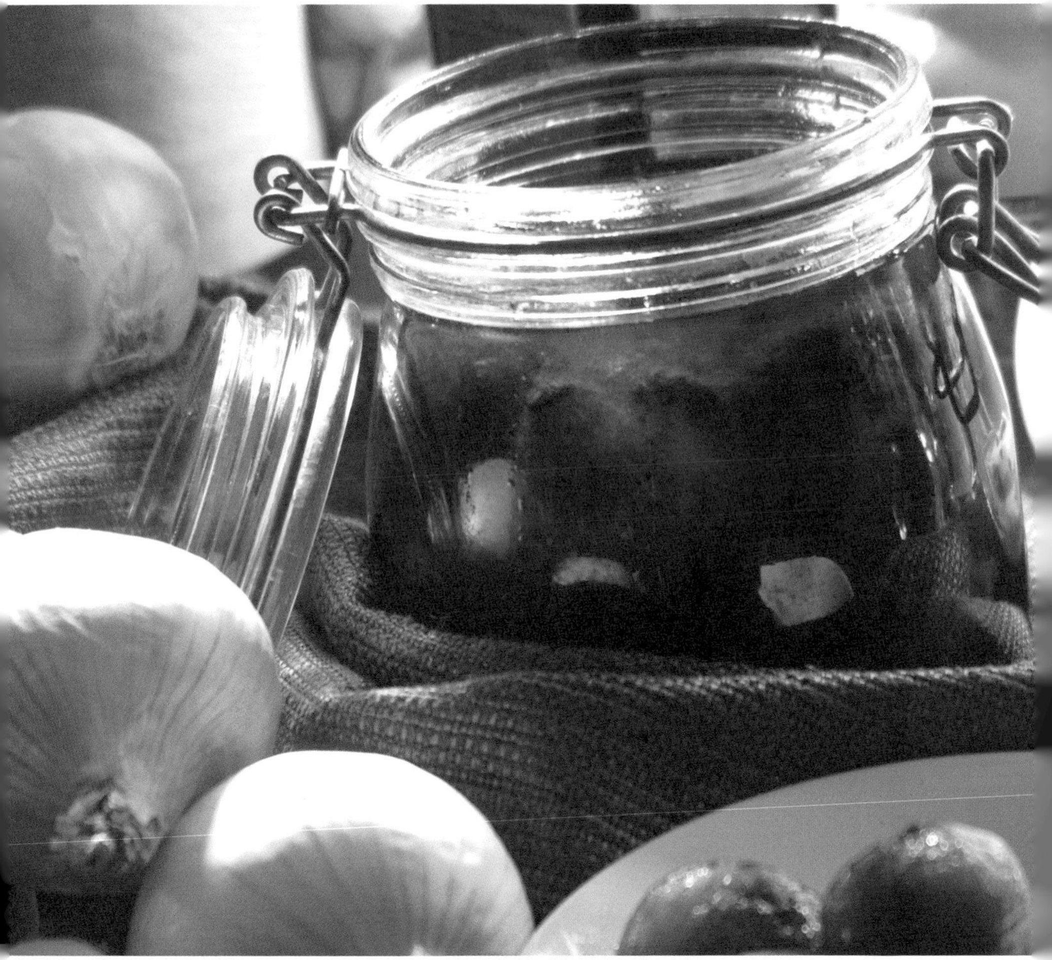

만·들·기

재료: 양파, 멸치액젓 0.2, 간장 0.8, 식초 1, 매실액 1, 물 1

❶ 재료에 다시마 두 조각을 넣고 한소끔 끓여준다.

❷ 식초는 마지막에 혼합해 주면 된다.

❸ 양파는 작은 것은 2등분, 큰 것은 4등분하여 김치통에 눌러 담는다.

❹ ❸에 ❷를 붓고 청양고추는 3등분하여 넣는다.

❺ 2~3일 두었다가 먹는다.

❻ 끓은 육수를 ❸에 바로 부으면 다음 날 바로 먹을 수 있다.

효능·효과

양파는 지방질이 적고 채소로서는 단백질이 많은 편으로, 신경의 진정 작용을 하는 칼슘이 풍부하고 철분도 많다. 양파의 매운 성분인 황화아릴은 강한 항균 작용도 한다. 황화아릴은 몸 안으로 들어와 알리신으로 변하는데 알리신은 혈관벽의 콜레스테롤을 분해해 동맥경화를 예방한다. 양파 껍질 부분에 있는 폴리페놀 성분의 일종인 케르세틴이 혈전을 녹이고 뭉쳐 있는 혈액을 풀어주는 효능도 있다.

Recipe #7
소음인에게 좋은
면역 밥상 레시피

해파리겨자채무침

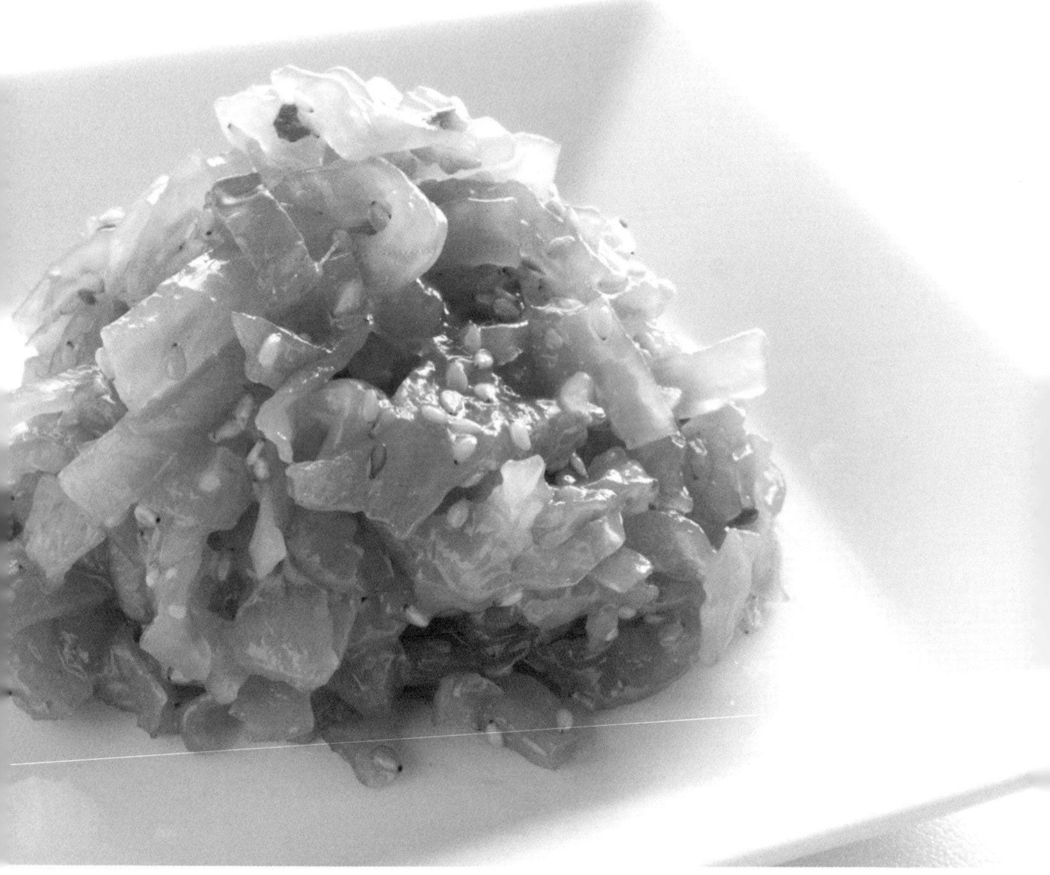

만·들·기

재료: 해파리 300g, 제육 150g, 빨간 파프리카, 노란 파프리카, 양파, 다진 마늘
양념: 겨자, 식초, 간장, 갈색 설탕

❶ 염장해파리는 하루 동안 물에 담가 소금기를 빼고 깨끗하게 씻는다.

❷ 오이, 제육, 파프리카, 양파는 길이 5cm 정도로 썰어놓는다.

❸ 제육은 간장, 후추, 참기름 다진 마늘을 넣고 볶아준다.

❹ 겨자 가루에 뜨거운 물을 부어 갠다.

❺ 마늘, 간장, 식초, 갈색설탕을 넣어 겨자 초장을 만든다.

❻ 준비한 재료와 섞는다.

효능·효과

해파리는 가래를 삭히는 기능이 있어 폐질환에 좋다고 한다. 젤라틴이 다량 함유되어 있어 신체 건강을 지탱하고 유지시키는 역할을 한다. 뮤신은 콘드로이틴이란 물질로 이루어져 콜레스테롤을 떨어뜨린다.

Recipe #8
소음인에게 좋은
면역 밥상 레시피

청포묵 쑥갓무침

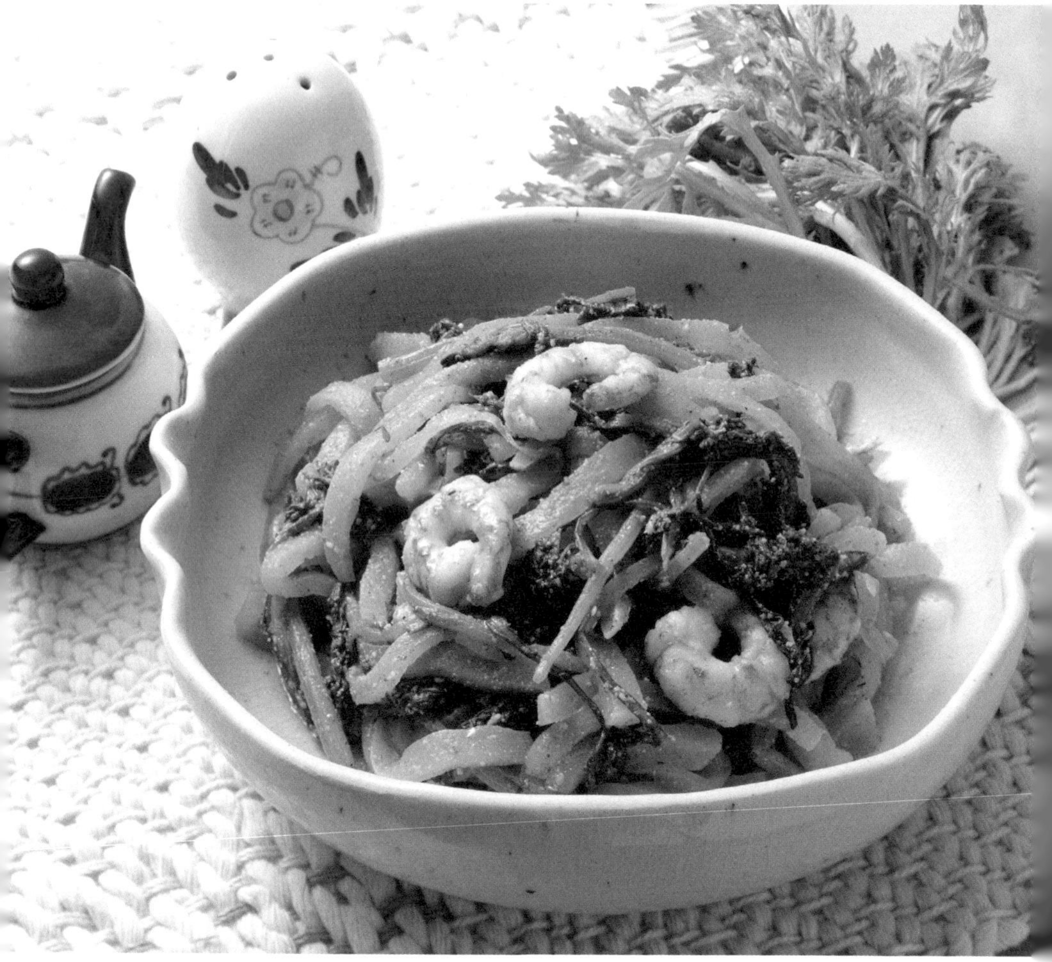

만·들·기

재료: 청포묵 가루 200g, 물 8컵, 소금 2T, 참기름 1T, 쑥갓, 오이

❶ 찬물에 청포묵 가루를 풀어준다.

❷ 처음부터 센 불에서 나무 주걱으로 계속 저어준다.

❸ 순간 바닥이 눌어 붙기 때문에 계속 저어줘야 한다.

❹ 점점 투명해지면 소금, 참기름을 넣고 농도를 확인한다.

❺ 농도는 주걱으로 떠 올려 떨어뜨렸을 때 흘러내리지 않고 방울방울 떨어져야 한다.

❻ 불을 끄고 식기 전에 바닥이 넓은 틀에 부어 고르게 굳힌다.

❼ 쑥갓이나 오이, 김을 넣고 소금, 참기름으로 간을 한다.

효능·효과

녹두에는 필수 아미노산인 메티오닌이 함유되어 있는데, 메티오닌은 남성들의 탈모방지에 좋으며 간에 쌓인 지방을 분해하여 에너지로 전환시키는 일을 한다. 어린이 성장 발육에 좋은 류신, 라이신, 발린 등 필수아미노산 함량이 풍부하다. 메티오닌은 검은콩, 렌틸콩, 단백질의 보고 육류와 아미노산과 단백질을 위한 최고의 식품 동충하초 금충초에 많이 함유되어 있다고 알려져 있다. 주로 음식으로 만들어 먹는데 청포묵, 녹두나물, 녹두죽, 녹두 빈대떡, 녹두밥, 녹두죽, 녹두차 등 다양하다.

Recipe #9
소음인에게 좋은 면역 밥상 레시피

닭발볶음

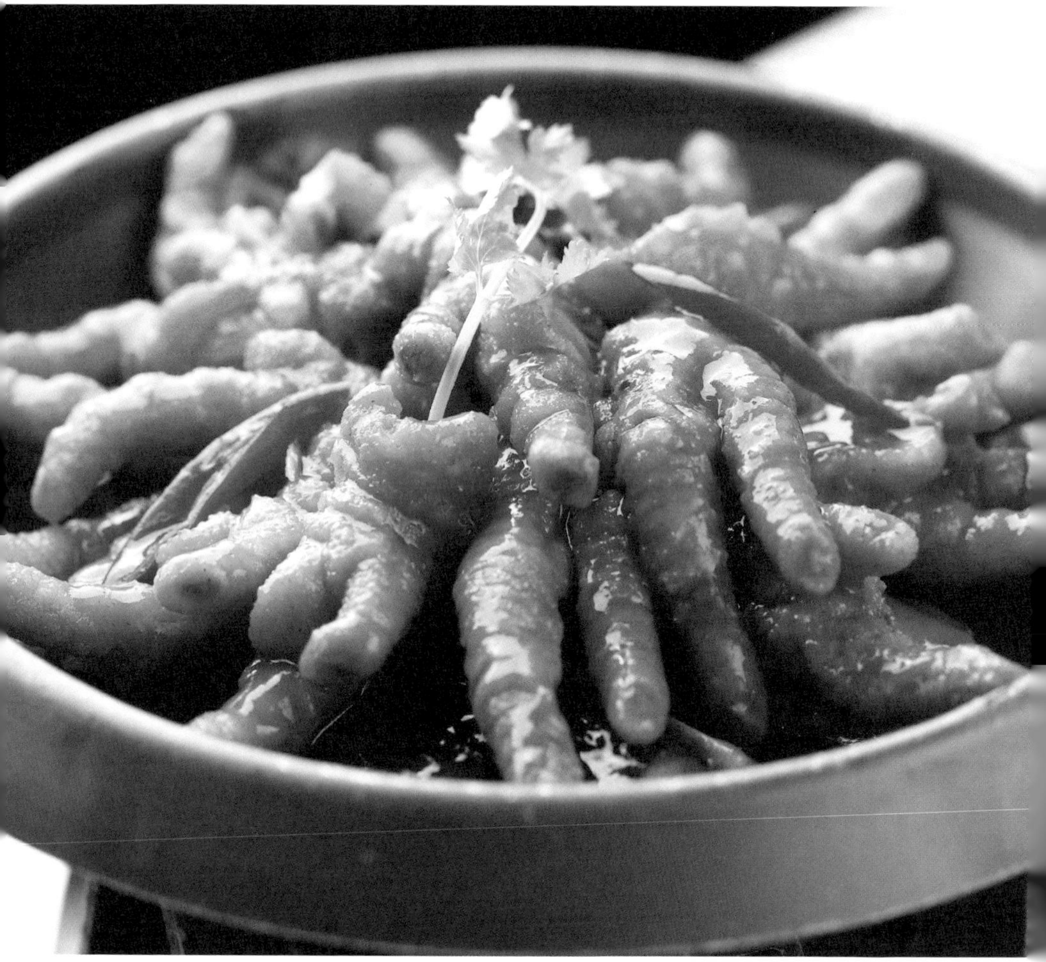

만·들·기

재료: 닭발, 올리브유, 청양고추, 파프리카, 당근, 대파, 새송이
양념장: 고추장 2T, 간장 2T, 매실 액기스 2T, 올리고당 약간, 청주 1T, 다진 마늘 1T, 참기름 0.5T, 후추 약간

❶ 깨끗이 씻은 닭발을 펄펄 끓는 물에 넣고 약 5분간 삶는다.
❷ 삶은 닭발을 찬물에 바락바락 헹궈 불순물을 깨끗이 씻어 물기를 뺀다.
❸ 닭발볶음 양념장을 만든다.
❹ 기름을 두르고 마늘을 볶다가 닭발을 볶는다.
❺ 양념장을 넣고 물 반 컵을 붓고 준비한 야채를 넣어 양념이 걸쭉해질 때까지 살살 볶는다.
❻ 잘게 다진 청양고추, 깨소금, 참기름을 넣고 마무리한다.
❼ 쑥갓이나 오이, 김을 넣고 소금, 참기름으로 간을 한다.

효능·효과

닭발이 가지고 있는 영양 성분에는 피부나 관절을 구성하는 콜라겐이나 콘드로이친 성분이 다량 함유되어 있어 신경통, 관절염에 좋은 음식이다. DHA, EPA 등 어린이 두뇌 개발과 성장 발육에 도움이 되고 키틴과 키토산은 지혈 작용과 면역력 증진에 도움을 준다.

소양인에게 좋은 면역 밥상 레시피

소양인은 체질적으로 열이 많고 성질이 급하다. 특히 비위에 열이 많기 때문에 꿀이나 인삼 같은 열이 많은 음식은 피하는 것이 좋다. 차는 성질이 차가운 녹차에 감식초를 섞어서 마시면 좋다.

소양인 음식: 돼지보쌈, 오리불고기, 오리백숙

체질차: 산수유차, 구기자차, 결명자차

육류: 돼지고기, 오리고기

해산물: 복어, 잉어, 해삼, 멍게, 게, 새우, 조개

야채: 배추, 오이, 상추, 호박, 우엉, 가지

과일: 딸기, 수박, 참외, 바나나, 파인애플, 메론

곡류: 보리, 팥, 녹두

레시피 목록

Recipe #10
소양인에게 좋은
면역 밥상 레시피

도라지 미나리 초무침

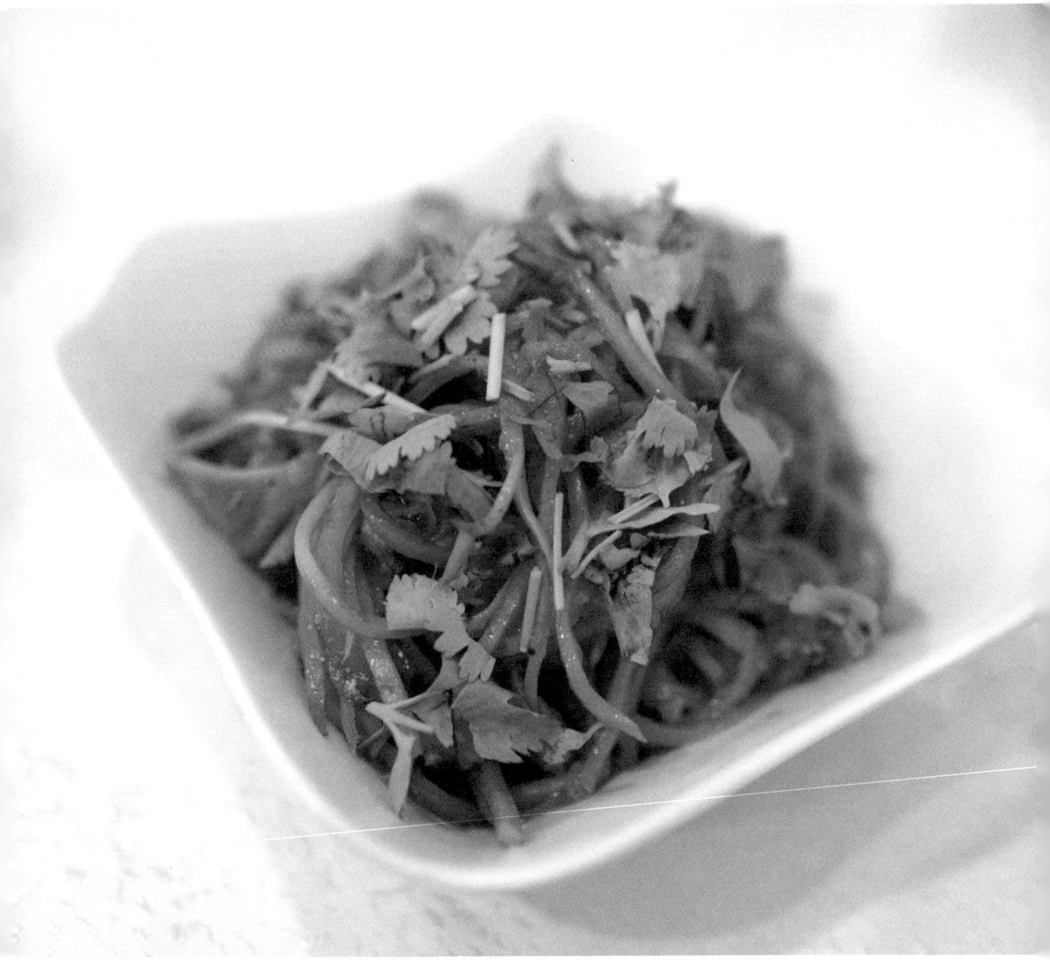

만·들·기

재료: 도라지 200g, 미나리 100g, 오이 ½개, 당근 ⅓개, 양파 ⅓개, 송송 썬 실파
양념: 고추장 2T, 식초 2T, 고춧가루 약간, 매실액 2T, 다진 마늘, 참기름, 깨소금

❶ 도라지는 굵은 소금을 넣고 팍팍 치대어 준다.

❷ 미나리, 당근, 오이, 양파는 5cm로 썰어놓는다.

❸ 초장을 만들어 재료를 넣고 살살 버무린다.

❹ 참기름, 깨소금으로 마무리한다.

효능·효과

길경이라고 하는 도라지는 기침, 감기, 천식 등 폐 질환에 특효가 있는 약초이다. 폐에 기를 통하게 하고 가래를 삭이며 화농이 되어 생긴 고름을 잘 빠지게 하는 효능이 있다. 편도선이 붓고 아픈 편도선염이나, 인후염 치료약에는 거의 빠지지 않고, 도라지와 감초를 달인 갈경탕이 더욱 효과적이다.

Recipe #11
소양인에게 좋은
면역 밥상 레시피

파프리카 스틱

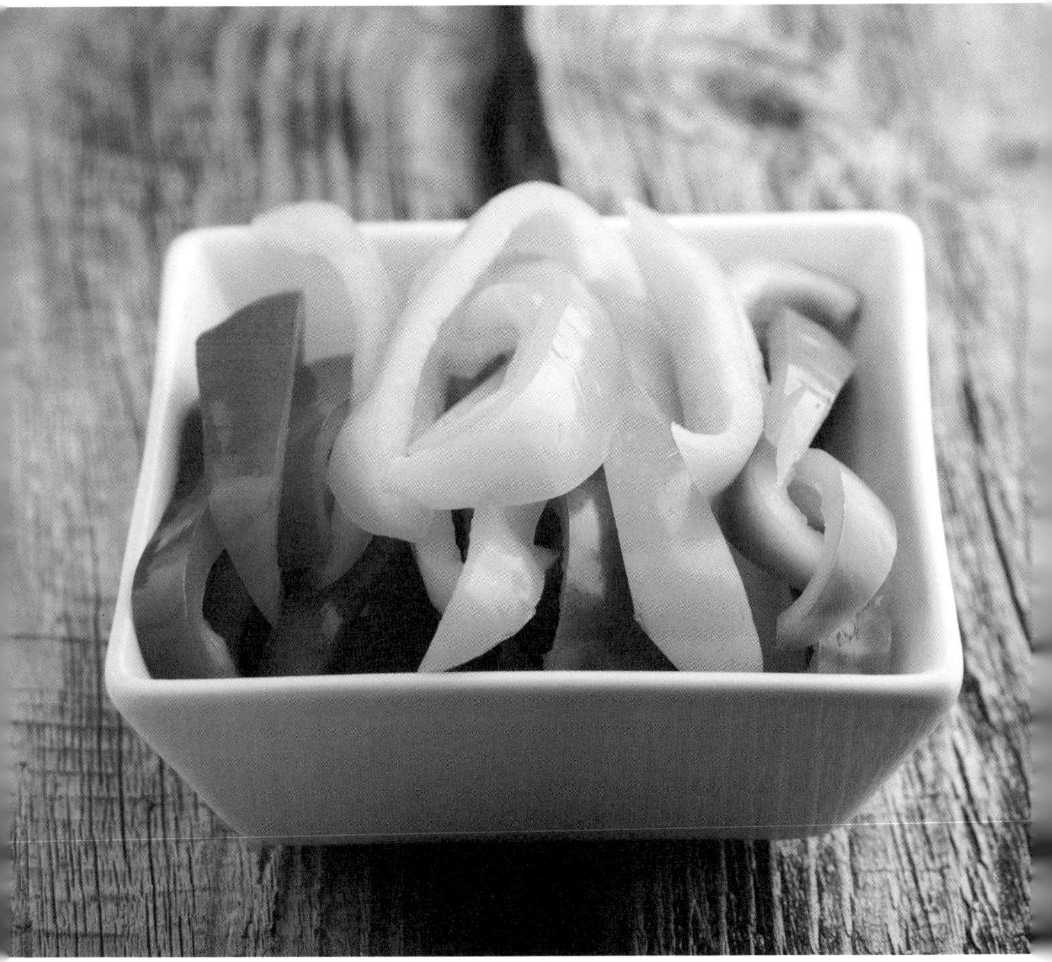

만·들·기

재료: 파프리카

❶ 무르지 않고 선명하고 단단한 것으로 고른다.

❷ 파프리카는 피망보다 외형적으로 1.5~2배 가량 크고 육질이 피망에 비해 단단하며 정육면체에 가깝고 단맛이 난다.

❸ 콩이나 두부 등과 함께 조리하면 부족하기 쉬운 단백질과 지방을 보충할 수 있다.

효능·효과

파프리카의 100g당 비타민C 함량은 375mg으로 피망의 2배, 딸기의 4배, 시금치의 5배 가량이다. 생으로 먹어도 좋지만 지용성인 비타민A의 영양 흡수를 위해 기름에 볶아 먹는 것도 효과적이다.

빨간 파프리카는 칼슘과 인이 풍부해서 골다공증 예방에 좋다. 비타민A, 베타카로틴, 리코핀 성분이 함유되어 있어 항암 작용, 면역력 강화, 동맥경화 예방에 좋다.

노란 파프리카는 스트레스 해소, 생체 리듬 유지에 좋다.

주황 파프리카는 피부 미용, 감기 예방 효과가 있다.

초록 파프리카는 철분이 풍부하여 빈혈 예방에 효과가 있다.

Recipe #12
소양인에게 좋은
면역 밥상 레시피

우엉조림

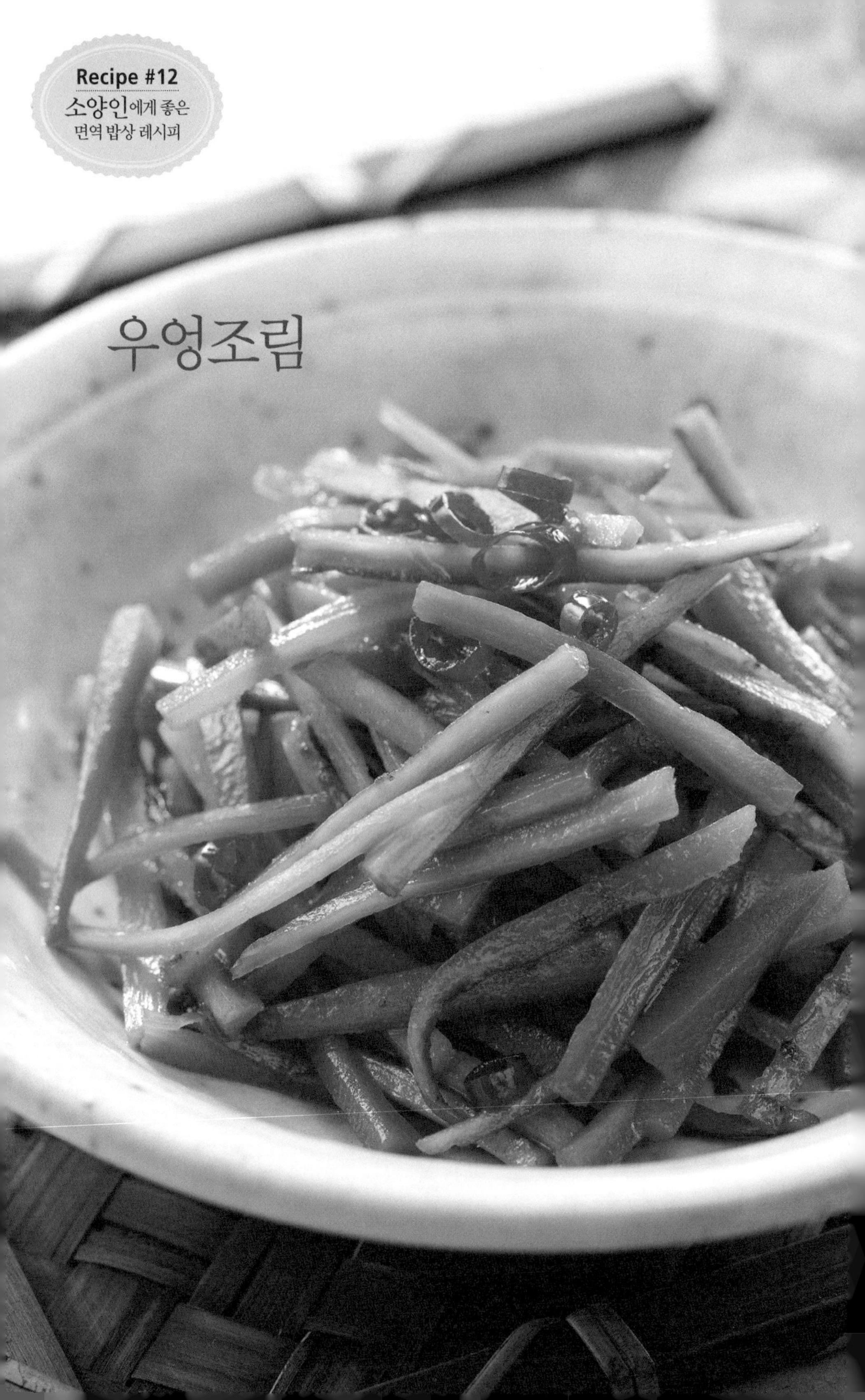

만·들·기

재료: 우엉 2대, 다시마 육수 1컵, 식초, 간장 3T, 조청 2T, 올리브유, 참기름, 깨

❶ 우엉 껍질은 벗기지 않은 것으로 준비한 후 감자필러로 껍질은 직접 제거한다.

tip 도라지, 연근은 통으로 구입하여 껍질을 직접 제거하고 사용하여야 건강에 유익하다. 표백제가 들어가 있는 경우가 있다.

❷ 얇게 썰어 식초를 넣은 물에 담가둔다.

❸ 올리브유를 두르고 볶은 다음 간장, 물, 조청 2T를 넣어 졸여준다.

❹ 어느 정도 색이 나면 약한 불에 남은 조청을 넣고 졸여준다.

❺ 색이 진해지면 참기름, 깨를 넣어준다.

효능·효과

우방이라 불리는 우엉은 국화과에 속하는 알칼리성 식품이다. 불용성 식이섬유 리그닌이 몸속에 들어가면 장내 물질을 흡착해 체외 배출을 도와 변비를 예방한다. 우엉에 풍부한 이눌린은 인슐린처럼 작용해 혈당을 떨어뜨린다. 우엉은 단백질을 구성하는 아미노산인 아르기닌 성분이 다량 함유되어 있고, 사포닌이 풍부해 항산화 작용 및 면역력 증진에 효과적이며 지방과 콜레스테롤을 분해해 배출을 도와준다. 사포닌의 폴리페놀은 우엉 껍질에 많이 함유되어 있어 껍질과 함께 섭취하면 좋다.

Recipe #13
소양인에게 좋은
면역 밥상 레시피

들깨 우엉탕

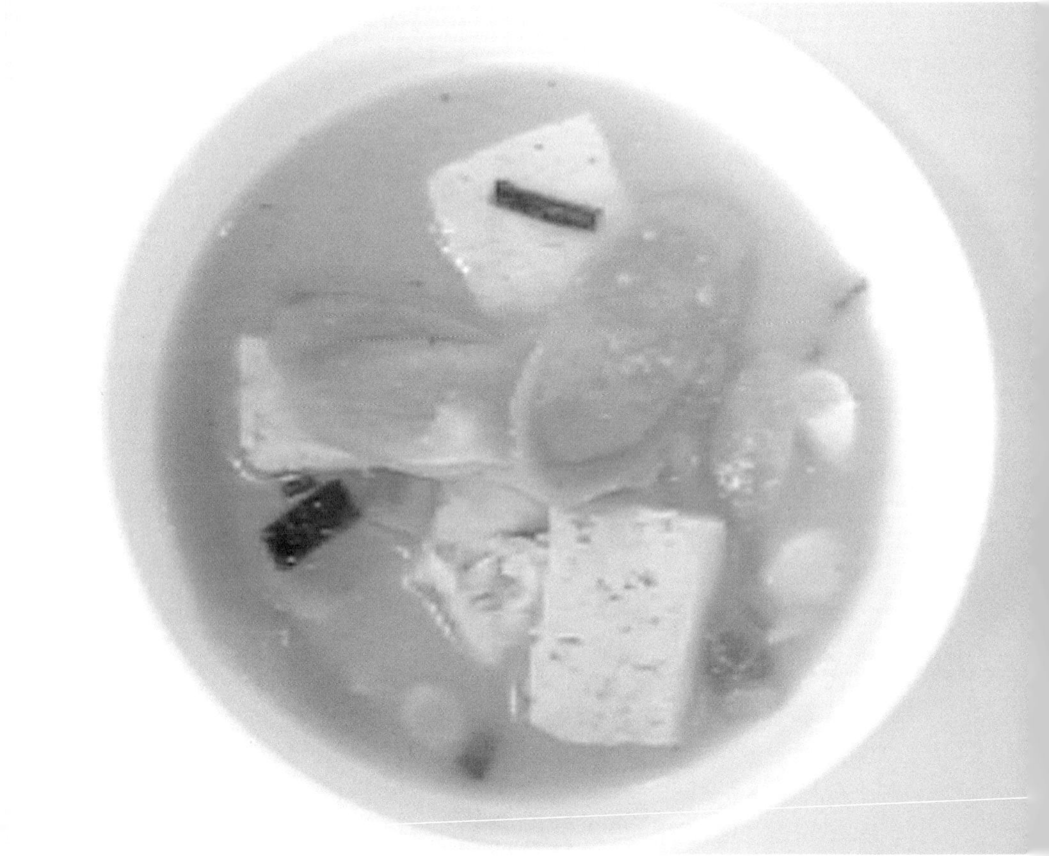

만·들·기

재료: 우엉 1개, 통 들깨 반 컵, 두부 ½모, 실파 한 줌
육수: 다시마, 멸치, 표고버섯

❶ 우엉은 껍질을 벗긴 다음 어슷하게 썰어준다.
❷ 육수에 우엉을 넣고 한소끔 끓여준다.
❸ 들깨는 물을 넣고 믹서에 곱게 간 다음 체에 걸러준다.
❹ 두부는 먹기 좋은 크기로 썬다.
❺ 국물이 끓으면 들깨즙을 넣고 소금간을 한다.
❻ 끓으면 송송 썬 실파를 넣는다.

효능·효과

들깨는 몸을 따뜻하게 하고 독이 없고 기침과 갈증을 그치게 하며 간을 윤택하게 만든다. 알카리성 식품으로 오메가3 지방산인 리놀렌산은 뇌의 신경기능을 촉진하는 효과가 있어 치매 예방, 학습 능력 향상, 병후 회복에 효과적이며 콜레스테롤 수치를 낮추어 혈관을 강화하며 동맥경화 예방에도 좋은 음식이다. 들기름은 산패가 참기름 보다 빠르다. 참기름과 들기름을 1 : 1로 섞어 사용하면 일정 기간 산패를 늦출 수 있다.

Recipe #14
소양인에게 좋은
면역 밥상 레시피

오이볶음

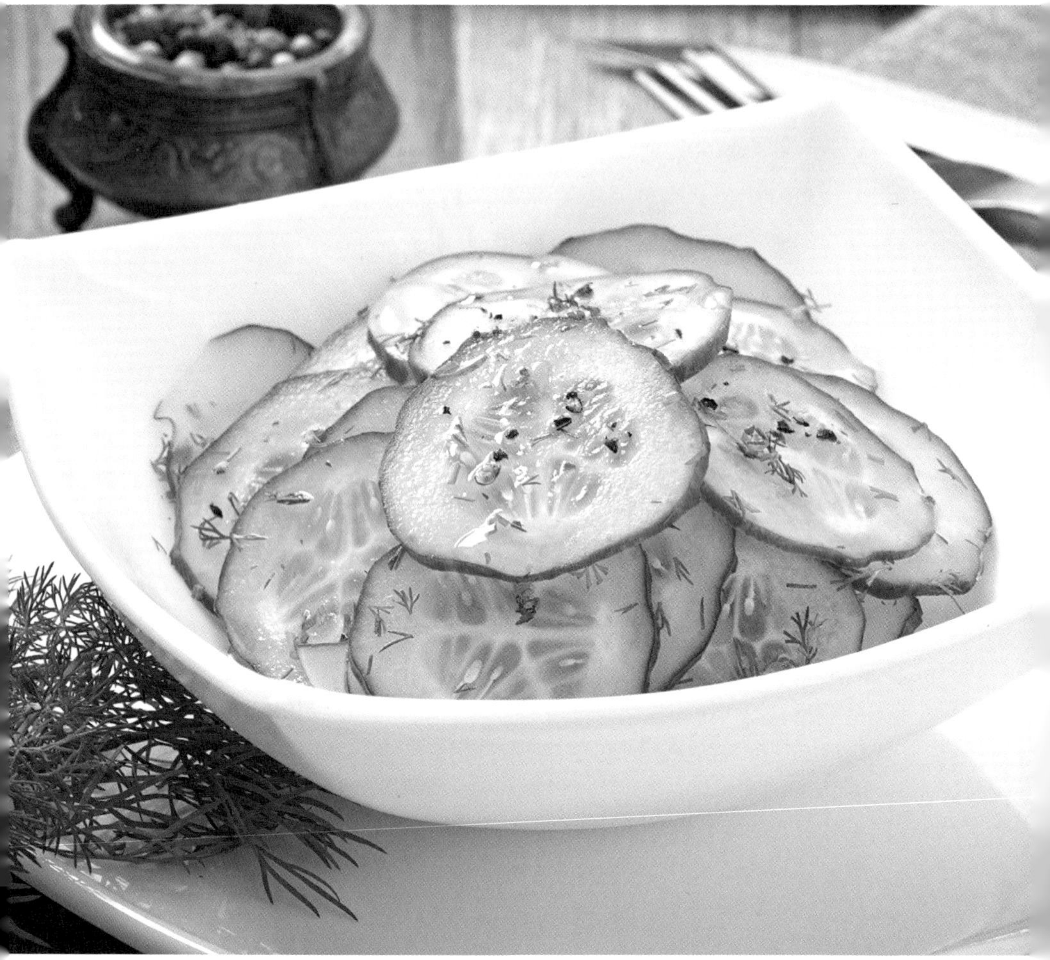

만·들·기

재료: 오이 2개, 굵은 소금, 올리브유, 참기름, 깨소금, 고명(당근, 파프리카, 파, 홍고추 등)

❶ 오이는 너무 두껍지 않게 동글게 썬다.

❷ 굵은 소금으로 절인 다음 살짝 씻어 물기를 꼭 짠다.

❸ 팬에 올리브유를 두르고 오이를 살짝 볶다 참기름, 깨소금으로 간한다.

효능·효과

이소크엘시트린 성분이 많아 이뇨 작용을 해 부기를 빼주는 효과가 있다. 오이는 비타민C를 파괴하는 아스코르비나아제 효소가 있어 열을 가하게 되면 파괴되기 때문에 익히거나 볶아 먹으면 비타민C의 손상을 막을수 있다.

호박, 당근, 오이, 가지 등 껍질에 많이 들어 있다. 꼭지 부분의 쓴맛은 열을 가하여 제거하고 먹는 것이 좋다.

Recipe #15
소양인에게 좋은
면역 밥상 레시피

가지볶음

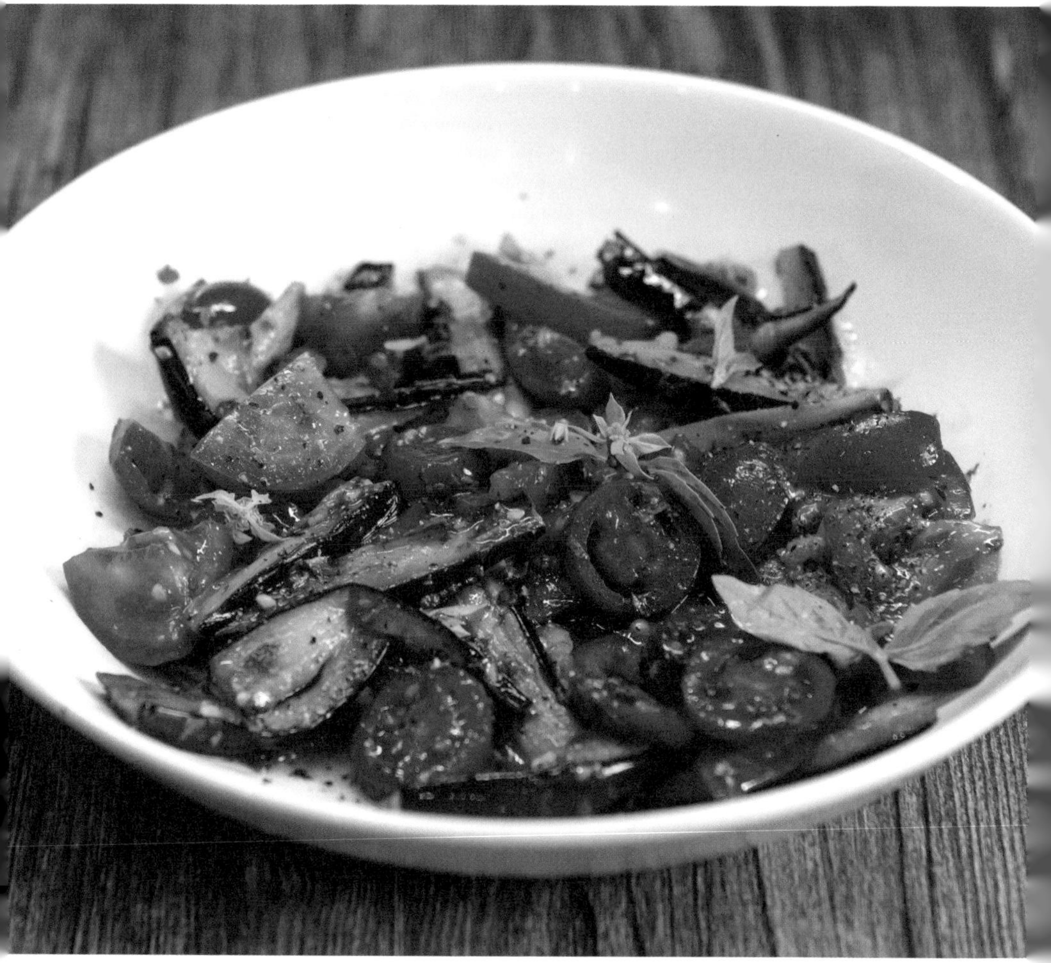

만·들·기

재료: 가지 2개, 방울토마토 15알, 파슬리 가루
양념: 올리브유 1t, 진간장 1T, 발사믹 식초 1T, 다진 마늘

❶ 가지와 방울토마토는 적당한 크기로 준비한다.

❷ 다진 마늘에 올리브유를 두르고 볶아준다.

❸ ❷에 가지와 방울토마토를 넣고 가지가 익을 정도로 볶는다.

❹ 간장으로 간을 하고 발사믹 식초를 함께 넣어 살짝 볶는다.

❺ 참기름, 깨를 넣고 간을 맞춘다.

❻ 파슬리를 뿌려준다.

효능·효과

가지는 피토케미컬, 안토시아닌과 폴리페놀 성분이 다량 함유된 채소로, 항산화 작용을 하기 때문에 암이 퍼지거나 생기는 것을 억제하는 효능을 가지고 있고, 혈관을 강하게 하여 고혈압이나 동맥경화 예방에 좋다. 찬 성질을 가지고 있어 열을 낮춰줘서 잇몸이나 구강염증에 좋다. 이뇨 작용을 도와주는 가지는 칼륨이 풍부하기 때문에 몸속 나트륨을 제거하며 몸이 붓는 것을 막아주는 효능을 가지고 있다.

Recipe #16
소양인에게 좋은
면역 밥상 레시피

죽순나물

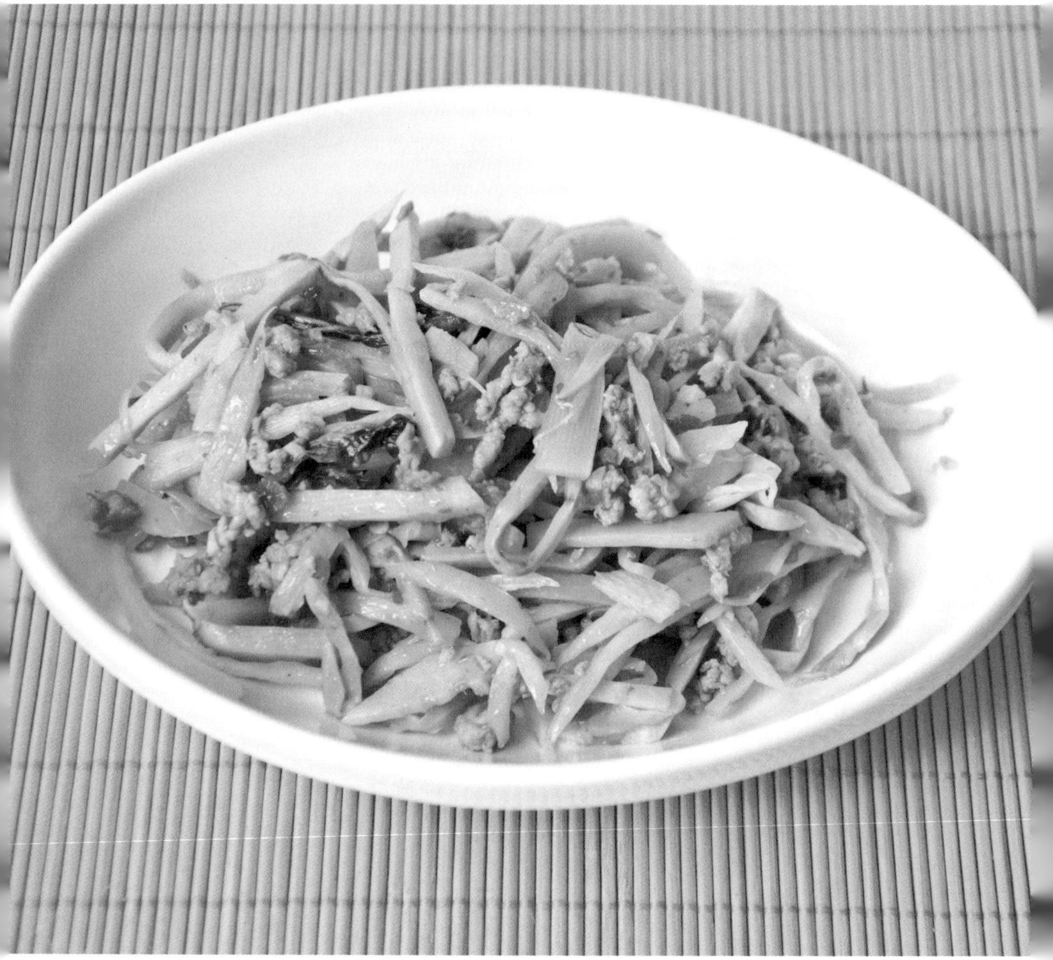

만·들·기

재료: 죽순 300g, 닭 가슴살 200g, 올리브유, 집 간장(소금), 다진 마늘, 참기름

❶ 닭 가슴살, 죽순은 소금, 마늘, 참기름으로 밑간을 해둔다.

❷ 올리브유를 두르고 닭 가슴살, 죽순을 따로 볶아 익힌다.

❸ 갖은 양념을 넣고 한 번 더 볶아준다.

❹ 죽순은 들기름, 들깨와 잘 어울리며 죽순들깨볶음, 들깨죽순국, 죽순 된장국 죽순장아찌, 죽순밥, 죽순초무침, 볶음밥 등 다양한 식재료로 이용이 가능하다.

효능·효과

죽순은 맛이 달고 찬 성질이기 때문에 번열과 갈증을 해소해 주고 원기 회복에 좋다. 죽순은 제호탕을 능가하는 효능을 가진 약재로 꼽을 정도이다. 고칼륨 음식으로 꼽히는 바나나의 2배, 양파보다는 3배가량이 많아 체내 나트륨 배출에 도움을 주어 고혈압을 예방하고 혈액순환에 도움을 줘 성인병 예방에도 효과가 있다.

Recipe #17
소양인에게 좋은
면역 밥상 레시피

십전대보탕 죽순장아찌

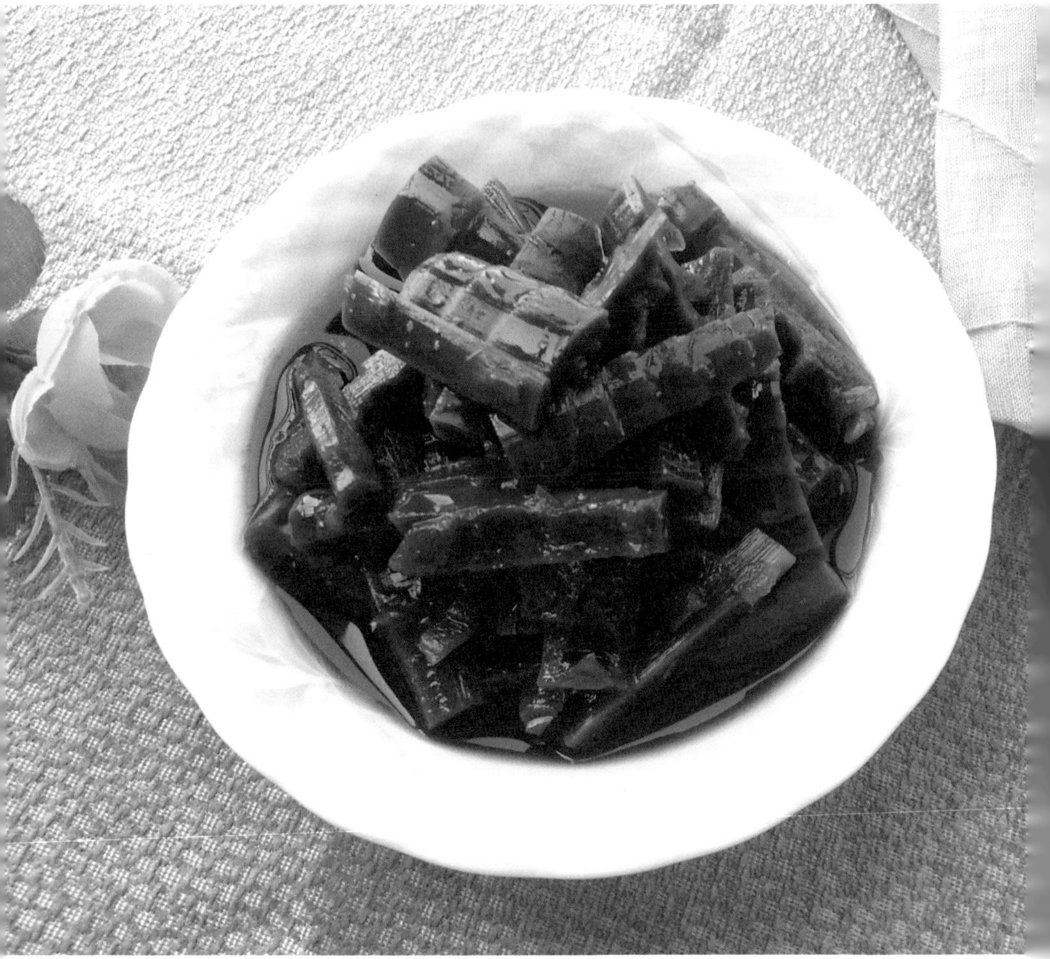

만·들·기

재료: 백복령 · 백출 · 인삼 · 숙지황 · 백작약 · 감초 · 황기 · 육계 · 천궁
(모두 더한 양: 300g 정도), 죽순 2kg

양념 비율: 간장 1 : 십전대보탕 육수 1 : 설탕 0.5 : 매실액 0.5 : 식초 0.5

❶ 약선 재료는 약한 불에 2시간 이상 끓인다.

❷ 냉동되어 있는 죽순은 끓는 물에 넣어 10분 이상 삶는다.

❸ 십전대보탕 육수에 설탕을 녹인다.

❹ 매실액을 넣고 한소끔 끓인다.

❺ 식초는 식성에 맞게 조절해 가며 넣는다.

❻ 김치통에 죽순을 켜켜이 넣고 육수를 붓는다.

❼ 눌림돌로 눌러 일주일 정도 숙성시킨 후 냉장 보관한다.

효능·효과

죽순은 5~6월에 맛을 볼 수 있다. 죽순은 냉동 보관하여 사계절 내내 먹을 수 있다. 냉동된 죽순은 생선처럼 실온 해동이나 냉장 해동을 절대 하면 안 된다. 해동 과정에서 수분이 빠져나와 질긴 섬유질만 남게 된다. 끓는 물에 냉동된 죽순을 곧바로 넣어 20분 이상 삶으면 처음처럼 부드러운 죽순 맛을 볼 수 있다.

Recipe #18
소양인에게 좋은
면역 밥상 레시피

숙주밤겨자채무침

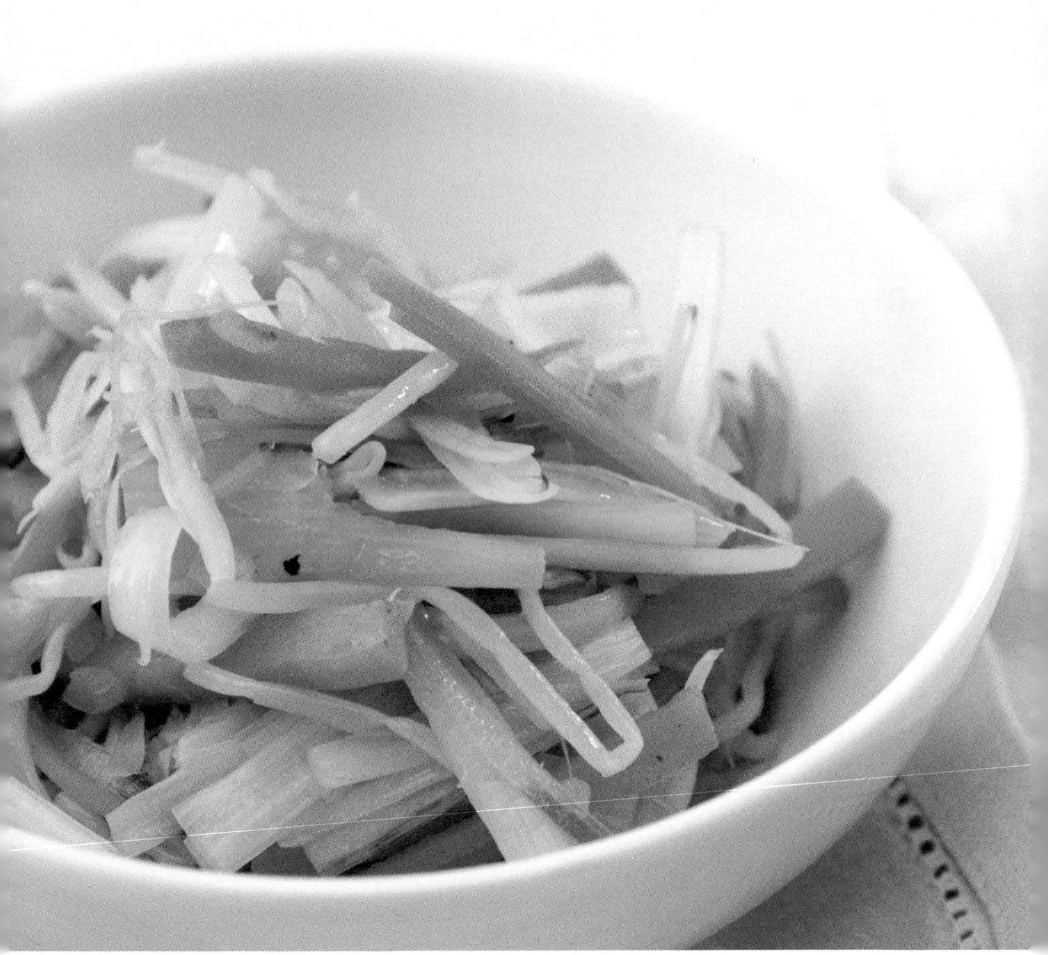

만·들·기

재료: 숙주 300g, 대파, 당근, 소금 약간
겨자소스: 겨자 ½T, 식초, 소금, 참기름, 깨

❶ 숙주는 살짝 삶아 찬물에 헹구어 물기를 뺀다.

❷ 숙주와 당근, 대파를 잘 배합한다.

❸ 겨자는 따뜻한 물에 개어 전자레인지에 30초 정도 돌린다.

❹ 겨자를 식초에 개어 ❷를 버무리고 소금으로 간을 하고 참기름, 깨 등 양념을 한다.

효능·효과

숙주는 비타민B6 성분이 풍부하게 들어 있어 간을 해독시켜 주고 알코올로 인한 숙취 해소, 농약이나 약물 중독 치료, 중금속과 같은 독을 배출하는 데 효과가 있다. 숙주 150g 정도면 하루 필요한 비타민B6가 충분하다.

Recipe #19
소양인에게 좋은
면역 밥상 레시피

꼬시래기 초무침

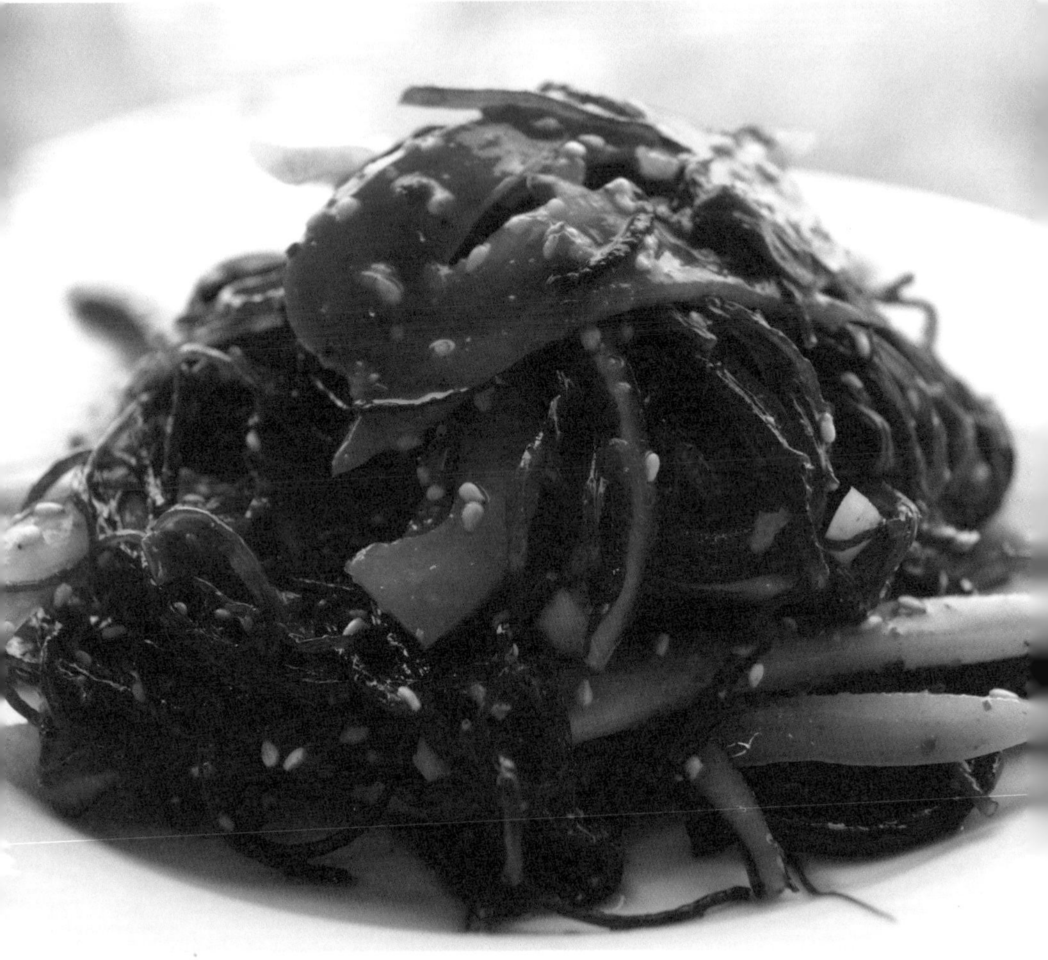

만·들·기

재료: 꼬시래기 300g, 당근, 오이, 파프리카, 양파, 참깨
초장: 고추장, 식초, 매실액, 다진 마늘

❶ 꼬시래기는 소금기를 잘 씻어내고 끓는 물에 데친 다음 찬물에 헹군다.

❷ 오이, 파프리카, 당근, 양파 등을 채 썰어 넣는다.

❸ 준비한 재료를 초장과 함께 버무린다.

tip 볶음 요리: 꼬시래기와 양파, 당근은 채 썰어 함께 넣어 볶는다.
굴소스로 간을 하고, 매실액, 다진 마늘을 적당히 넣어 볶는다.

효능·효과

바다에서 나오는 국수라고 불린다. 몸체는 적갈색을 띠고 있으며 끈처럼 길고 아무렇게나 가지를 쳐나가며 자라는 해조류이다. 식이섬유, 칼륨이 풍부해 장 운동을 활발하게 해주며 고혈압이나 고지혈증을 예방하는 효능을 가지고 있다고 한다. 알긴산 성분, 타우린이 풍부하다.

Recipe #20
소양인에게 좋은 면역 밥상 레시피

영양부추 샐러드

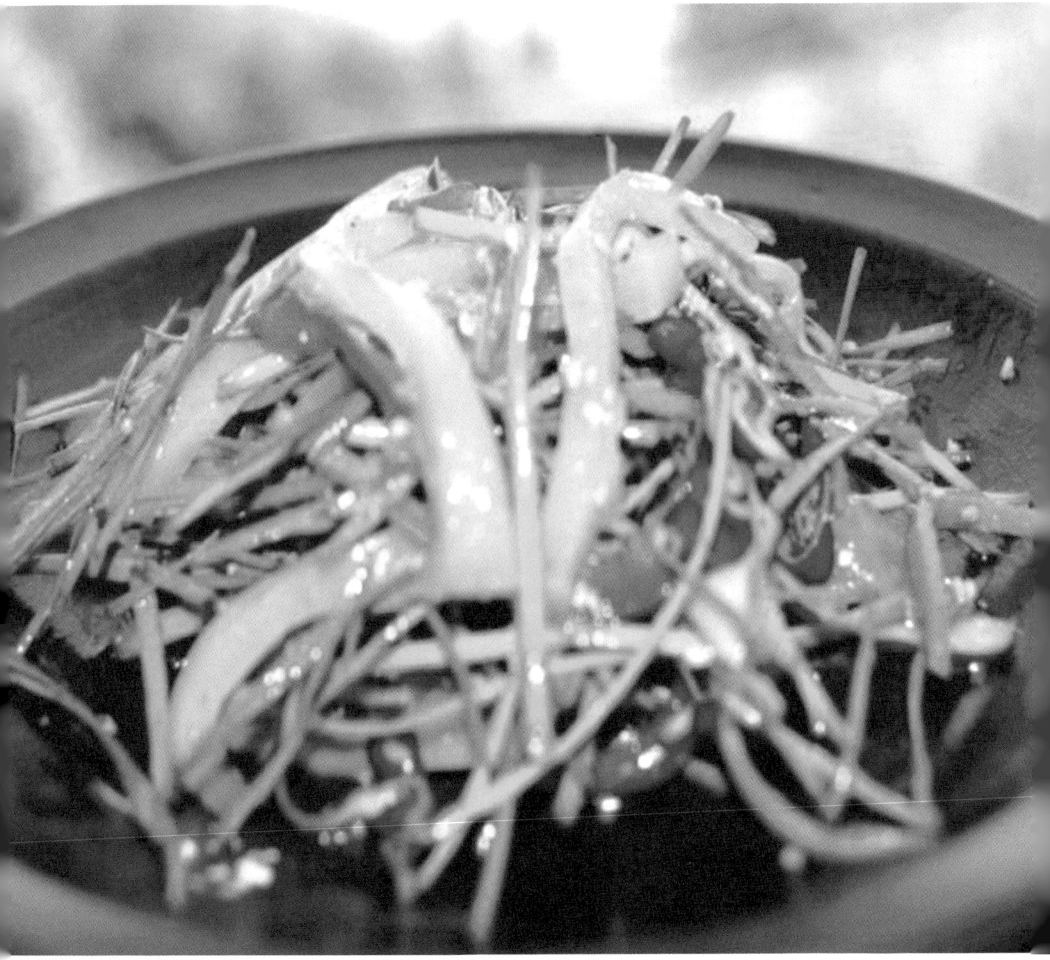

만·들·기

재료: 영양부추, 적양배추, 당근
간장소스: 간장, 식초, 설탕, 올리브유를 1 : 1 : 1 : 1 비율로 만들어 사용한다.

❶ 갖은 야채는 채를 썬다.

❷ 간장 소스는 설탕에 간장, 식초를 붓고 잘 섞어 녹여준 다음 올리브유를 넣는다.

❸ 설탕 대신 매실액이나 꿀로 대체할 수 있다.

❹ 영양부추는 매운맛 성분이 강해서 양배추 양을 넉넉히 넣어준다.

효능·효과

부추 특유의 향을 만들어 내는 황화아릴 성분이 비타민B1 유도체를 만들어 내 체내의 체류 시간이 길어지도록 만들기 때문에 부추를 섭취하는 것은 마치 비타민제를 먹는 것과 같다고 하며, 식욕 증진 및 소화 촉진에도 효능이 있다. 부추는 면역세포를 활성화시켜 암 예방에 도움이 되는 것으로 보고되고 있다. 특히 암의 경우 된장과 함께 섭취하면 부추의 항암 효과가 배가되는 것으로 알려져 있다. 예로부터 부추는 혈액 순환을 좋게 하여 냉증이나 냉방병을 예방하고 찬 체질이나 양기가 약하여 추위를 많이 타는 사람에게 특히 좋다.

Recipe #21
소양인에게 좋은
면역 밥상 레시피

미역 오이 냉국

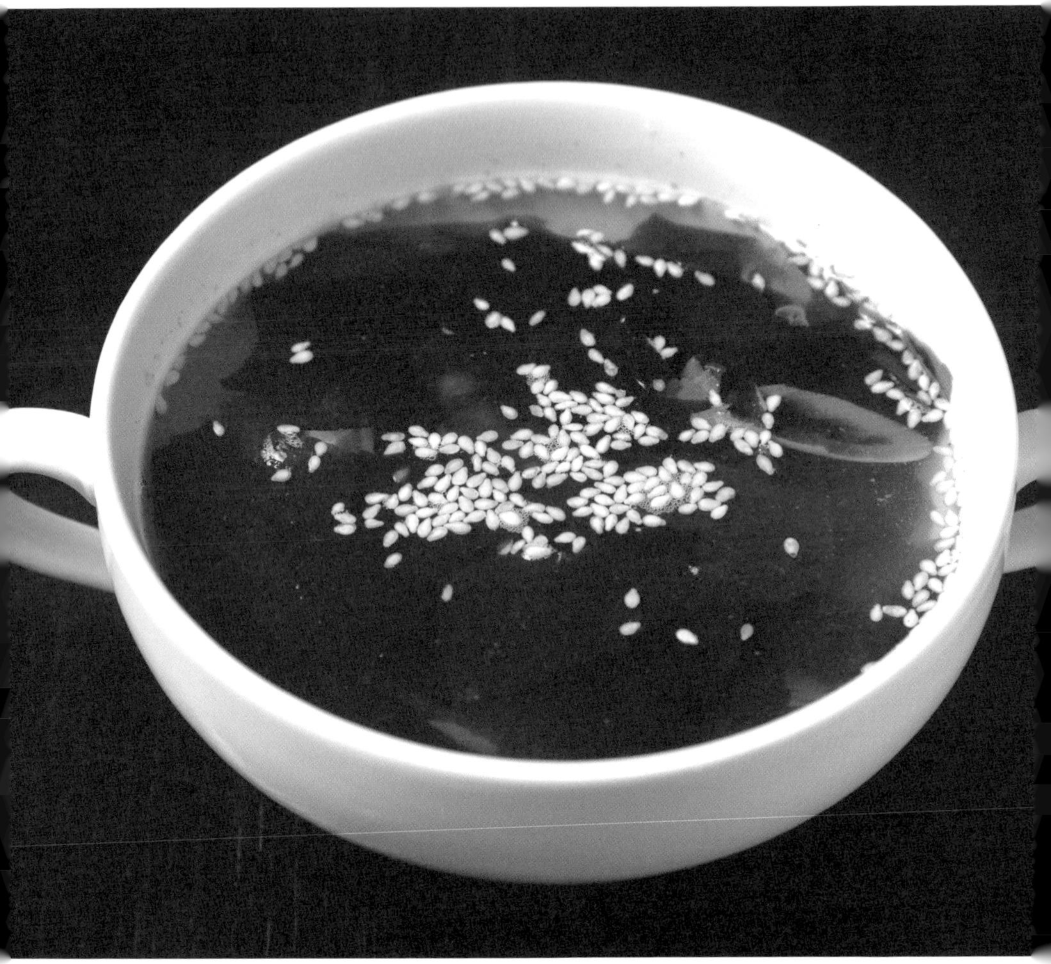

만·들·기

재료: 미역 100g, 양파 ½개, 오이 ½개, 국간장, 설탕, 식초, 마늘즙, 레몬즙

❶ 불린 미역 100g을 4cm 정도로 자른다.

❷ 오이는 채로 썬다.

❸ 생수 500ml에 국간장 2T, 매실액 4T, 마늘즙 1t, 레몬즙 1T, 식초 4T를 넣고 소금으로 간을 맞춘다.

❹ 냉국 재료로 콩나물, 우뭇가사리, 참외, 배, 사과, 다시마, 양배추 등을 넣어 다양하게 만들 수 있다.

효능·효과

미역에 들어 있는 라미나린 성분은 고등식물의 녹말에 해당하는 저장성 다당류로 혈압을 낮추어 주며, 끈끈한 성분인 알긴산은 소화 기관인 장의 점막을 자극해서 장 활동을 활발하게 하여 변비 예방에 효과가 있다. 칼슘의 함량이 높아서 산후 아이에게 빼앗겨 부족한 칼슘을 채워주며 근육의 수축 작용을 하므로 자궁 수축과 지혈작용에도 좋다. 꾸준히 먹게 되면 몸을 알칼리화시켜주기 때문에 육류나 생선, 달걀 등의 산성식품을 먹고 나서 먹어주면 몸을 알칼리화시켜주는 중화 작용이 뛰어나다.

Recipe #22
소양인에게 좋은
면역 밥상 레시피

가자미 무조림

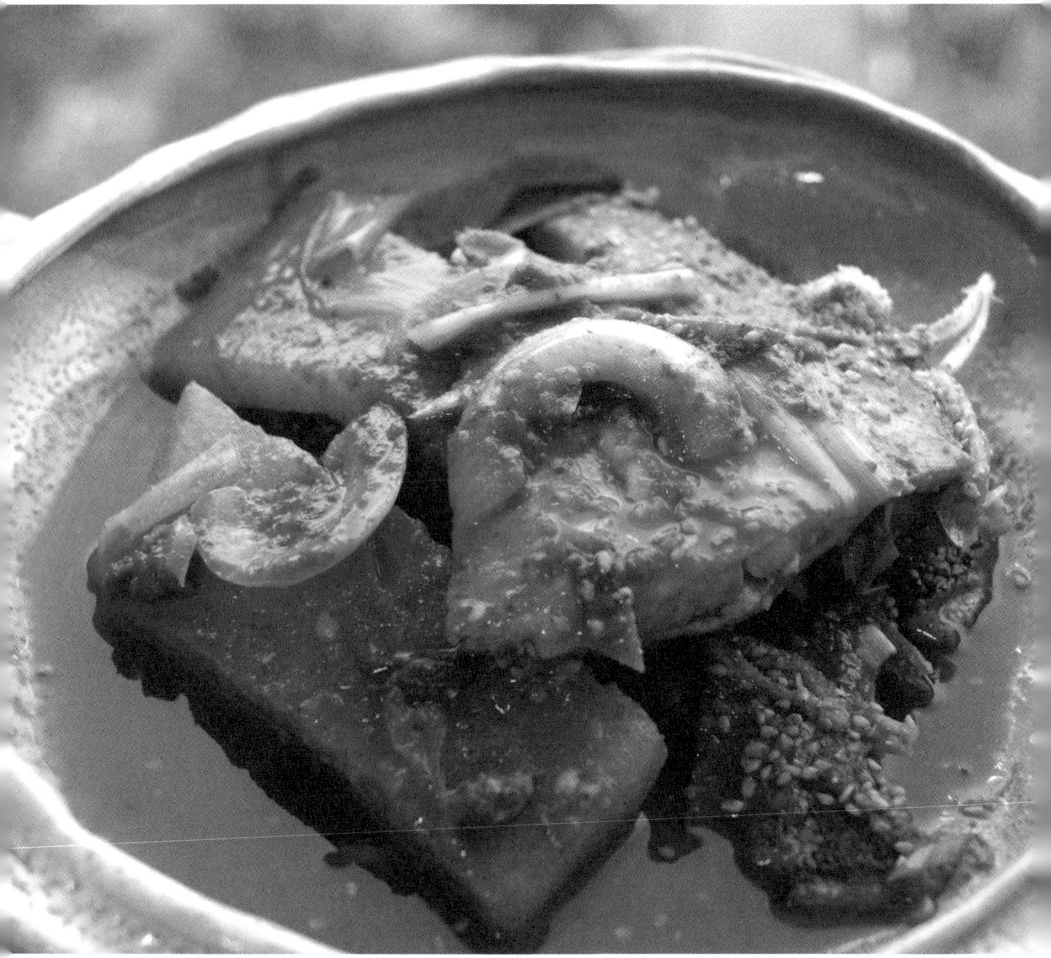

만·들·기

재료: 가자미 2마리, 무 ⅓, 대파 1뿌리, 양파 1개, 다시마 육수 1컵
양념: 다진 마늘 1t, 고추장 1T, 진간장 5T, 고춧가루 1T, 매실액 2T, 생강즙 약간

❶ 가자미는 등에 비늘이 있으니 칼로 긁어 제거한다.
❷ 무는 나박하게 썰어 냄비에 깔고 육수를 넣는다.
❸ 무 위에 가자미를 올리고, 양념을 섞어 가자미 위에 3분의 2정도 뿌려 준다.
❹ 끓기 시작하면 양파와 대파를 넣고 중불로 줄여 졸여준다.
❺ 남은 양념을 붓고 뭉근하게 졸여낸다.

효능·효과

우리 몸의 뼈와 치아를 구성하는 칼슘이 잘 흡수될 수 있도록 도와주는 비타민D가 풍부하게 들어 있어 성장기 어린이나 뼈와 치아가 약하신 분에게 많은 도움이 된다. 콜라겐이 다량 함유되어 있어 세포막을 강화시켜줄 뿐만 아니라 주름진 피부를 팽팽하게 당겨주는 효과가 있다.

Recipe #23
소양인에게 좋은
면역 밥상 레시피

꽃게탕

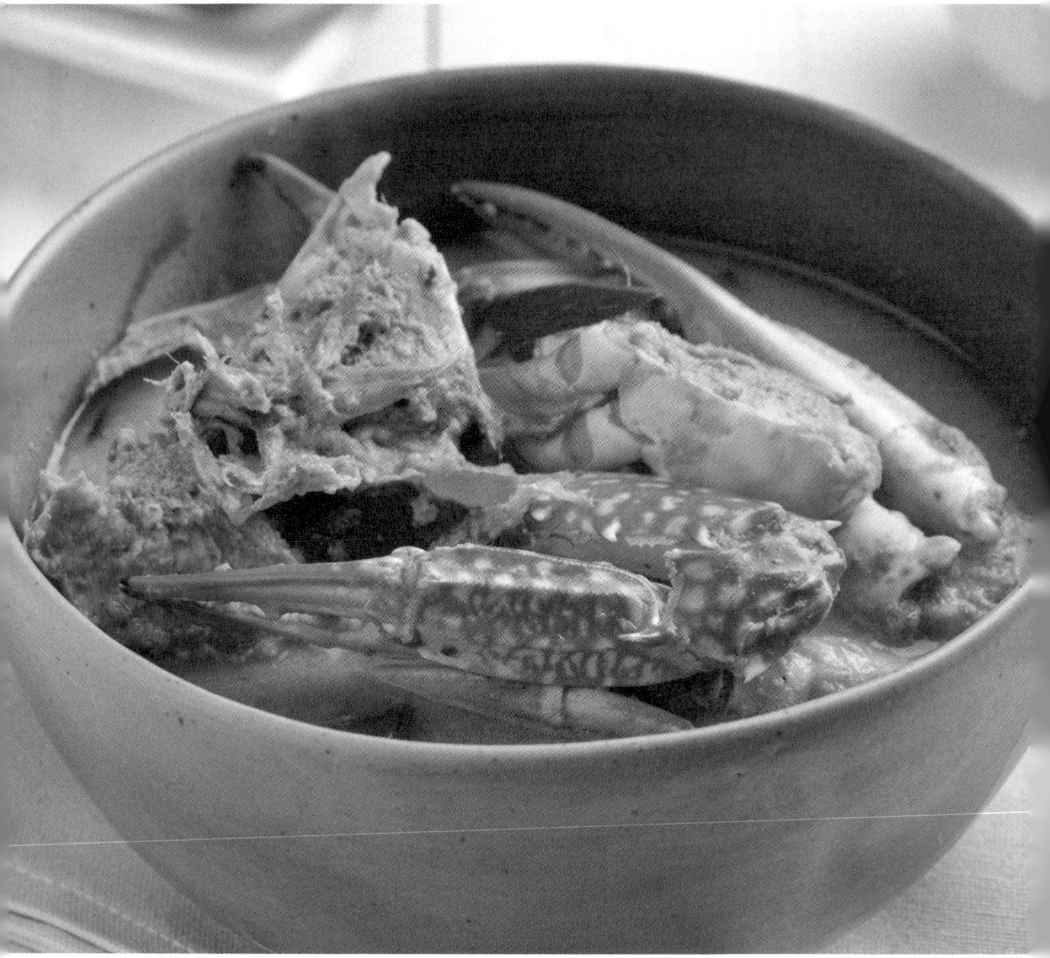

만·들·기

재료: 꽃게 2마리, 바지락 100g, 두부 ½모, 실파, 무, 다시마 , 멸치, 다진 마늘, 된장 1T

❶ 꽃게는 칫솔과 가위로 손질한다. 다리 사이사이를 칫솔로 문지르고 흐르는 물에 씻는다.

❷ 다시마 육수를 만든다.

❸ 두부, 무는 네모 모양으로 썰고, 다시 물에 무를 넣고 끓인다.

❹ 손질된 꽃게를 넣고 팔팔 끓으면 된장 1T를 풀어준다.

❺ 고춧가루, 다진 마늘, 양파를 넣고 국간장으로 간을 한다.

❻ 대파를 넣는다.

효능·효과

꽃게는 고단백 저지방의 식품이다. 꽃게에 들어 있는 키토산은 체지방의 축적을 감소시키고 음식물의 소화와 신진대사를 활성화시키는 효능이 있다. 타우린, 메티오닌 등의 아미노산이 많아 간의 해독 작용을 활성화 시키며 숙취 해소에도 도움이 된다. 또한 알에 들어 있는 핵산 성분은 몸 세포와 기억력을 담당하는 세포, 피부세포 등을 소생시키고 세포 수명을 늘려준다. 게 껍질은 지혈 효과를 가지고 있고 유방암 환자와 암 환자에게도 좋다. 꽃게는 감이나 아이스크림과 함께 먹으면 설사를 일으킬 수도 있다.

태음인에게 좋은 면역 밥상 레시피

태음인은 폐와 심장 기능이 약하고 간 기능은 비교적 좋은 편이기 때문에 담배는 피우지 않는 것이 좋고 술은 타고난 체질에 의해서 과음을 할 수가 있는데 과음은 사실 어떤 체질이라도 피해야 한다.

태음인은 성격상 폭식을 하는 경우가 잦지만 대장이 약해서 오히려 독이 된다. 태음인은 감기에 걸렸을 때 아스피린이 효과가 더 좋다. 장이 약하기 때문에 유산균이 풍부한 음식을 섭취하는 것이 좋고 당근과 사과를 함께 먹는 것이 좋다.

태음인 음식: 갈비탕, 육회

체질차: 현미차, 도라지차, 더덕차

육류: 쇠고기, 장어, 우유, 버터, 치즈

해산물: 대구, 미역, 김, 다시마, 파래

야채: 무, 도라지, 연근, 마, 토란, 버섯, 더덕, 당근

곡류: 밀, 율무, 콩, 두부, 들깨

과실: 배, 잣, 호두, 은행

레시피 목록

연근 견과류조림	호박오가리
무 나물	미나리 나물
무쌈말이	열무김치
애호박볶음	머위대
청국장	취나물
고구마 채소 그라탕	파래
소라 된장찌개	다슬기 수제비
양송이 치즈구이	멸치 마늘조림
버섯볶음	명태포전
고사리 나물	서리태탕
건고구마순 나물	

연근 견과류조림

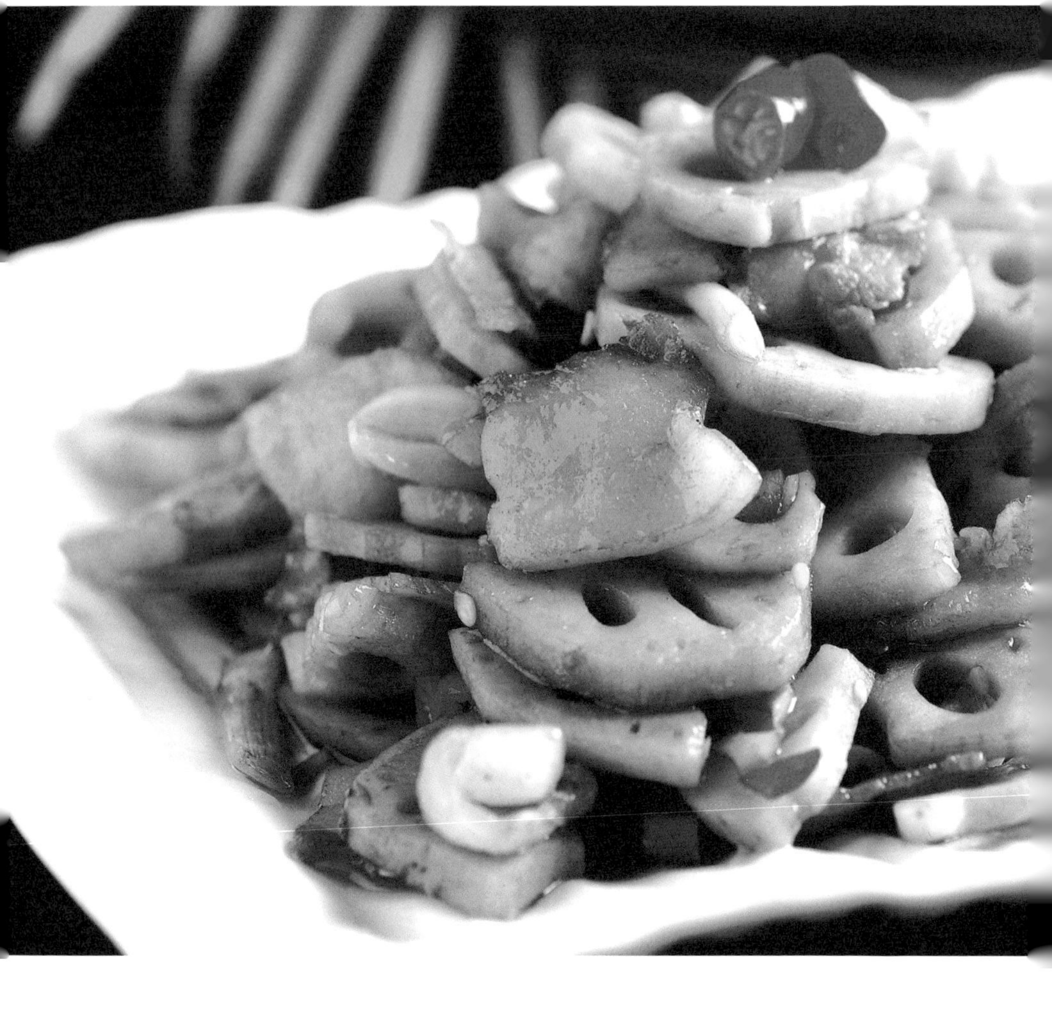

만·들·기

재료: 연근 1개, 아몬드, 땅콩, 식초 약간, 올리브유 약간, 참기름
양념: 다시마 육수 2컵, 간장 4T, 매실액 2T, 조청 3T, 청주 1T

❶ 연근 껍질을 벗기고 적당한 크기로 썬 후 식초를 넣고 10분간 삶아준다.
❷ 양념은 잘 섞는다.
❸ 냄비에 연근, 다시마 육수, 양념을 넣고 졸여준다.
❹ 국물이 없어지면서 거품이 나면 아몬드, 땅콩을 넣고 약한 불에 볶아준다.
❺ 마지막에 참기름을 넣어준다.

tip 연근을 살짝 삶아 우유 200ml, 연근 한 쪽, 견과류 한 줌, 꿀 한 스푼을 넣고 갈아서 간식이나 아침 대용으로 마신다.

효능·효과
비타민C, 철분, 탄닌 성분이 함유되어 있다. 연근의 주성분은 녹말이다. 날로 먹거나 즙으로 갈아 먹으며, 조림, 전, 굽거나 삶아서 샐러드에 곁들여 다양한 조리로 모양과 맛을 즐길 수 있다. 실처럼 끈끈한 뮤신(mucin) 성분은 당질과 결합된 복합 단백질로 소화를 촉진시켜 주고 강장 작용을 하며 위벽을 보호해 준다.

Recipe #25
태음인에게 좋은
면역 밥상 레시피

무나물

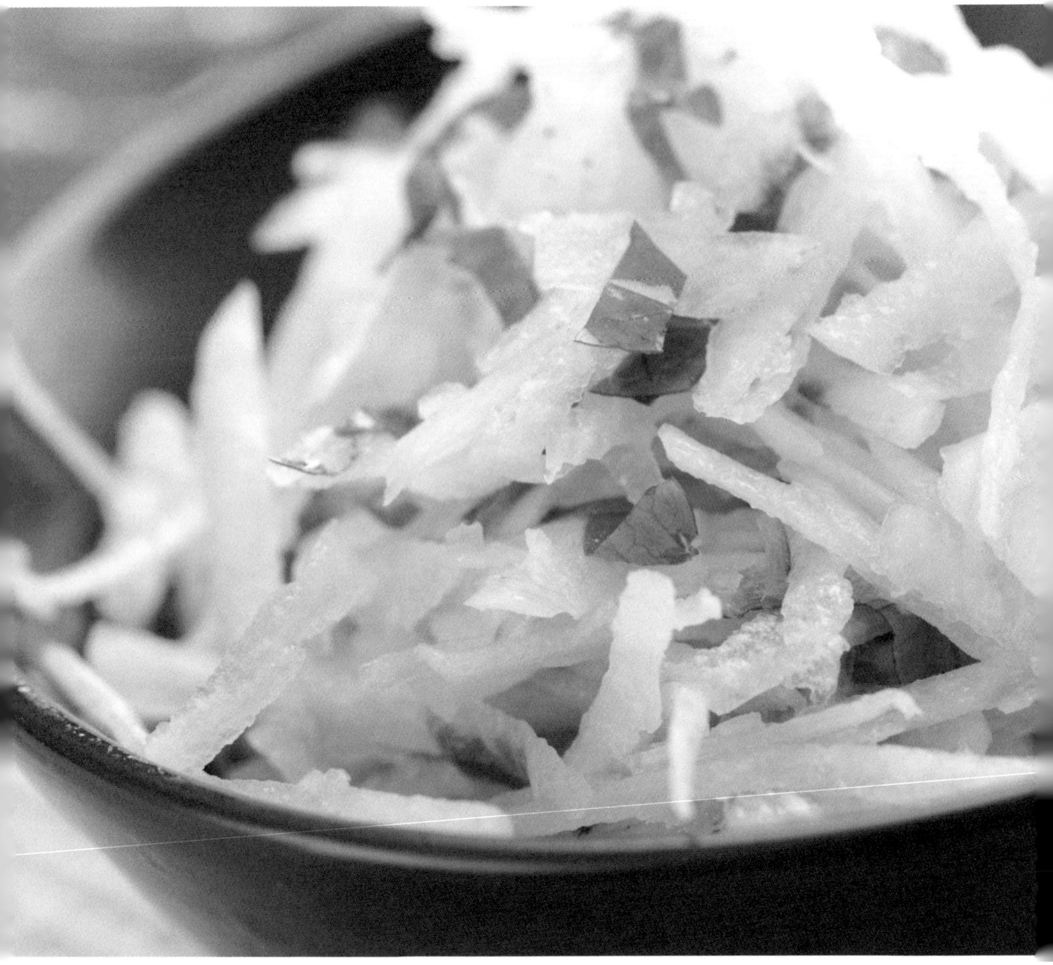

만·들·기

재료: 무 ½, 양파 ½개, 송송 썬 대파, 다진 마늘, 검정깨, 들기름, 소금 약간

❶ 무를 얇게 채로 썬다.

❷ 볶음 냄비에 채 썬 무와 다진 마늘, 소금, 들기름을 넣고 양념이 배도록 버무려준다.

❸ 냄비 뚜껑을 덮고 한김 익혀준다.

❹ 양파, 대파를 넣고 한 번 더 익힌 다음 소금으로 간을 하고 들기름, 검정깨를 넣어 마무리한다.

효능·효과

무는 열량이 낮아 다이어트에 효과적인 식품이다. 디아스타아제와 페루오키시타제 성분이 소화, 흡수를 촉진한다. 리그닌 성분이 대장 운동을 활발하게 만들어 배변 활동을 원활하게 하는 역할을 한다.

디아스타아제와 페루오키시타제 성분은 소화, 흡수를 촉진하며 단백질과 지방을 분해하는 효소인 프로테아제와 리파아제도 많이 들어 있어 육류나 생선회 등을 먹을 때 곁들이면 좋다.

Recipe #26
태음인에게 좋은
면역 밥상 레시피

무쌈말이

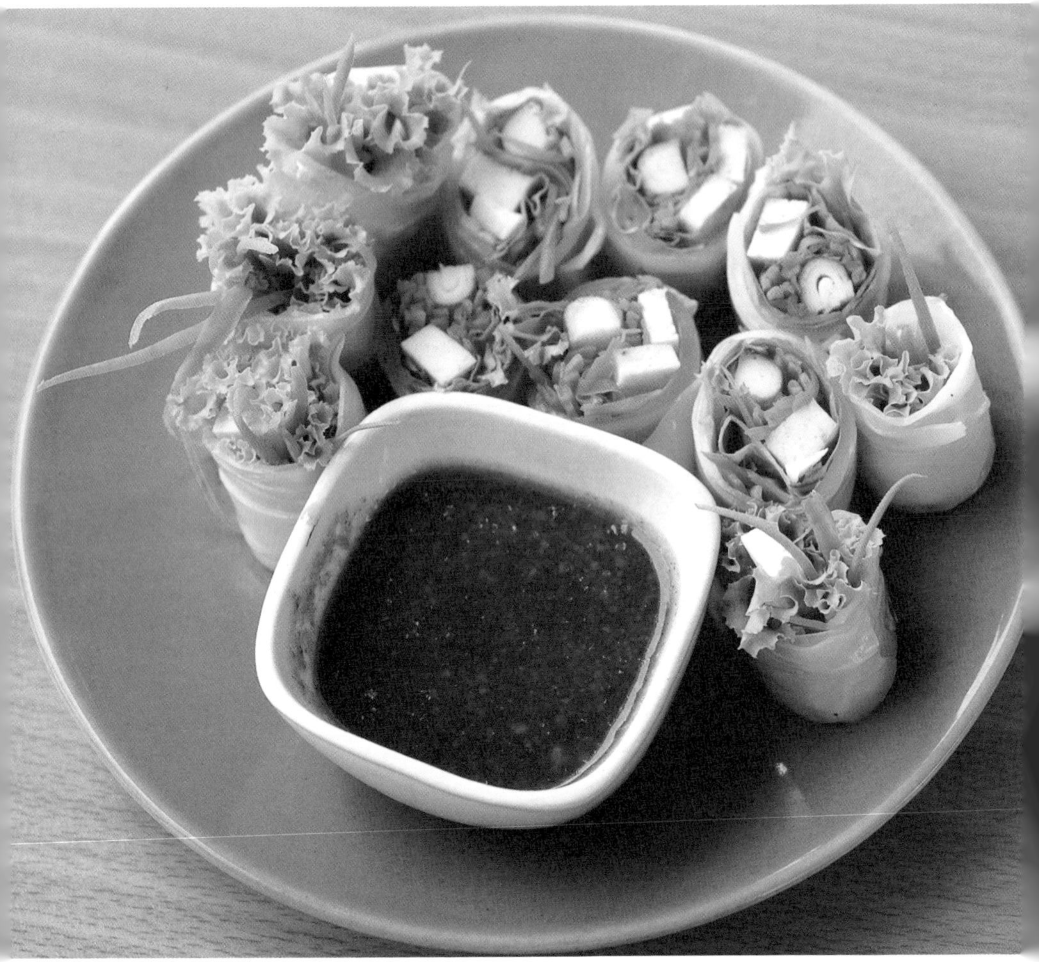

만·들·기

재료: 쌈무, 닭 가슴살, 파프리카, 팽이버섯, 다시마, 당근, 오이
소스: 연겨자, 식초, 레몬즙, 진간장, 설탕, 다진 마늘

❶ 닭 가슴살은 삶아서 6cm 길이로 찢어 소금, 후추로 살짝 간을 해준다.
❷ 파프리카는 3mm 두께로 썰어준다.
❸ 오이, 당근, 다시마도 3mm 두께로 썰어 준비해 둔다.
❹ 쌈무를 깔고 재료를 올리고 돌돌 말아준다.

효능·효과

무에는 감기나 천식으로 인한 가래를 삭혀주는 효능이 있고 담배로 인해 축적된 니코틴을 배출하는 효과가 있어 담배를 피우는 사람에게 도움이 된다. 무의 매운맛 성분에 들어 있는 이소티오시아네이트가 항암 효과와 염증을 없애는 효과가 있어 타박상이나 염증 부위에 무즙을 발라주면 효과를 본다. 무는 소변의 생산을 도와 요도의 염증과 소변을 볼 때 따가운 현상을 개선하고 신장을 청소하는 기능이 있어 비뇨기 감염을 억제하는 데 효과가 있다. 무는 무엇보다도 이뇨 작용을 원활하게 하여 신장질환을 예방한다.

Recipe #27
태음인에게 좋은 면역 밥상 레시피

애호박볶음

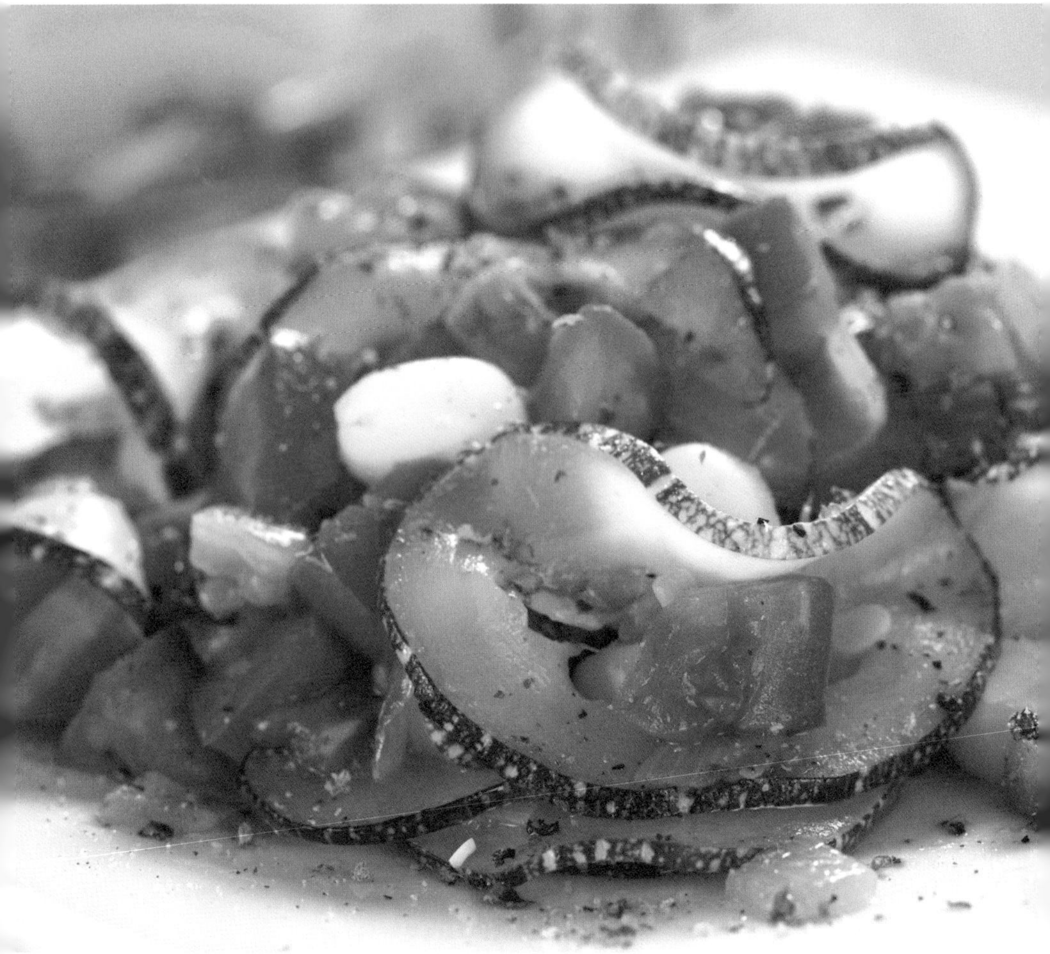

만·들·기

재료: 애호박 1개, 굵은 소금 ½T, 다진 마늘 ½T, 올리브유 ½T, 새우젓 1T, 당근, 송송 썬 파, 참기름, 깨소금, 토마토

❶ 애호박은 반달 모양으로 썰어 굵은 소금 반 스푼을 넣고 10분간 절여 찬물에 한 번 가볍게 헹군 후 물기를 짠다.

❷ 다진 마늘을 올리브유를 두르고 볶은 후 애호박을 넣고 볶아준다.

❸ 새우젓으로 간을 하고 호박이 투명해져 익을 때까지 볶아준다.

❹ 당근, 파, 참기름, 깨소금을 넣고 마무리한다.

tip 요즘 사랑받고 있는 토마토는 자체에 짠맛을 지니고 있어 요리에 사용할 경우 소금 역할과 감미에 도움을 줘 건강식으로 각광받고 있다.

효능·효과

칼륨과 비타민A가 풍부해 위와 비장을 보호하고 기운을 북돋아 준다. 소화 흡수가 잘되며, 부종 완화에 도움을 준다. 애호박에는 항산화물질인 베타카로틴이 다량 들어 있어 항암효과가 뛰어나다.

Recipe #28
태음인에게 좋은
면역 밥상 레시피

청국장

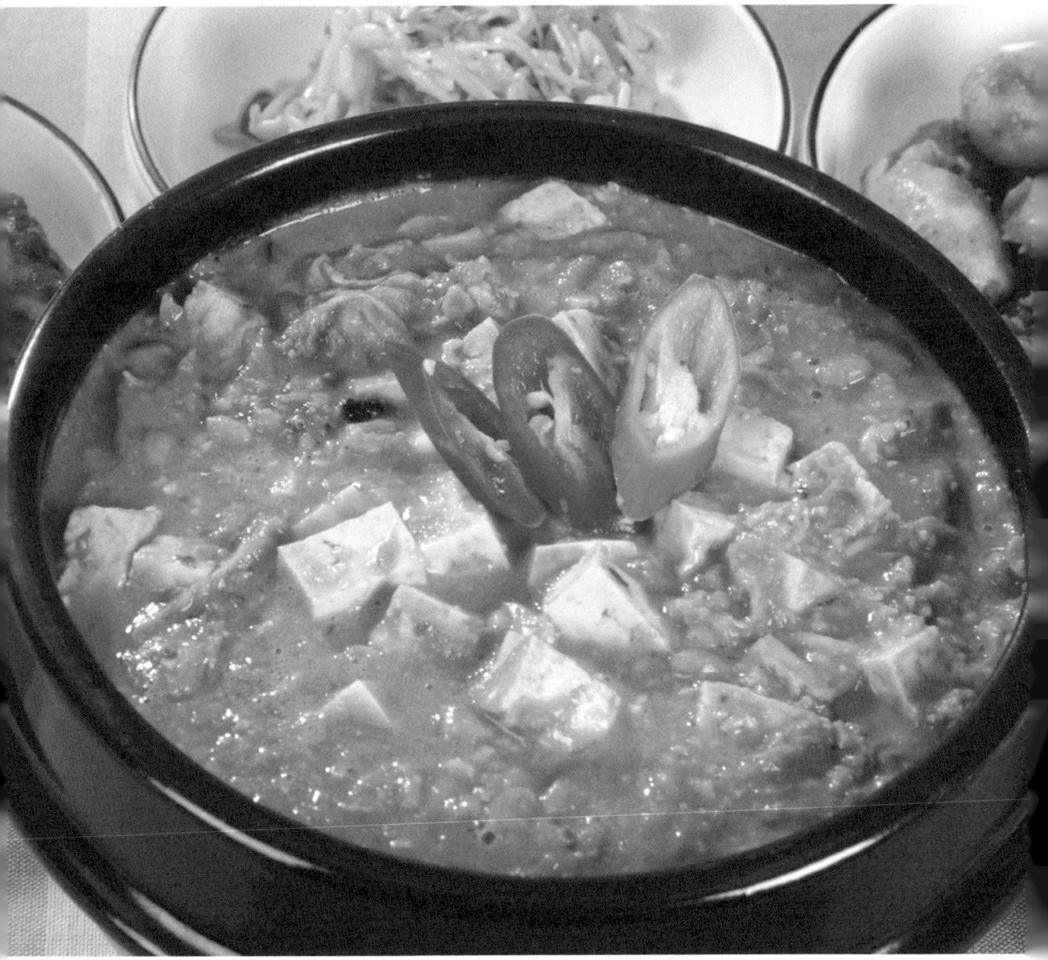

만·들·기

재료: 청국장, 된장, 다진 마늘, 두부, 무, 호박, 버섯, 대파
육수: 멸치, 다시마, 표고

❶ 무는 1.5cm 크기로 네모지게 썰고 두부도 같은 크기로 썬다.

❷ 육수에 무, 호박을 넣고 한소끔 끓인다.

❸ 두부, 버섯, 마늘을 넣는다.

❹ 재료가 익으면 청국장을 넣고 대파를 넣는다.

효능·효과

청국장에 풍부한 바실러스균은 다른 유해한 세균을 제거하고 혈전을 용해하는 능력이 있어 암과 동맥경화 예방에 효과적이다. 청국장에 다량 함유되어 있는 트립신은 인슐린의 분비를 도와 당뇨병 환자에게 좋은 식품이며, 섬유질과 유산균이 풍부해 장 운동을 활발하게 해주어 변비 예방에 도움이 된다. 항산화제인 비타민E 토코페롤이 풍부해 산화되기 쉬운 물질, 특히 세포막을 구성하고 있는 불포화지방산의 산화를 억제함으로써 세포막의 손상과 조직의 손상을 막아주는 것이다. 비타민E가 많이 함유된 식품에는 소맥배아유, 쌀겨, 콩기름, 옥수수기름, 면실유, 채소류, 녹황색 야채류, 콩류, 소, 돼지의 간류가 있다.

Recipe #29
태음인에게 좋은 면역 밥상 레시피

고구마 채소 그라탕

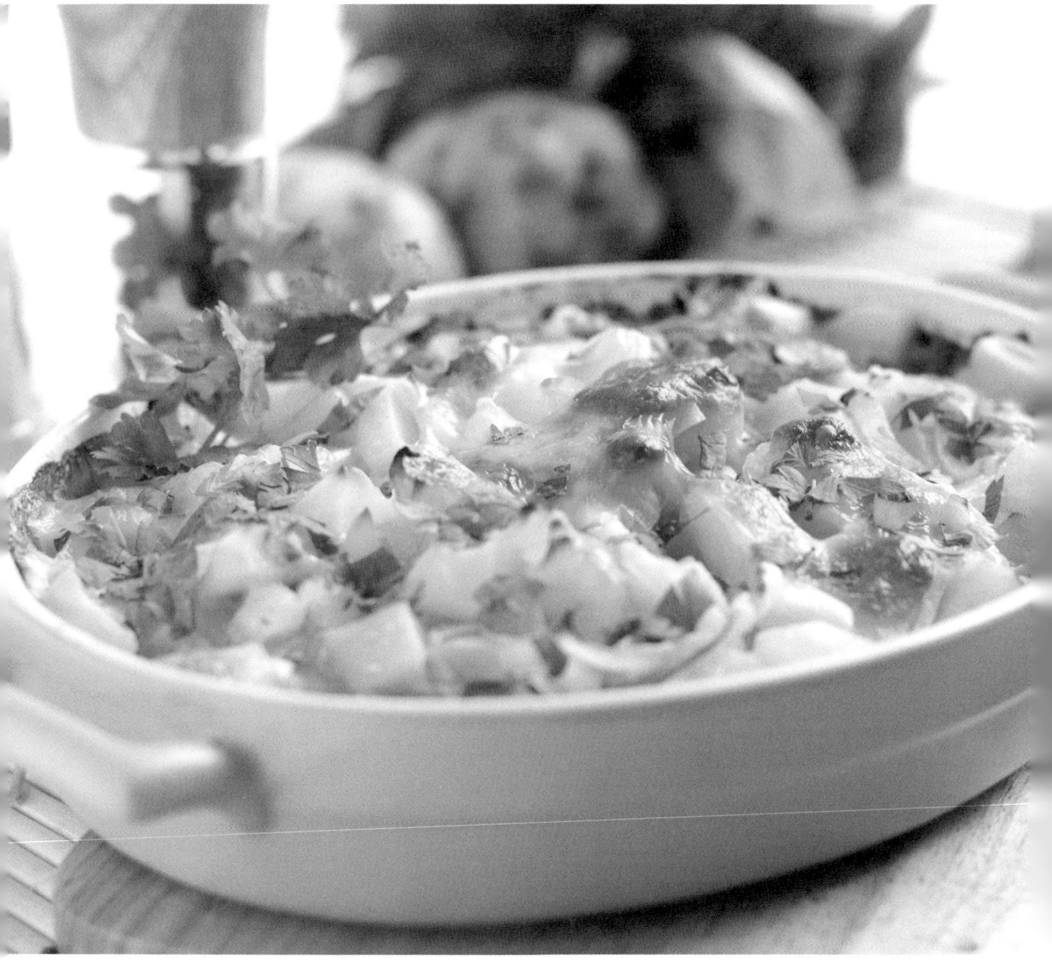

만·들·기

재료: 고구마 2개, 당근 ½개, 계란 2개, 오이 ½개, 파프리카 1개, 꿀 3T, 견과류

❶ 고구마, 당근은 적당한 크기로 잘라 함께 쪄준다.

❷ 계란은 삶아 껍질을 벗겨 1.5cm 크기로 자른다.

❸ 오이, 파프리카는 1cm 크기로 자른다.

❹ 재료에 꿀을 넣고 살살 버무려 준다.

❺ 오븐 용기에 재료를 담고 치즈를 듬뿍 올린다.

❻ 180도 예열한 오븐에 10분 굽고 파슬리를 뿌려 낸다.

효능·효과

고구마의 노란 속살에 들어 있는 베타카로틴과 고구마의 보라색 껍질에 많이 들어 있는 안토시아닌, 클로로겐산, 카페산 같은 페놀성 물질은 대표적인 항산화물질로 암을 유발하는 활성산소 발생을 억제시키는 작용을 한다. 생 고구마의 핵심 성분인 야라핀(하얀색 진액)은 뭉친 변을 무르게 해 원활한 배변 활동을 돕는다.

Recipe #30
태음인에게 좋은
면역 밥상 레시피

소라 된장찌개

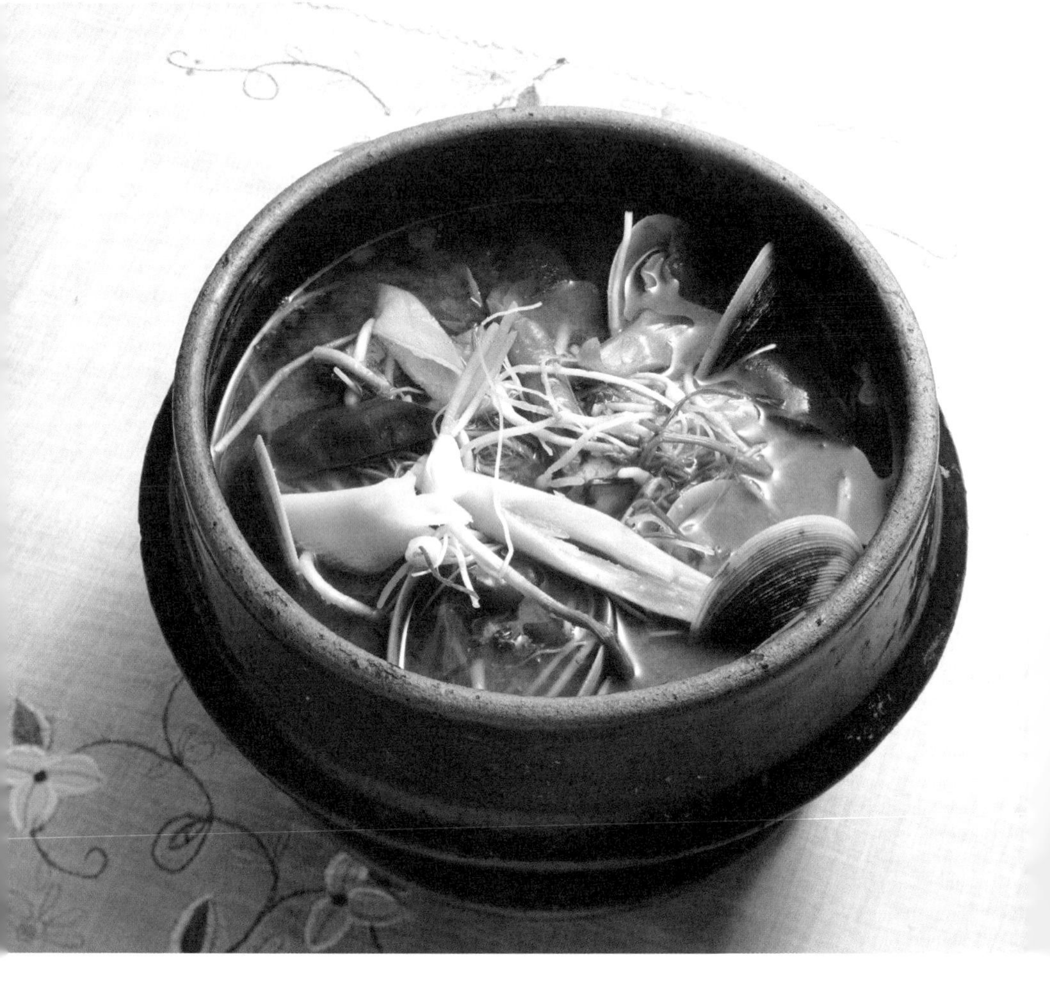

만·들·기

재료: 된장 1.5T, 소라 5개, 어슷 썬 대파 ½, 고춧가루 1T, 애호박 ⅓개, 양파 ½개, 두부 ½모, 청양고추 2개, 다시마 육수, 다진 마늘 1T

❶ 뾰족한 도구로 잘 끄집어 내서 살과 내장 사이에 있는 소라의 침샘을 제거한다.
❷ 소라는 먹기 좋은 크기로 자르고, 애호박은 나박나박, 두부와 양파는 깍둑썰기 한다.
❸ 육수에 된장을 풀어 애호박, 양파, 소라살을 넣고 고춧가루, 마늘을 넣어 끓인다.
❹ 보글보글 끓으면 두부를 넣고, 대파와 청양고추를 넣어 한소끔 더 끓인다.
❺ 소고기나 바지락을 넣어도 진한 국물 맛이 난다.

효능·효과

소라의 침샘에는 테트라민 독소가 있어 식중독을 동반한 급성신경마비를 일으킬 수 있다. 아미노산의 일종인 타우린 성분이 많이 들어 있는 소라는 고혈압, 심부전 등을 예방하고 비타민E, 비타민B, 비타민B12가 들어 있어 빈혈 예방에 도움이 된다.

Recipe #31
태음인에게 좋은
면역 밥상 레시피

양송이 치즈구이

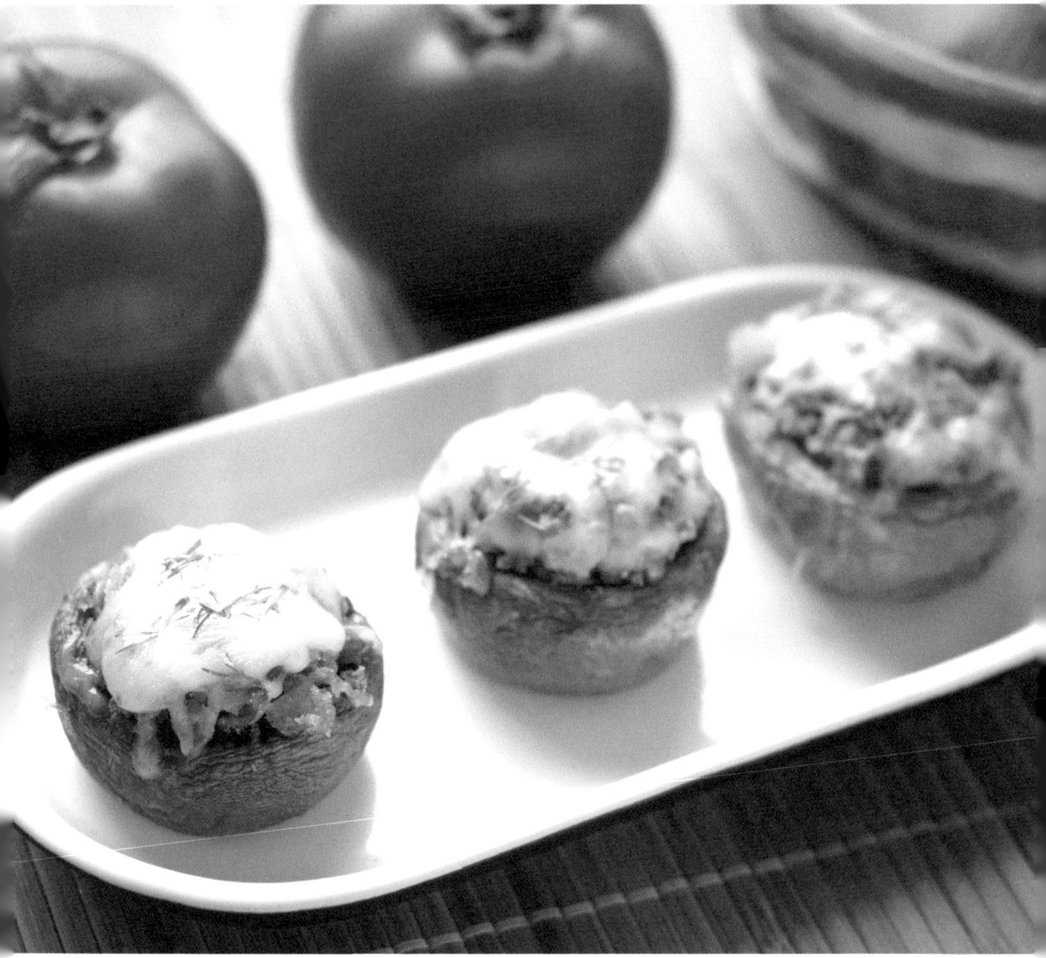

만·들·기

재료: 양송이, 슬라이스 치즈, 파슬리, 오이피클, 양파
소스: 간장 1T, 발사믹 식초 1T, 올리브유 1T

❶ 양송이는 꼭지를 따서 준비한다.
❷ 오이피클, 양파는 잘게 다져 놓는다.
❸ 꼭지를 딴 양송이에 ❷를 넣고 치즈를 올린다.
❹ 팬에 올리브유를 살짝 바르고 양송이를 올려 뚜껑을 닫고 10분간 굽는다.
❺ 간장 소스, 토마토 소스나 케첩과 함께 먹는다.

효능·효과

양송이 버섯은 트립신, 아밀라제, 프로테아제 등의 소화 효소가 풍부해서 소화가 잘 되도록 도와주며 섬유질이 풍부해 변비를 예방한다. 몸에 좋은 HDL 콜레스테롤의 흡수를 높여주고 나쁜 LDL 콜레스테롤을 몸 밖으로 배출하는 효과가 있어 동맥경화 예방에 도움을 준다. 양송이 버섯에는 체내 단백질을 합성하는 성분인 필수 아미노산이 다른 채소나 고기들보다 많이 들어 있다.

Recipe #32
태음인에게 좋은 면역 밥상 레시피

버섯볶음

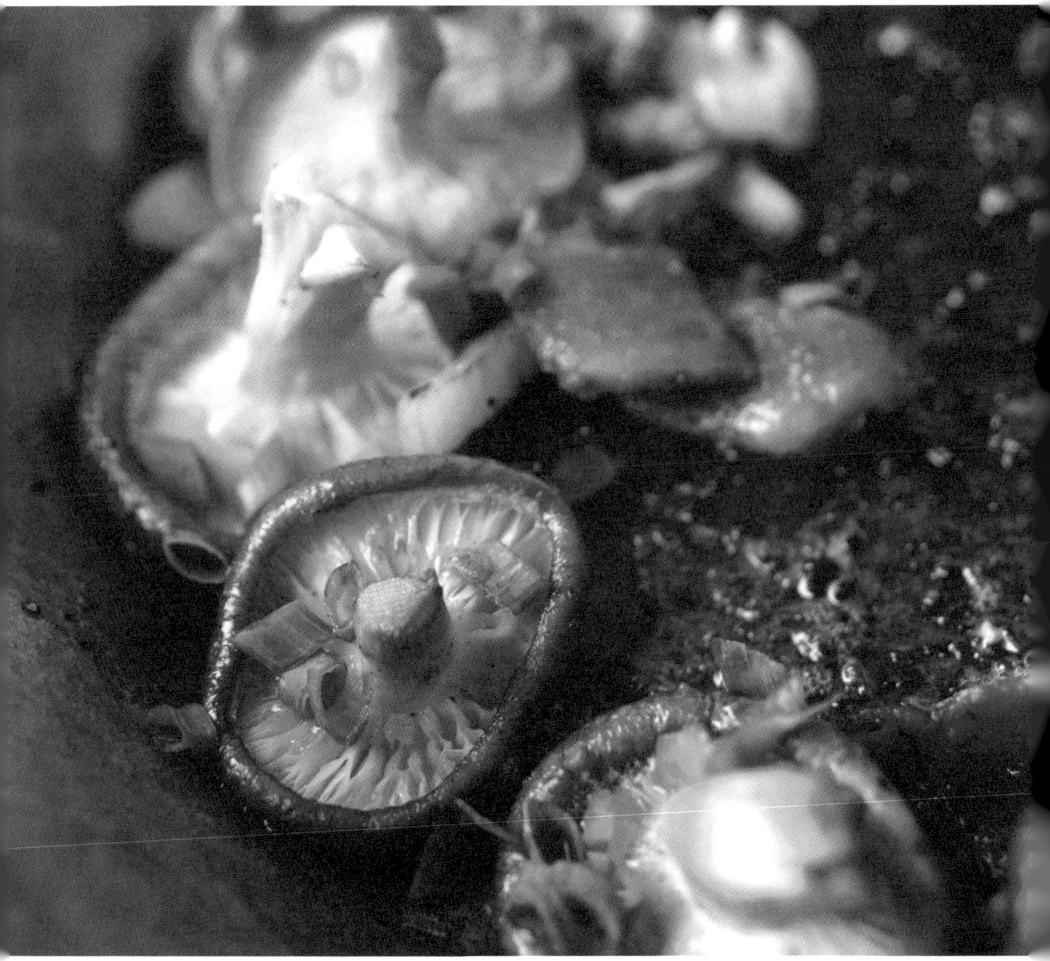

만·들·기

재료: 표고버섯 200g, 당근, 대파, 다진 마늘, 들기름, 참깨, 올리브유

❶ 표고는 밑동을 자르고 살살 털어준 후 모양대로 썬다.

❷ 들기름을 두르고 표고버섯, 당근, 대파를 넣고 볶는다.

❸ 소금 간을 하고 참깨를 넣는다.

tip 버섯은 프라이팬에 살짝 구워 참기름, 소금 장을 만들어 찍어 먹어야 제맛이다.

효능·효과

풍부한 식이섬유소를 함유하고 있어 혈중 콜레스테롤 수치를 낮춰 동맥경화를 예방한다. 항암효과와 간염, 위염 예방 효과가 있는 플레머 톡신이 함유되어 있고 외국에서는 똑똑해지는 버섯, IQ 버섯이라고도 한다. 항산화 성분인 셀레늄과 리신, 아르기닌 등 필수 아미노산 등이 많이 들어 있어 면역력을 높여주며 치매 예방에 효능이 있다. 영양학자들의 임상실험에 따르면, 유아들을 A, B 두 조로 나누어 일상적인 식단을 제공하되, A조의 유아들에게 팽이버섯으로 만든 음료를 주고 B조의 유아들에게는 주기 않았더니, 7주 후에 팽이버섯 음료를 먹은 A조가 B조보다 몸둘레, 신장 등이 훨씬 크고 튼튼해졌다고 한다. 표고버섯은 비타민, 식이섬유, 아연, 엽산, 칼륨, 단백질, 칼슘, 인, 철분이 풍부하다. 햇빛에 말리는 과정에서 비타민D가 늘어나 성장기 어린이들에게 좋은 영양소로 제공되고 골다공증을 예방하며, 항 염증, 혈당 강하, 혈전을 예방하는 데 효과적이다.

Recipe #32
태음인에게 좋은
면역 밥상 레시피

고사리 나물

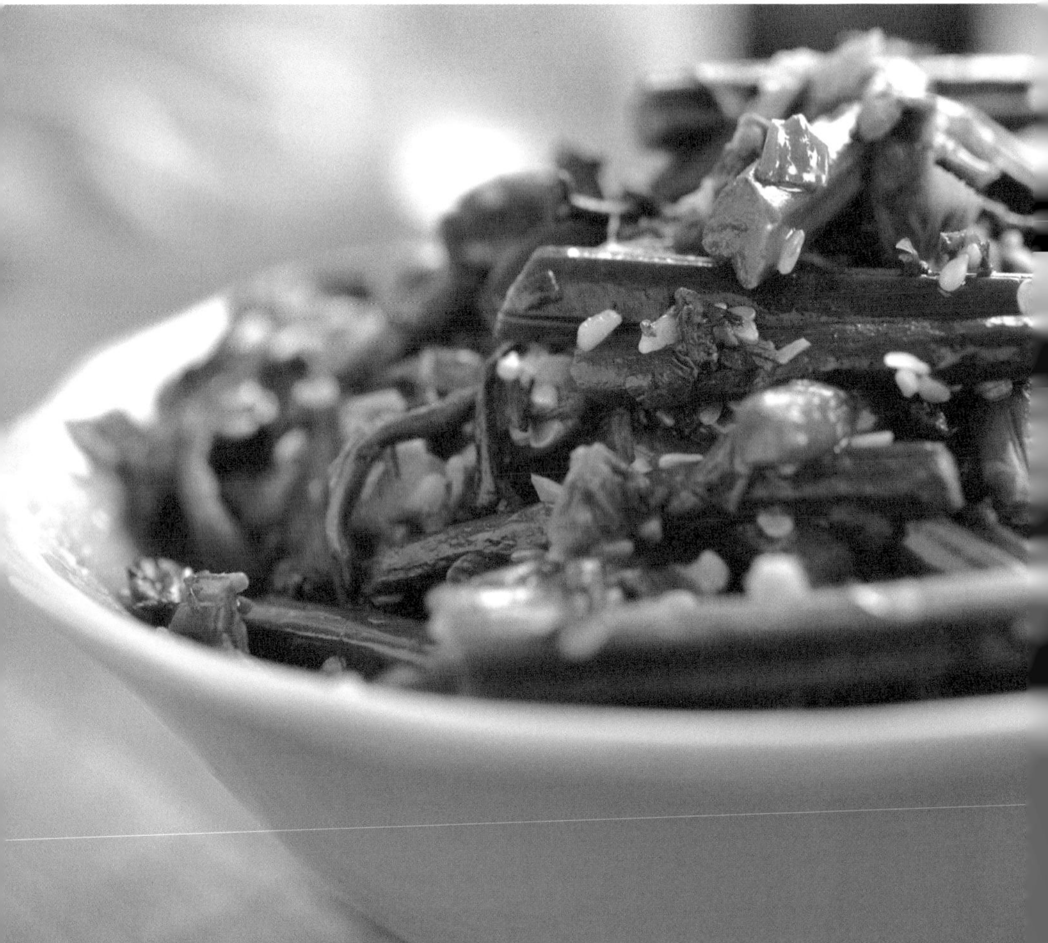

만·들·기

재료: 고사리, 올리브유, 다진 마늘, 간장, 들기름, 들깨가루
양념: 집 간장 1 : 진간장 1, 올리브유, 들기름, 다진 마늘, 들깨가루, 송송 썬 파

❶ 건고사리는 3시간 이상 담가 놓았다가 20분 정도 삶아준다.
❷ 물을 따라 버리고 올리브유를 두르고 고사리, 다진 마늘, 간장을 넣고 달달 볶는다.
❸ 불을 끄고 들기름을 넣고 식성에 따라 들깨가루를 첨가한다.

tip 생고사리의 순에는 타킬로사이드(Ptaquiloside)라는 발암물질이 함유되어 있으나 말리고 조리하는 과정에서 남아 있는 성분들이 사라진다.

효능·효과

신진대사를 좋게 해서 노폐물을 제거함으로써 해독을 하는 효능이 있고, 고사리는 찬 성질을 가지고 있어 열을 내려주고 소변을 잘 보게 한다. 말린 나물류는 섬유질을 많이 함유하고 있어 변비 예방에도 효과적이다.

Recipe #34
태음인에게 좋은
면역 밥상 레시피

건고구마순 나물

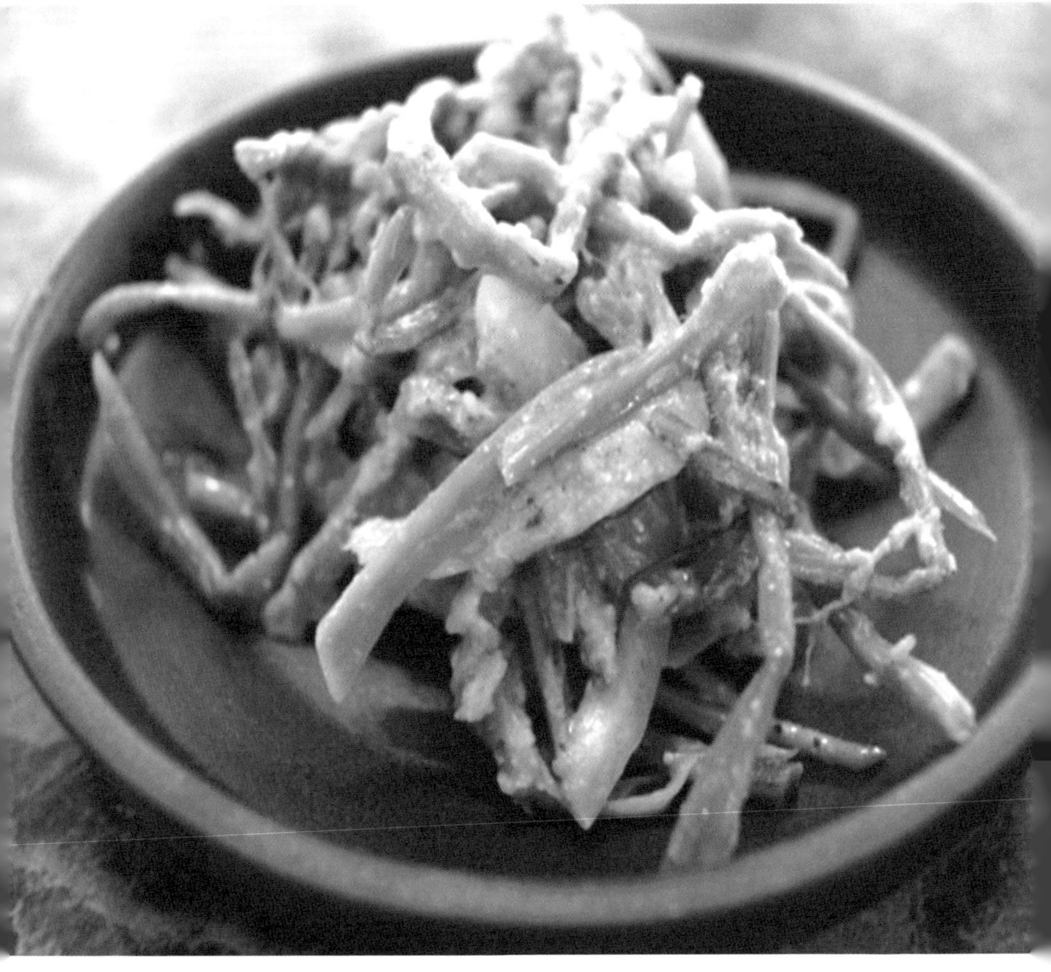

만·들·기

재료: 건고구마순 70g, 국간장 1T, 멸치 육수 ½컵, 올리브유 3T, 다진 마늘 ½T, 들기름, 대파
양념: 들깨가루 2T, 올리브유 2T, 들기름 1T, 다진 마늘, 깨소금 약간

❶ 고구마순을 먹기 좋은 크기로 자른다.
❷ 냄비에 고구마순, 다진 마늘, 국간장, 들기름을 넣고 조물조물 간이 배도록 한다.
❸ 올리브유를 두르고 볶다가 육수를 붓고 어슷 썬 대파를 넣고 졸여준다.
❹ 식성에 따라 고춧가루나 들깨가루를 넣어 마무리한다.

tip 고구마순 삶기
바짝 마른 고구마순은 하루 전날 물에 담구어 두고 한 번 물을 갈아준다. 이물질이 나오지 않을 때까지 주물러가며 깨끗이 헹구어 30분 정도 삶는다. 헹굼을 하지 않고 삶은 물에 그대로 식힌 후 채반에 밭친다. 건고구마순은 생선조림 할 때도 사용 가능하다.

효능·효과
고구마순은 칼로리가 낮고 식이섬유 함유량이 높아 변비 예방에 좋고 칼륨, 칼슘, 비타민도 풍부해 골다공증, 노화 방지에도 효과가 있다.

Recipe #35
태음인에게 좋은
면역 밥상 레시피

호박오가리

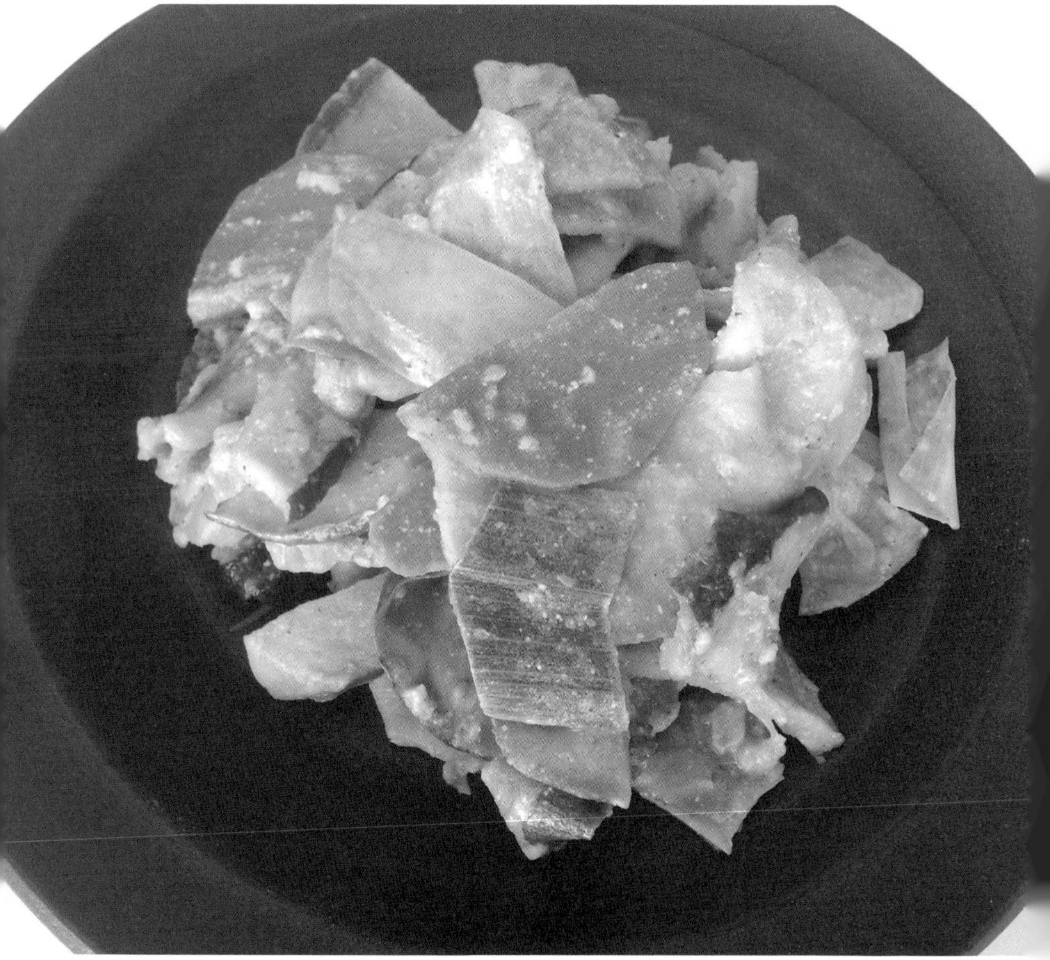

만·들·기

재료: 호박오가리 80g, 육수 ½컵, 국간장 2T, 다진 마늘 ½T, 다진 파, 들기름, 통깨

❶ 호박오가리는 물에 가볍게 씻어 먼지를 제거하고 미지근한 물에 2시간 가량 담가 불린다.
❷ 불린 호박오가리는 찬물에 여러 번 씻어 물기를 꼭 짠다.
❸ 국간장, 다진 파, 다진 마늘을 넣고 조물조물 간이 배도록 20분 정도 둔다.
❹ 팬에 기름을 두르고 호박오가리를 볶는다.
❺ 육수를 붓고 끓인다.
❻ 국물이 없어지면 불을 끄고 식힌다.
❼ 식은 후 들기름이나 들깨를 넣고 조물조물 무쳐낸다.

효능·효과

호박이나 박의 살을 길게 오려서 말린 것을 오가리라 한다. 하루 이틀에 마르는 것이 아니므로 바람이 잘 통하고 햇볕이 잘 들면서 비를 맞지 않는 곳에 널어둔다. 가으내 호박을 햇볕에 말려 각종 영양이 농축된 것을 말한다. 오가리 떡을 해서 먹기도 하는데 달고 맛이 좋으며 떡의 빛깔도 일품인 떡이다. 잘 마른 호박오가리를 물에 불리고 2~3센티미터의 길이로 썰어서 떡가루나 찹쌀가루에 버무리고 시루에 찐다. 비타민D가 풍부하여 골다공증 예방에 좋고, 콩팥 기능이 나빠서 부종을 겪는 환자나 회복기 환자들이 죽이나 즙으로 만들어 먹는 인기 메뉴다.
콩팥에서 수분이 적다고 감지되면 항이뇨 호르몬의 분비가 늘어나 소변량이 줄어들고, 수분이 많은 것으로 감지되면 항이뇨 호르몬의 분비가 줄어 소변량이 늘어난다. 특히 우리나라에서는 산후에 부기가 빠지지 않은 산모가 복용하면 좋다고 알려져 있다.

Recipe #36
태음인에게 좋은
면역 밥상 레시피

미나리 나물

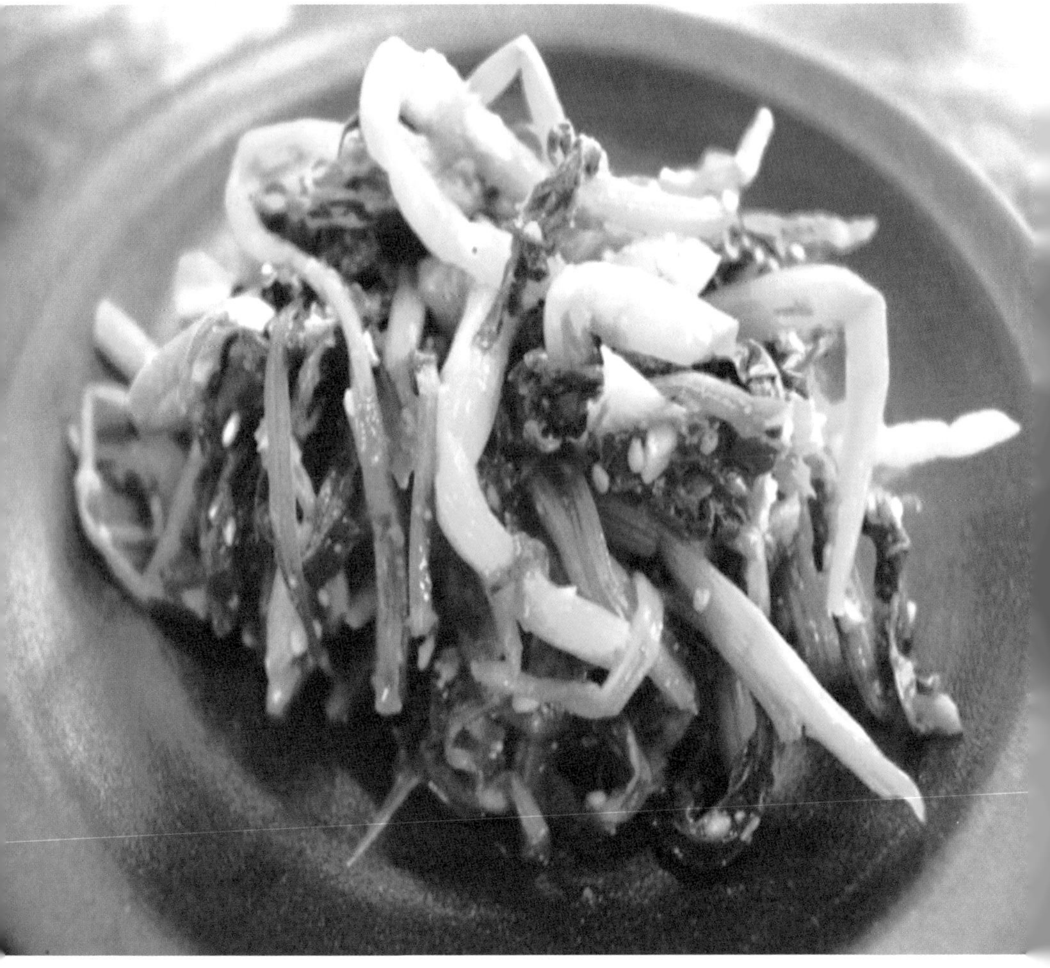

만·들·기

재료: 미나리 200g, 다진 마늘 1T, 올리브유 1T, 천일염 약간, 참기름 1T, 깨소금 1T

❶ 끓는 물에 미나리를 살짝 데쳐 찬물에 헹군다.

❷ 다진 마늘, 올리브유를 넣고 버무린 다음 소금 간을 한다.

❸ 식성에 따라 초장이나 된장으로 버무린다.

❹ 참기름, 깨소금을 넣는다.

tip 신선한 나물에 마늘을 넣지 않고 무쳐서 바로 먹을 경우, 본 채소의 맛을 부드럽게 느낄 수 있다.

효능·효과

수근이라 불리는 미나리는 각종 비타민, 철분, 칼슘, 인, 무기질, 섬유질이 풍부한 알칼리성 식품으로 해독 작용과 강장, 이뇨 작용을 한다. 동의보감에서도 미나리는 갈증을 풀어주고 머리를 맑게 해주며 주독을 제거해 주고 대소장을 잘 통하게 하고 황달, 부인병, 음주 후 두통이나 구토에 효과적이며 김치를 담가 먹거나, 삶아서 혹은 날로 먹으면 좋다고 기록되어 있다.

열무김치

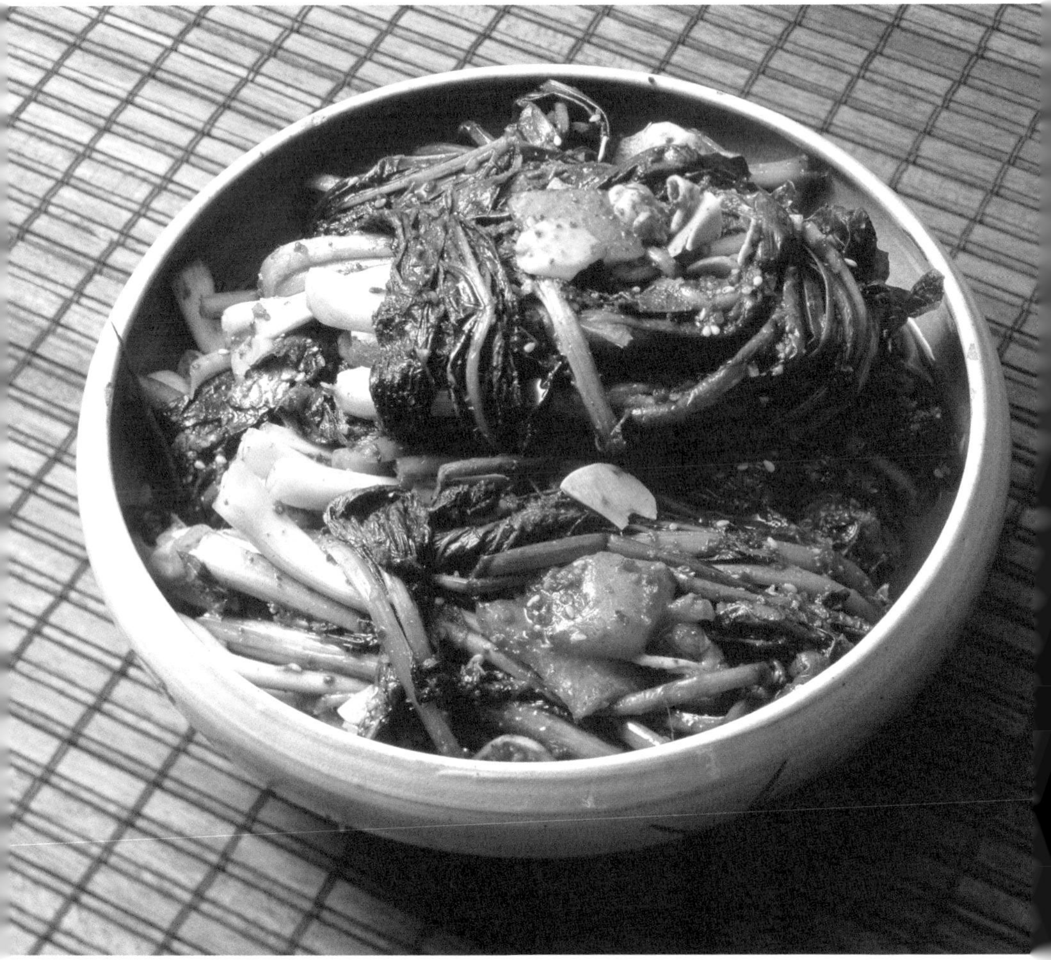

만·들·기

재료: 열무 2단, 건고추 300g, 홍고추 200g , 마늘 한 줌, 양파 1개, 실파 ½단
양념: 보리밥풀 2컵, 까나리젓 1 : 새우젓 1, 매실액, 생강즙 1T, 고춧가루 2컵

❶ 열무는 5등분하여 흐르는 물에 살살 씻어준다.
❷ 실파는 씻은 후 5등분한다.
❸ 보리밥은 죽으로 지어 놓는다(밀가루 풀, 밥풀을 대신 사용해도 됨).
❹ 건고추, 홍고추, 마늘, 양파, 새우젓, 보리밥풀을 믹서기에 갈아 준다.
❺ ❹에 매실액, 생강즙, 고춧가루를 넣는다.
❻ 물을 뺀 열무와 실파 위에 양념을 붓고 풋내가 나지 않도록 살살 버무려 준다.
❼ 다음 날 냉장 보관한다.

효능·효과

여름철에 먹는 열무김치는 열을 내려주는 효과가 있고, 땀으로 배출되는 무기질들을 보충해 준다. 새우젓이 들어가 각종 미네랄, 단백질이 보충되어 보약이라 할 정도로 원기를 회복시켜 준다. 비타민A가 풍부해 눈의 점막을 강화시켜 주고, 시력이 저하되는 것을 방지해 준다.

Recipe #38
태음인에게 좋은
면역 밥상 레시피

머위대

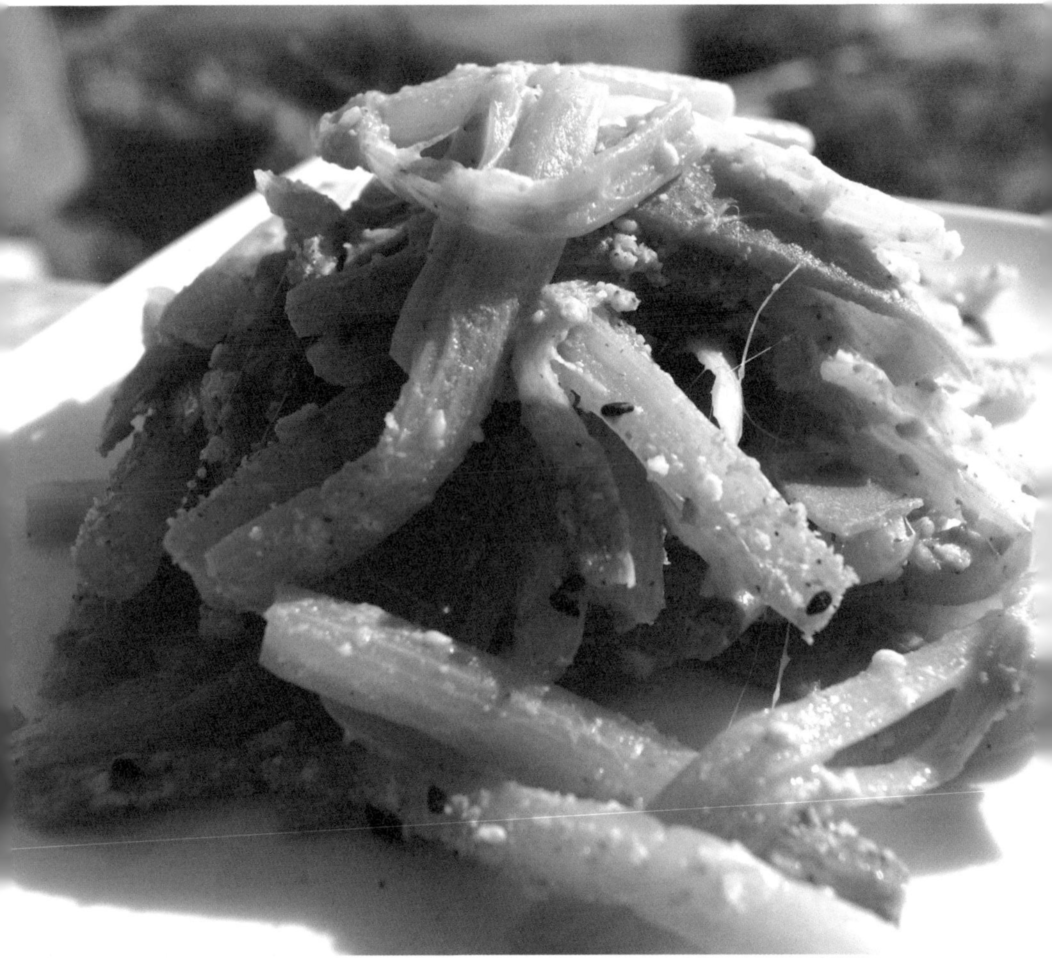

만·들·기

재료: 머위대 한 줌, 다진 마늘, 집 간장, 들기름, 들깨 가루

❶ 머위대는 삶아 껍질을 벗겨 먹기 좋은 길이로 자른다.

❷ 머위대에 마늘, 집 간장으로 간을 하고 달달 볶는다.

❸ 소고기나 건새우를 넣어 볶아도 된다.

❹ 들기름, 들깨 가루를 넣어 마무리한다.

효능·효과

오메가3의 모체가 되는 알파 리놀렌산은 들기름, 올리브유, 카놀라유, 옥수수기름, 콩기름, 면실유 순으로 가장 많이 함유하고 있다. 지방산이 부족한 나물 요리에 들기름을 사용하면 더욱 건강한 식단이 된다. 비타민A의 전구체가 되는 베타카로틴의 흡수를 들깨의 지방산 성분이 돕는다. 비타민A는 시력, 성장 발달, 면역의 세가지 기본적 생리 기능을 유지하기 위해 필요하다.

Recipe #39
태음인에게 좋은
면역 밥상 레시피

취나물

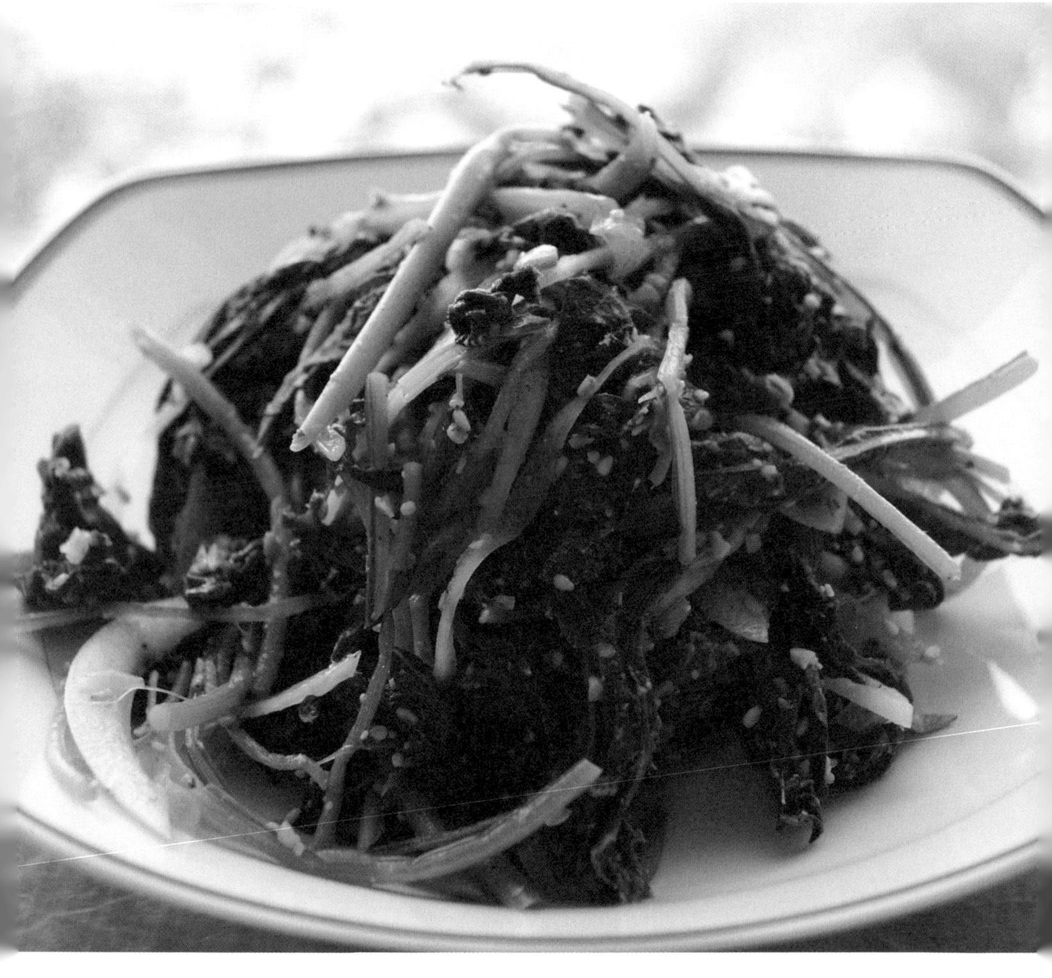

만·들·기

재료: 취나물, 집 간장(된장), 다진 마늘, 다진 파, 참기름, 깨소금

❶ 뜨거운 물에 소금을 약간 넣고 취나물을 삶아준다.

❷ 찬물에 헹구어 준다.

❸ 물기를 꼭 짠다.

❹ 집 간장, 다진 마늘, 다진 파를 넣고 조물조물 버무려 준다.

❺ 집 간장 대신 된장으로 버무려도 맛이 좋다.

❻ 참기름, 깨소금으로 마무리한다.

❼ 마늘을 넣지 않으면 취나물의 본 맛을 느낄 수 있다.

효능·효과

춘곤증에 좋은 봄나물로 취나물, 달래, 냉이, 쑥이 있다. 취나물의 대표적인 효능으로는 체내에 쌓여 있는 염분을 몸 밖으로 배출시키는 것이 있다. 비타민A, 탄수화물, 칼륨, 아미노산의 함량이 많으며, 두통과 감기, 진통 해소에 좋다고 알려져 있다. 취나물은 특유의 맛과 향, 식감으로 밥반찬 및 산채비빔밥의 재료로 사랑받고 있다.

Recipe #40
태음인에게 좋은
면역 밥상 레시피

파래전

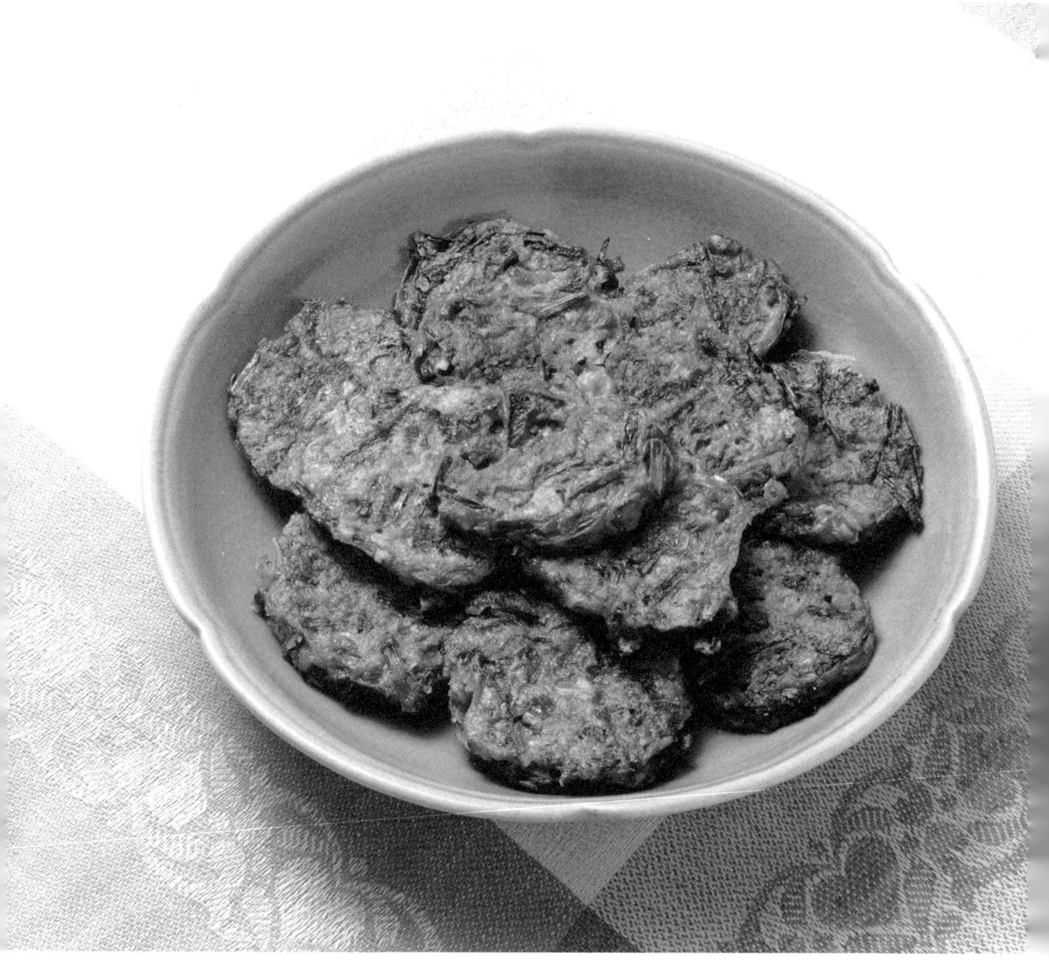

만·들·기

재료: 물파래 500g, 양파, 대파, 다진 마늘, 올리브유, 부침가루, 소금 약간

❶ 파래는 채반을 이용해 깨끗이 씻어 칼로 잘게 썬다.

❷ 양파, 대파는 채로 썬다.

❸ 밀가루를 잘 섞어 다진 마늘을 넣고, 소금으로 간을 한다.

❹ 재료를 넣고 묽어지지 않도록 물은 조금만 넣는다.

❺ 달군 팬에 기름을 두르고 얇게 부치면 쫄깃한 파래전이 완성된다.

효능·효과

파래는 콜레스테롤 저하로 뇌졸중 등 심혈관계 질환을 예방하고 칼슘, 칼륨이 풍부해 뼈, 치아, 골다공증 예방에 도움이 된다. 특히 김보다 칼슘, 칼륨 등 미네랄 성분이 5.4배나 들어 있는 것으로 조사됐다. 파래김은 무기산 등 유해약품을 전혀 사용하지 않아 무공해 친환경 식품으로 꼽히고 있다.

Recipe #41
태음인에게 좋은
면역 밥상 레시피

다슬기 수제비

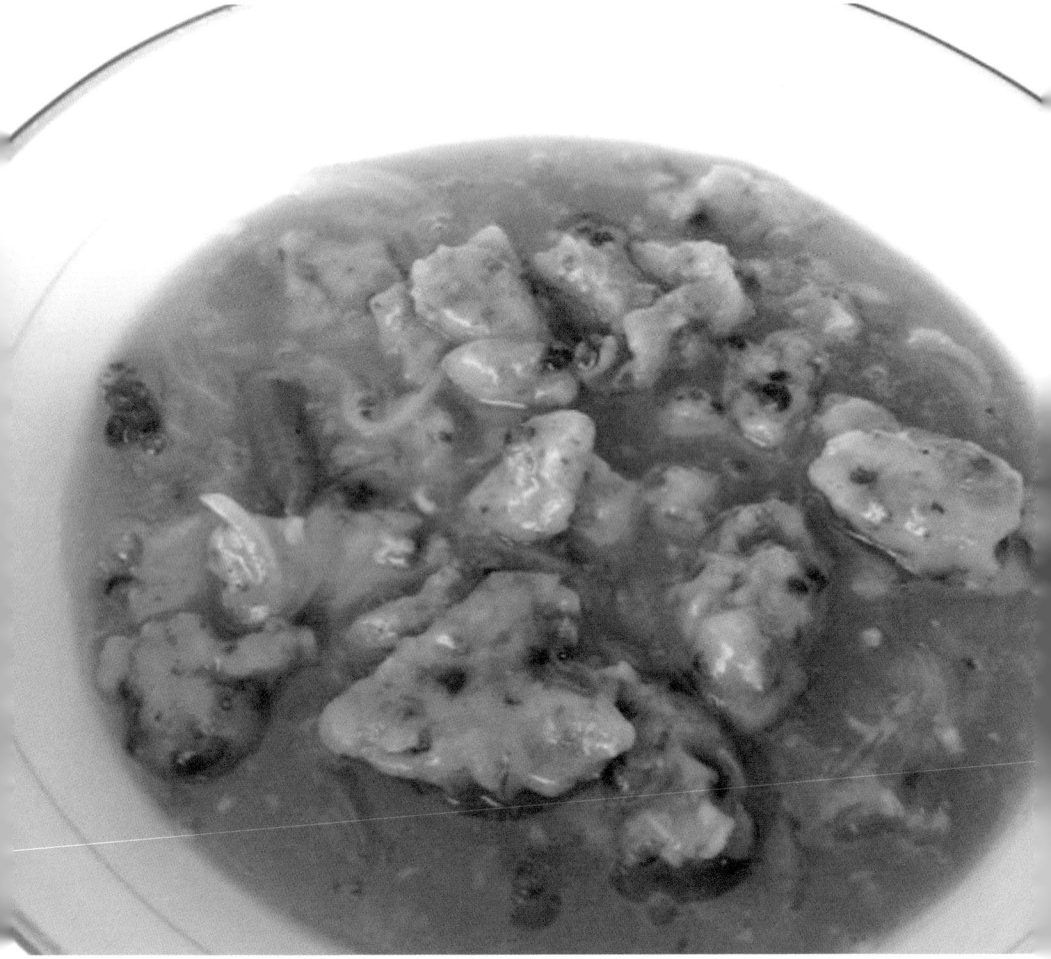

만·들·기

재료: 다슬기, (우리)밀가루, 다시마, 멸치, 식용유, 소금, 호박, 양파, 청양고추, 어슷 썬 파, 다진 마늘

❶ 수제비 반죽은 밀가루와 물 3 : 1 비율 정도로 해준다.
❷ 다슬기, 식용유, 소금을 넣고 물 대신 다슬기 육수를 조금씩 넣으면서 반죽을 많이 치대어 준다.
❸ 30분 정도 냉장고에 넣어둔다.
❹ 다시마, 멸치 육수에 호박, 양파를 넣고 끓으면 반죽을 떼어 넣는다.
❺ 청양고추, 어슷 썬 파, 다진 마늘을 넣고 뜸을 들이다 그릇에 담아 낸다.

효능·효과

다슬기는 국과 무침, 수제비, 비빔밥, 전, 장조림 등 다양한 방법으로 조리해 먹을 수 있다. 아미노산이 많이 들어 있어 간 기능을 회복하는 효능이 있고 숙취 해소 식품으로 애용되며, 피를 맑게 해주는 효능이 있어 두통, 여성 어지럼증, 선혈증에 좋으며 위장병에 좋다. 다슬기 손질은 우선 해감이 가장 중요하다. 3시간 이상 맑은 물에 담근 후 3차례 이상 담갔다 빼야 뻘이 잘 빠진다. 다슬기를 건져 비벼서 깨끗이 씻은 뒤 끓여 육수를 만들 수 있다. 익은 다슬기는 이쑤시개로 빼내어 사용한다.

Recipe #42
태음인에게 좋은
면역 밥상 레시피

멸치볶음

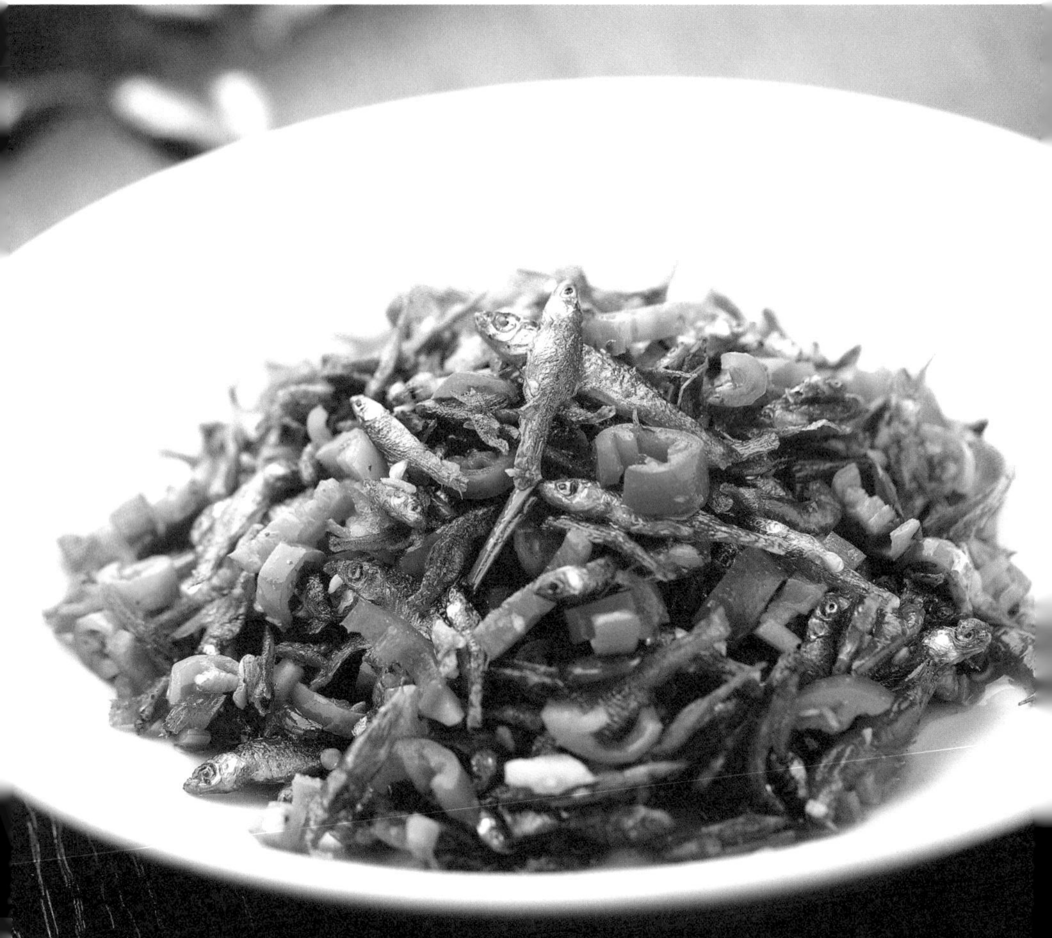

만·들·기

재료: 잔멸치 300g, 다진 마늘, 올리브유, 홍청고추, 조청, 참깨

❶ 올리브유를 두르고 마늘을 익힌 후 멸치를 넣고 볶는다.

❷ 조청이나 물엿을 넣는다.

❸ 홍청고추를 잘게 썰어 넣는다.

❹ 견과류 등을 넣어 함께 조리하면 짠맛을 덜어낼 수 있다.

효능·효과

바다가 주는 최고의 선물이라고 할 수 있을 만큼, 멸치에 풍부하게 함유되어 있는 칼슘 성분은 혈액의 산성화를 막아주고 신경 전달을 원활하게 해주며 갱년기 여성의 골다공증 예방에 좋다. 필수아미노산인 라이신, 메티오닌, 트립토판이 함유되어 있으며 오메가3 지방산이 풍부해 혈관이 막히는 것을 방지해 주어 심장병과 동맥경화 예방에도 효과적이며 신경 안정에도 도움이 된다. 불포화지방산인 DHA와 EPA가 풍부하게 함유되어 있어 뇌세포의 활동을 활발하게 해주어 기억력을 향상시키고, 지능 발달에도 멸치 섭취가 효과적이다.

Recipe #43
태음인에게 좋은
면역 밥상 레시피

명태포전

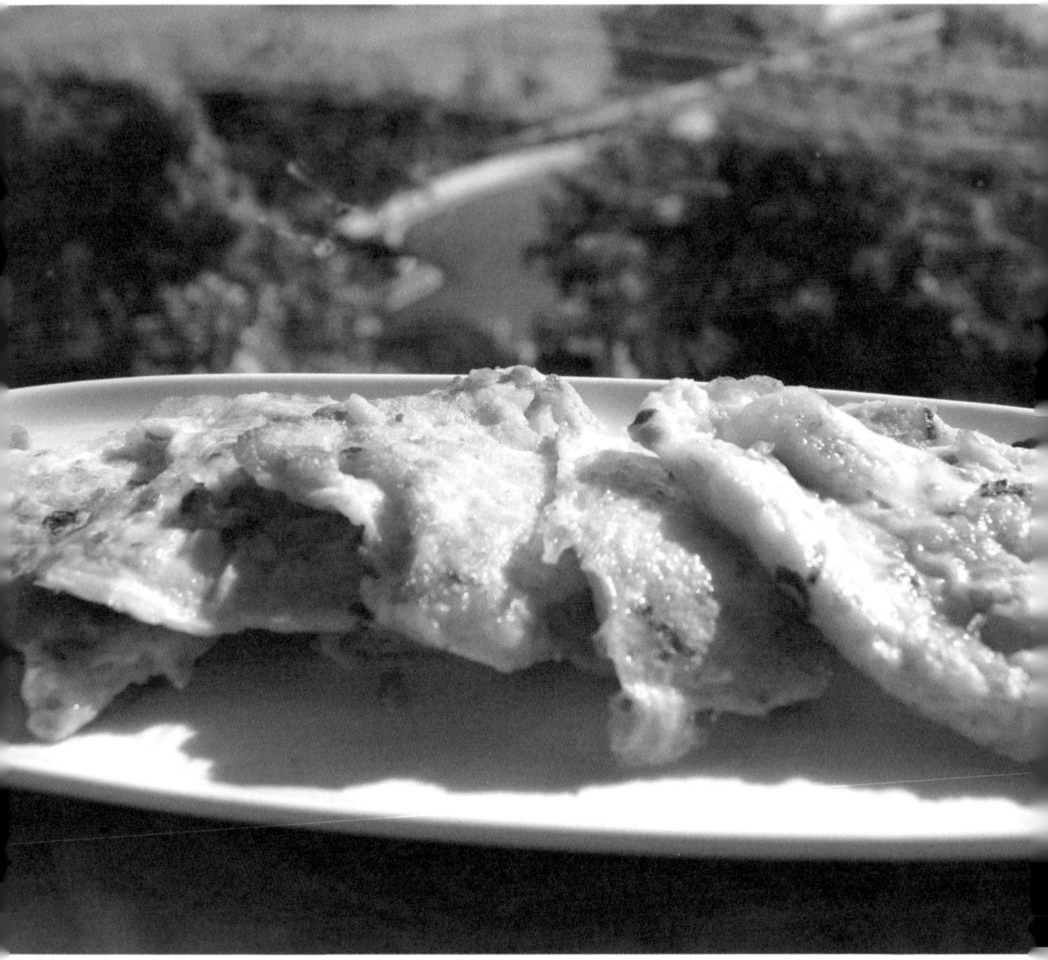

만·들·기

재료: 명태포 300g, 계란 3개, 밀가루, 실파, 당근, 소금

❶ 명태포는 소금을 뿌려 물기를 뺀다.

❷ 계란을 잘 풀고 다진 파, 다진 마늘, 당근을 잘게 썰어 넣는다.

❸ 밀가루를 입힌 명태포에 계란물을 바른다.

❹ 팬에 기름을 두르고 약한 불에 골고루 익힌다.

효능·효과

명태는 식물성 지방인 기름과 단백질인 계란 등과 궁합이 잘 맞는다. 비타민A와 젤라틴이 들어 있어서 눈 건강에 많은 도움이 된다. 알코올 성분을 분해해 주는 작용을 하는 메티오닌, 타우린 성분이 들어 있어 숙취 해소를 해준다. 필수아미노산인 리신과 뇌의 영양소가 되는 트립토판이 들어 있어 성장기 아이들이나 수험생들에게도 참 좋은 생선이다. 가공하는 방법에 따라 이름이 다양하다. 생태, 동태, 황태, 북어, 코다리, 노가리, 금태, 진태 등으로 불린다.

Recipe #44
태음인에게 좋은
면역 밥상 레시피

서리태탕

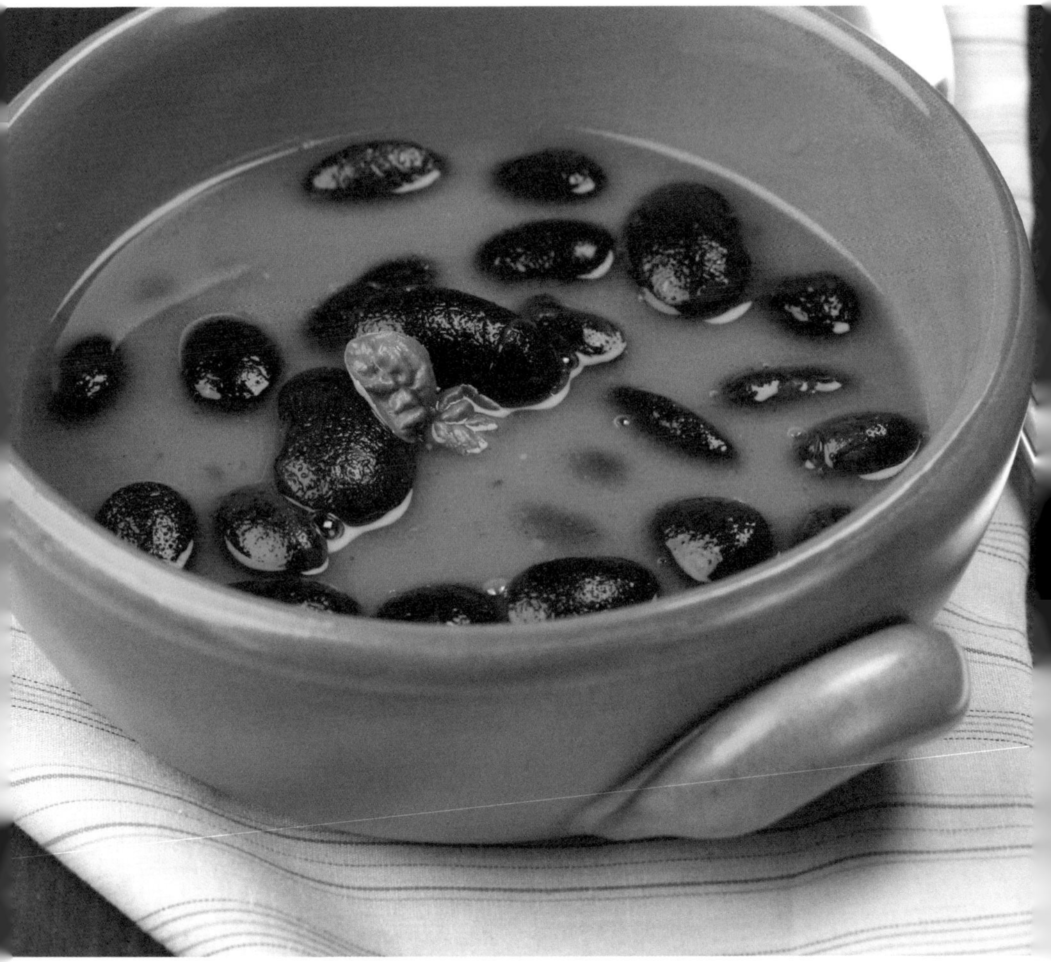

만·들·기

재료: 서리태 반 컵, 무 ⅓개, 구운 은행 15알, 밤 6알
육수: 건표고, 다시마, 멸치
양념: 쌀가루 3T, 집 간장 2T

❶ 서리태는 불려서 절구에 찧어 놓는다.

❷ 무는 비스듬하게 칼로 저민다.

❸ 육수에 콩과 무를 넣고 끓인 후 국간장으로 간을 한다.

❹ 쌀가루는 육수에 개어 준다.

❺ 은행은 구워서 껍질을 벗기고 밤은 4등분한다.

❻ ❸이 끓으면 쌀 갠 물, 은행, 밤을 넣어 익힌다.

효능·효과

서리태에 풍부하게 함유된 불포화지방산은 우리 몸에 축적된 콜레스테롤을 배출해주고 혈액정화 작용을 하기 때문에 고혈압, 고지혈증, 심근경색 등과 같은 심혈관계 질환을 예방하는 데 도움을 준다. 이소플라본은 콜라겐 분해를 억제하여 피부의 탄력을 살려주며 주름이 생기는 것을 막아주고 암세포의 성장과 증식을 억제하는 항암 효과가 있다. 레시틴과 아스파라긴산은 두뇌 활동을 원활하게 해주어 좋은 효능을 발휘한다. 검은콩류에는 일반콩류에 비해 수배가 되는 안토시아닌 성분이 함유되어 있어 강력한 항산화 작용을 한다.

태양인에게 좋은 면역 밥상 레시피

태양인은 간 기능과 소화 기능이 약한 체질이므로 술과 담배는 특히 피해야 하며, 부족한 간장의 기운을 보충해주고 소화가 쉬운 해산물 요리가 제격이다.

태양인 음식: 해물탕, 붕어찜, 낙지연포탕, 메밀국수

체질차: 모과차, 키위주스

해산물: 조개, 해삼, 새우, 굴, 전복, 소라, 문어, 붕어

과일: 포도, 감, 머루, 다래, 앵두

야채: 순채나물, 솔잎

곡류: 메밀

레시피 목록

태양인에게 좋은 면역 밥상 레시피

낙지연포탕

도토리묵

전복죽

모든 체질에 좋은 면역 밥상 레시피

구운 모듬 채소 샐러드

꽁치 죽순조림

가시리된장국

건토란대 오리탕

세발나물

토마토 샐러드

된장

건나물류

케일 장아찌

샐러드 드레싱

Recipe #45
태양인에게 좋은
면역 밥상 레시피

낙지연포탕

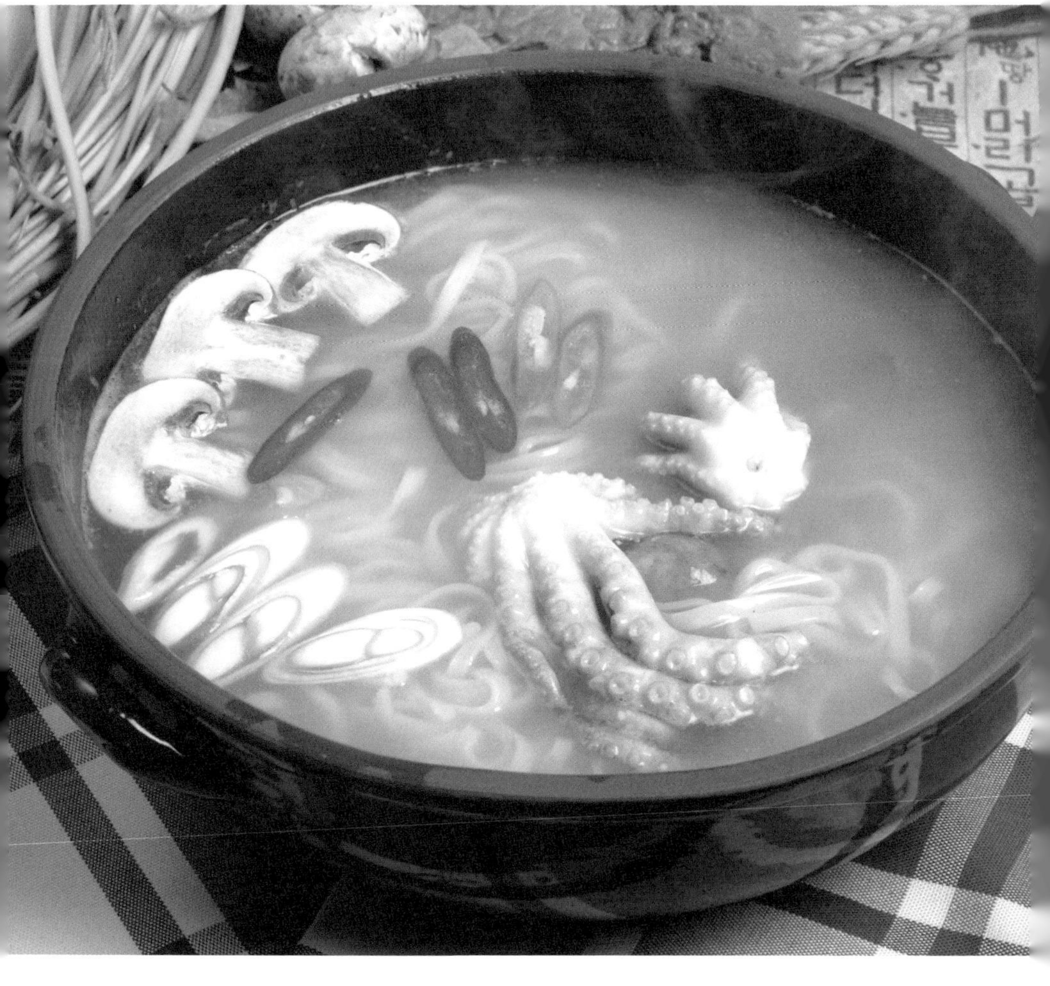

만·들·기

재료: 낙지 3마리, 밀가루 조금, 박 ⅓개, 양파, 다진 마늘, 대파, 미나리 한 줌, 팽이버섯 한 줌
육수: 다시마, 표고, 멸치

❶ 낙지는 머리를 뒤집어 내장을 떼어내고 밀가루로 바락바락 주물러 깨끗이 씻는다.
❷ 박은 씨방을 수저로 파내고 껍질은 감자 필러로 깎아 나박나박 썬다.
❸ 준비한 육수에 박을 넣고 끓인다.
❹ 박이 살짝 익은 후 표고, 양파, 다진 마늘을 넣고 소금 간을 한다.
❺ 낙지를 넣어 살짝 익힌다.
❻ 대파, 미나리, 팽이버섯을 넣고 마무리한다.

효능·효과

낙지의 성분은 주로 베타인이며, 신경을 안정시키는 아세틸콜린을 많이 함유하고 있고 각종 무기질, 양질의 단백질을 많이 함유하고 있다. 오징어와 같이 콜레스테롤을 많이 함유하고 있지만 이를 낮추는 타우린이 들어 있다. 타우린은 황을 포함한 아미노산의 일종으로 시력을 회복시키고 빈혈에 효과적이다.

Recipe #46
태양인에게 좋은
면역 밥상 레시피

도토리묵

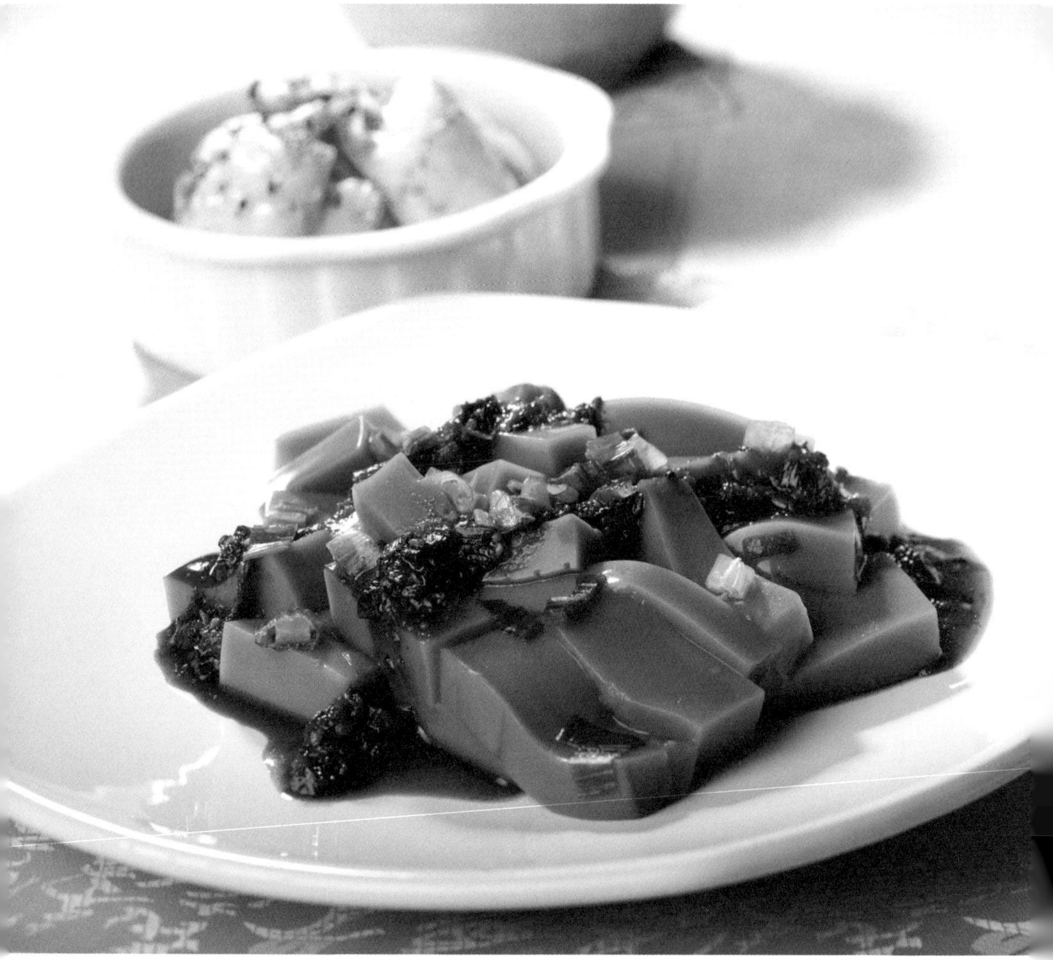

만·들·기

재료: 도토리묵 가루, 소금 약간, 참기름
양념장: 간장, 다진 마늘, 송송 썬 파, 참기름, 깨소금

❶ 도토리묵 가루와 물은 1 : 4로 덩어리가 생기지 않게 잘 저어준다.
❷ 밑이 둥근 냄비를 준비하여 끓인다.
❸ 참기름을 넣고 밑이 눌어붙지 않도록 계속 저어준다.
❹ 농도가 주걱을 들어 올려 흐르지 않고 뚝뚝 떨어질 때까지 중간 불에서 졸여준다.
❺ 밑이 넓은 그릇에 부어 굳힌다.

tip 양념장이나 국, 소스 등에 레몬즙을 넣으면 짠맛을 더 강하게 해주어 간을 적게 하고 나트륨 섭취를 줄일 수 있다.

효능·효과

도토리에 풍부하게 함유되어 있는 아콘산과 탄닌 성분은 인체 내부의 중금속 및 여러 유해물질을 흡수해 체외로 배출시키는 작용을 하고, 몸에 있는 활성산소 제거, 지방흡수 억제, LDL 수치를 낮춰주는 효과, 중성지방 분해 및 혈관 건강 증진 등 성인병 예방 및 항암효과까지 있다. 위와 장을 강하게 하고 설사를 멎게 하며 강장 효과, 피를 맑게 하는 기능이 있으며 무공해 식품으로 열량이 적어 성인병과 비만 예방에 아주 좋은 식품이다.

Recipe #47
태양인에게 좋은
면역 밥상 레시피

전복죽

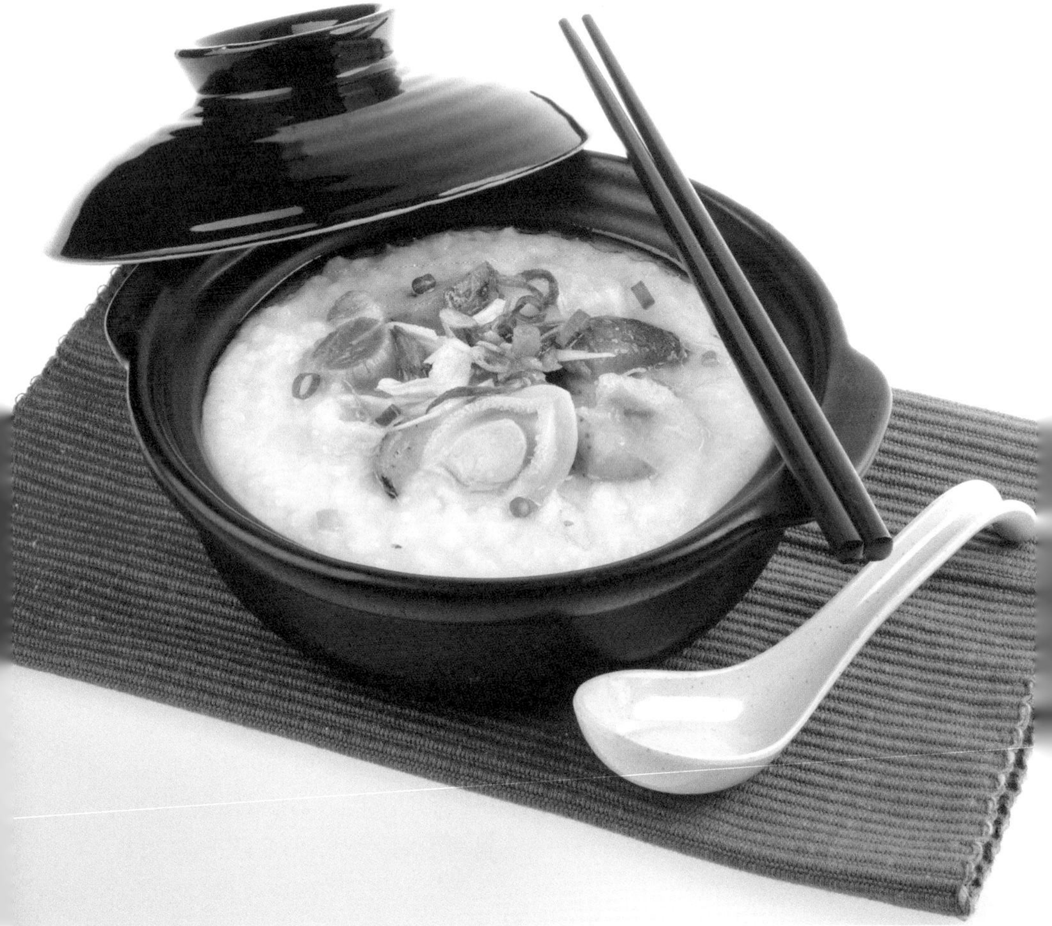

만·들·기

재료: 찹쌀, 전복, 참기름, 천일염

❶ 찹쌀은 충분히 불린다.

❷ 냄비에 참기름을 두르고 찹쌀이 투명해질 때까지 볶은 다음 물을 붓고 끓여준다.

❸ 전복은 깨끗한 솔로 문질러 씻은 뒤 수저로 관자 부분을 떼고 내장은 터지지 않도록 손질한다.

❹ 밥알이 타지 않도록 저어준다.

❺ 걸쭉 해지면 전복과 내장을 넣고 끓인다.

효능·효과

전복은 바다의 산삼이라 불리며 영양학적으로 완전식품에 가깝다. 스테미나 음식으로 많은 사랑을 받고 있으며 환자에게는 기력을 보충해주고 어린이에게는 골격 성장, 치아 건강, 성장 발육 등에 좋다.
또한 콜레스테롤 수치를 낮춰주고, 혈액순환에 좋은 타우린도 함유되어 있다.

Recipe #48
모든 체질에 좋은
면역 밥상 레시피

구운 모둠 채소 샐러드

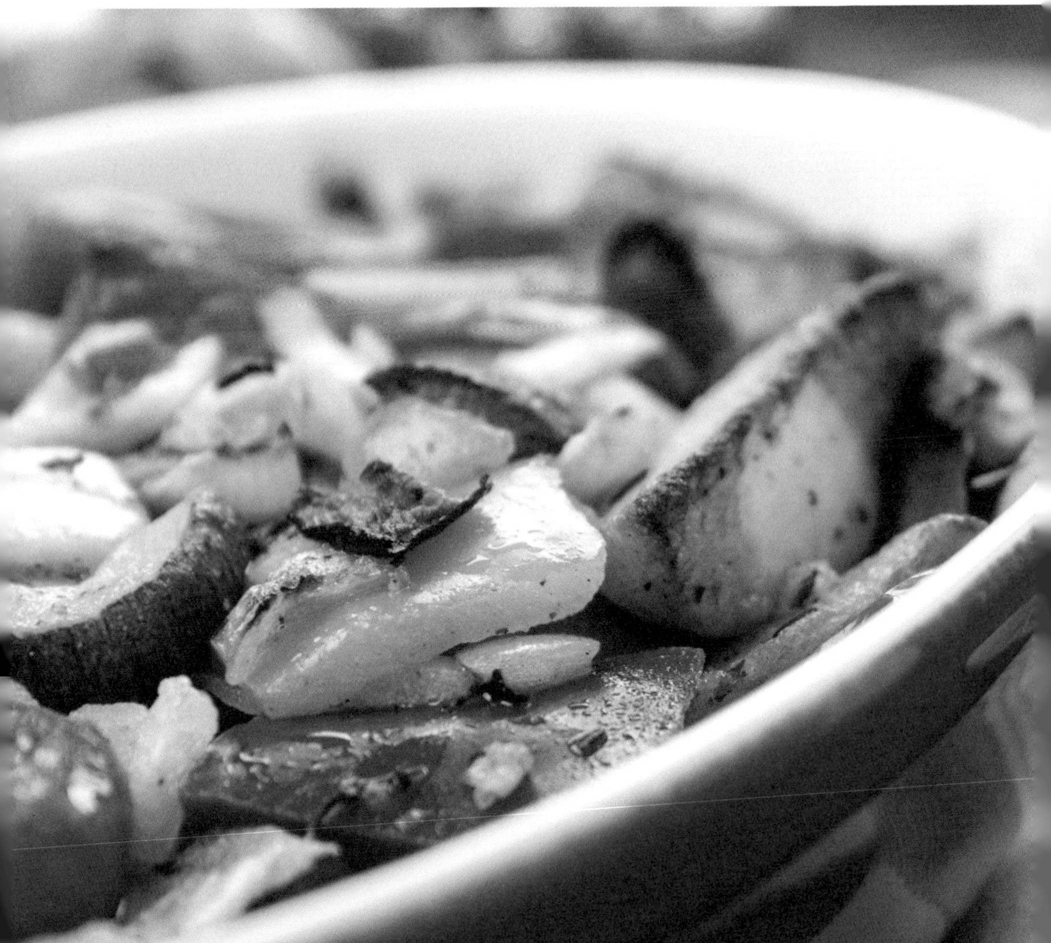

만·들·기

재료: 감자, 양파, 가지, 애호박, 파프리카, 새송이, 파슬리 가루, 올리브유, 꿀

❶ 감자, 가지, 호박은 반달 모양으로 썰고 양파는 깍둑썰기 한다.

❷ 새송이는 2등분하여 얇게 썬다.

❸ 감자는 팬에 기름을 두르고 살짝 익힌다.

❹ 가지, 애호박, 새송이는 소금 간을 한다.

❺ 180도로 예열된 오븐에 10분 정도 익힌다.

❻ 발사믹 식초를 넣어 살살 버무리고 파슬리 가루를 솔솔 뿌린다.

*** 발사믹 소스 만들기**

발사믹 식초 1 : 올리브유 1 : 꿀 1~5로 식성에 맞게 맞추어 만든다.

효능·효과

가지 속에 들어 있는 폴리페놀 성분이 암 발생을 억제하고 가지의 차가운 성질이 열을 내려준다. 감기에 걸렸을 때 가지를 복용하면 해열 효과가 있다. 가지는 특별히 장기능을 도와주는 효능이 있어 꾸준히 섭취하면 독성 물질을 배출하고 풍부한 식이섬유로 인해 변비개선에도 도움이 된다.

꽁치 죽순조림

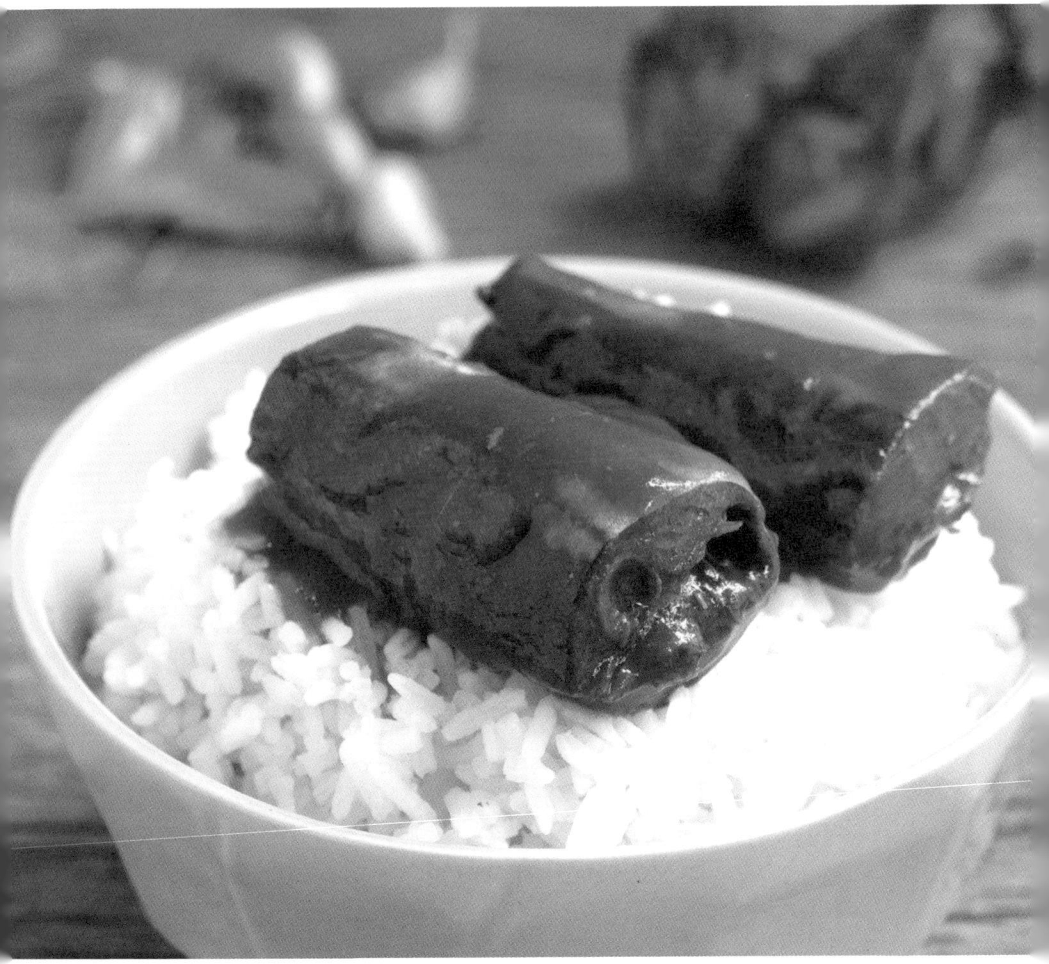

만·들·기

재료: 꽁치 1마리, 감자 2개, 죽순 400g, 청양고추 1개, 양파 ½개
양념: 물 2컵, 간장 1T, 고춧가루 1T, 고추장 1T, 생강즙 조금, 매실청 1T, 후춧가루

❶ 꽁치는 내장을 제거하고 깨끗하게 씻어 놓는다.
❷ 죽순은 냉동 상태 그대로 끓는 물에 삶아, 먹기 좋은 크기로 찢는다.
❸ 감자는 껍질을 벗기고 적당한 크기로 자른다.
❹ 냄비 바닥에 죽순, 감자를 깔고 물 1컵 반을 부어 끓인다.
❺ 끓기 시작하면 꽁치를 넣고 남은 양념을 끼얹고, 양파와 고추를 넣고 감자와 꽁치가 익을 때까지 졸여 준다.
❻ 양념을 꽁치에 끼얹어 준다.
❼ 대파를 넣고 한소끔 끓여준다.

효능·효과

꽁치는 고등어, 정어리, 전갱이와 함께 등푸른생선 중 하나로, 불포화지방산인 EPA 성분이 들어 있어 혈관 내 콜레스테롤 수치를 낮추는 데 도움을 준다. 인체 내에 꼭 필요한 영양소인 DHA, 비타민E, 비타민A, 셀레늄이 풍부하고 붉은 살 부분에는 악성 빈혈을 예방해 주는 비타민B12도 다량 함유되어 있고 나이아신, 칼슘, 철분, 오메가3가 풍부해 혈관질환인 고혈압, 당뇨 등 성인병 예방에 좋은 식품이다.

Recipe #50
모든 체질에 좋은
면역 밥상 레시피

가시리된장국

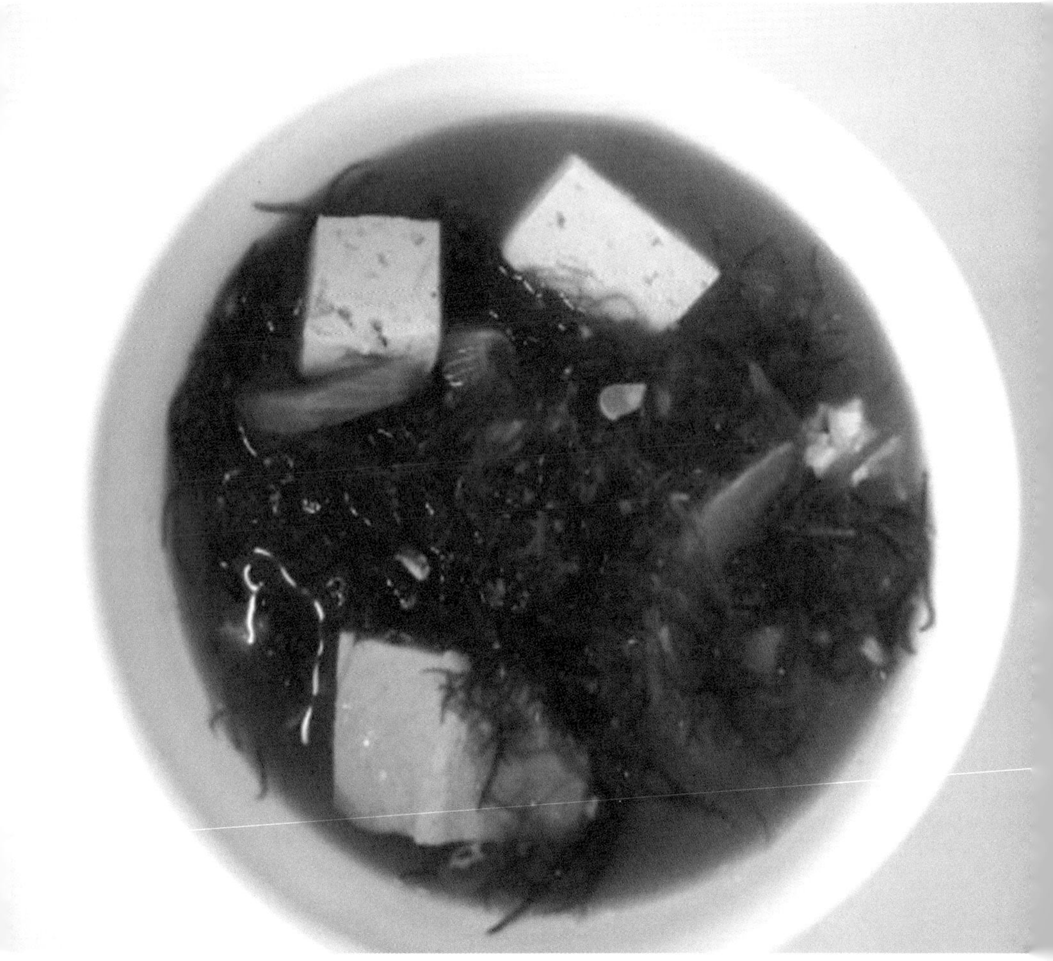

만·들·기

재료: 가시리 한 줌, 마른 표고버섯 3개, 다시마, 두부 ½모, 된장 조금

❶ 마른 표고버섯과 다시마를 물에 20분 정도 담가 우려낸다.

❷ 불린 표고버섯을 곱게 채 썰어 넣는다.

❸ 육수에 된장을 푼다(거름망에 거른다).

❹ 두부는 작게 썰어 넣는다.

❺ 가시리는 먹기 직전에 넣는다.

효능·효과

우뭇가사리의 재료인 가시리는 콜레스테롤 수치를 낮춰주어 다이어트에 좋은 식품이며 칼슘, 철분, 미네랄, 비타민, 식이섬유가 다량 함유되어 있다.

건토란대 오리탕

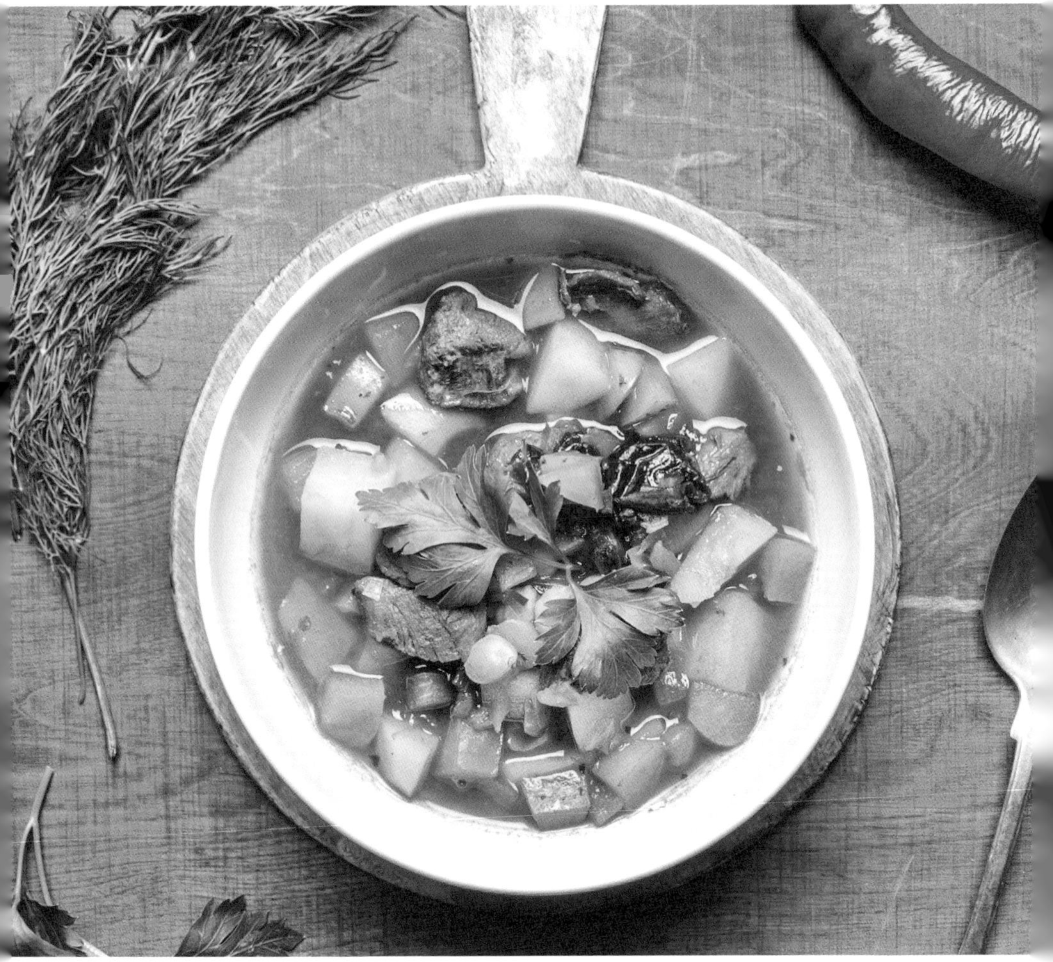

만·들·기

재료: 오리 1마리, 양파 ½개, 다시마, 디포리, 삶은 토란대 두 줌, 미나리 한 줌, 건고추 50g, 풋고추 50g, 다진 마늘 2T, 된장 200g, 들깨 100g, 생강 20g, 청주, 어슷 썬 대파

❶ 오리는 깨끗이 손질하고 살짝 삶아 찬물에 씻어놓는다.

❷ 토란대, 미나리, 대파는 깨끗하게 손질하여 4cm 길이로 썰어놓는다.

❸ 다시마, 디포리는 국물을 우려낸 후 건져내고 된장을 풀어 ❶의 오리를 넣는다.

❹ 들깨, 건고추는 분쇄기에 갈아서 체에 걸러낸 후 ❸에 넣는다.

❺ 오리에 삶은 토란대를 넣고 20분 정도 더 끓여준다.

❻ 마지막으로 양파, 미나리, 대파를 넣고 한소끔 끓이고 간을 맞춘다.

tip 봄에 제철인 머위대를 넣어 끓여도 맛이 좋다.

효능·효과

오리는 성질이 서늘하여 몸에 열이 많을 때 먹으며, 몸에 열이 많으면서 허약한 사람의 몸을 보강해서 기침을 그치게 하고, 오장육부의 기운을 고르게 하고, 소변을 잘 나오게 한다. 오리 고기는 음식을 많이 먹어도 살이 찌지 않게 하고, 위 기능을 활발하게 한다. 오리 알은 영양부족 때, 몸이 허약할 때에 먹는다.

Recipe #52
모든 체질에 좋은
면역 밥상 레시피

세발나물

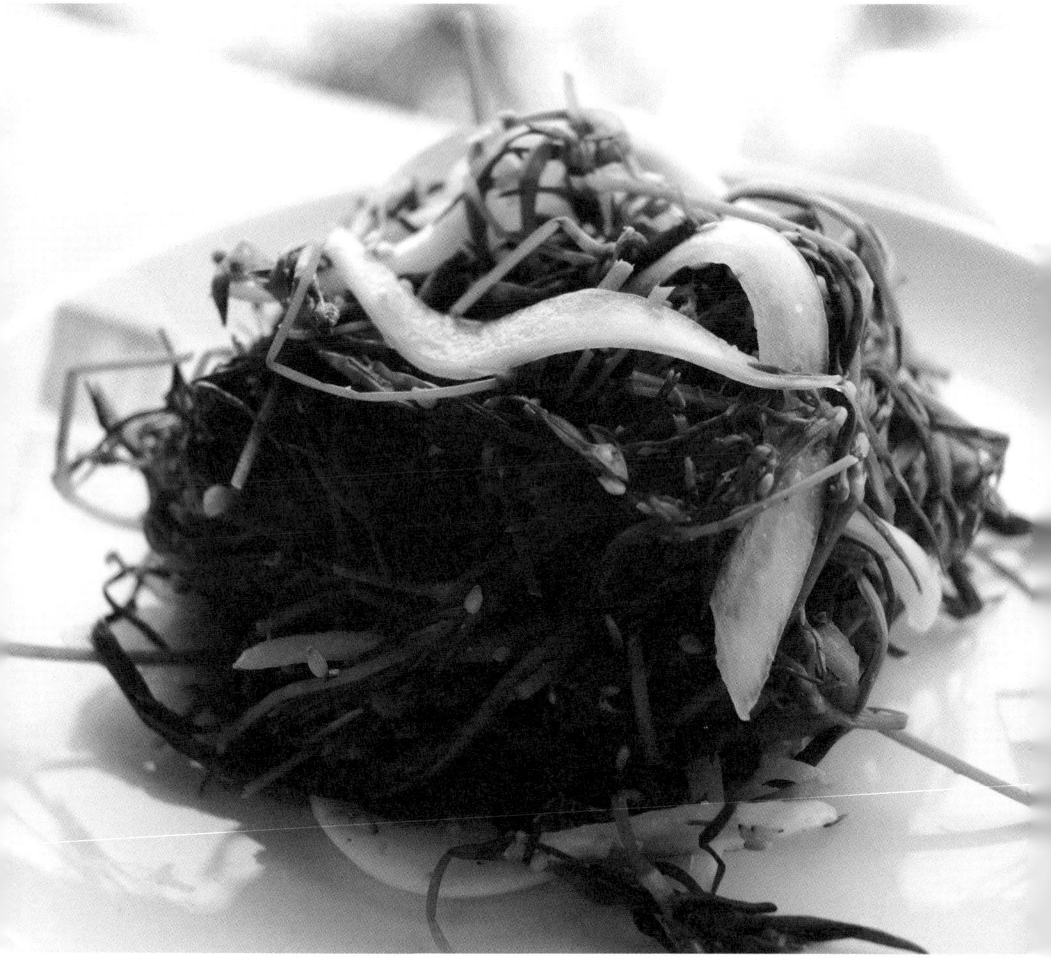

만·들·기

재료: 세발나물 한 줌, 양파, 당근, 송송 썬 대파, 다진 마늘, 참기름, 참깨

❶ 세발나물의 뻣뻣한 줄기는 잘 다듬는다.

❷ 끓는 물에 소금을 넣고 살짝 데쳐 찬물에 헹구어 물기를 짠다.

❸ 양파, 당근은 채 썬다.

❹ 양념이 잘 들도록 참기름을 넣고 버무려 준다.

❺ 세발나물은 무침, 겉절이, 부침, 즙, 차, 된장무침 등 다양하게 조리할 수 있다.

효능·효과

세발 나물은 갯벌의 염분을 먹고 자라는 염생 식물이다. 예전에는 소금 생산과 벼농사를 방해하는 잡초 정도로 대접을 받았다 한다. 그러나 요즘 성인병에 효능이 있다는 사실이 알려지면서 건강식으로 새롭게 조명받고 있다. 칼슘은 호박보다 6.4배, 고추보다 21.8배가 많으며 인의 경우도 호박의 2.2배, 딸기의 3.8배가 많으며 마그네슘의 경우 피망보다 약 6.4배, 토마토보다는 16.2배가 많다고 한다. 세발나물의 효능에 대한 연구도 활발히 진행되고 있으며 당뇨 및 비만을 예방할 수 있는 글루카곤 유사 펩티드(GLP-1)가 있음이 확인되어 주목을 받았다.

토마토 샐러드

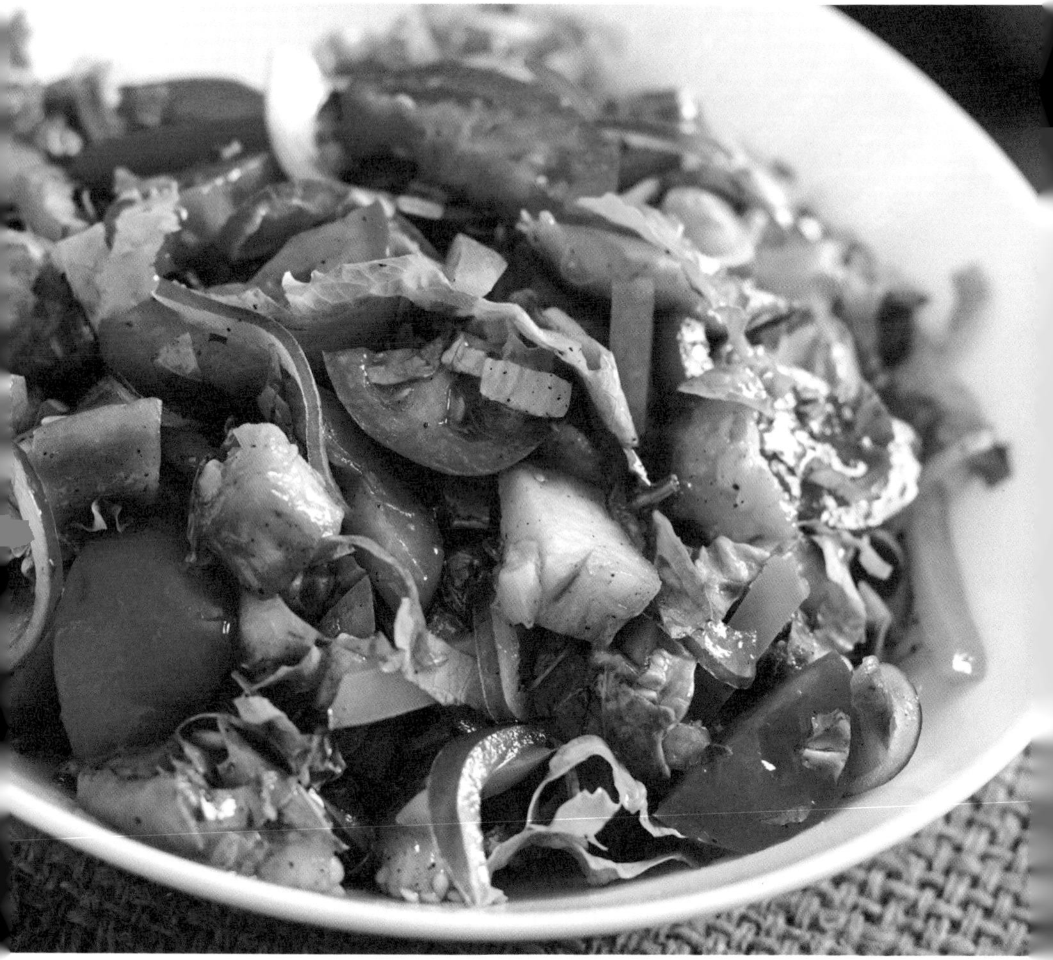

만·들·기

재료: 토마토 2개, 양송이 5개, 적양파 1개, 주황&빨간 파프리카 1개씩, 채소 약간
소스: 발사믹 식초 3T, 올리브유 3T, 다진 양파 2T, 다진 마늘 ½T, 레몬즙 1T, 파슬리 약간, 소금 약간, 꿀 1T

❶ 토마토는 십자로 칼집을 내어 끓는 물에 데친다.

❷ 껍질을 벗기고 먹기 좋은 크기로 자른다.

❸ 양송이는 4등분하여 기름을 두르고 살짝 볶는다.

❹ 적양파는 채로 썰고, 파프리카도 씨를 빼고 채로 썬다.

❺ 채소도 짧게 썰어 모든 재료를 모아 소스에 살살 버무린다.

❻ 식초나 꿀은 입맛에 맞추어 적당량 가감한다.

효능·효과

미국 〈타임스〉가 선정한 세계 10대 슈퍼 푸드 중 하나인 토마토에는 리코펜 성분이 들어 있어 강력한 항산화 물질로 노화 방지, 암 예방에 효과가 좋다고 한다. 전립선 암을 예방하는 데 탁월한 효과가 있다고 하는데 리코펜 성분은 전립샘 DNA 손상을 개선하고 해독 작용을 활성화 시키며 유해물질을 감소시킨다고 한다. 리코펜 성분은 지용성으로 기름과 함께 섭취하면 체내 흡수율을 4배 정도 높일 수 있다고 한다. 비타민P의 일종인 루틴을 함유하고 있어서 모세혈관을 강화하고 혈압을 내리는 작용을 해 고혈압, 동맥경화에도 좋은 효과가 있다. 토마토에 들어 있는 사과산, 구연산은 피로 회복을 돕고 소화를 촉진시켜 위장 장애에도 도움이 되며 육류 섭취로 인한 체내 산성화도 방지한다고 한다. 토마토는 익히거나 열을 가하면 영양 성분의 흡수율이 높아지기 때문에 다양하게 요리를 해서 먹으면 맛과 영양 두 가지를 충족할 수 있다.

Recipe #54
모든 체질에 좋은
면역 밥상 레시피

된장

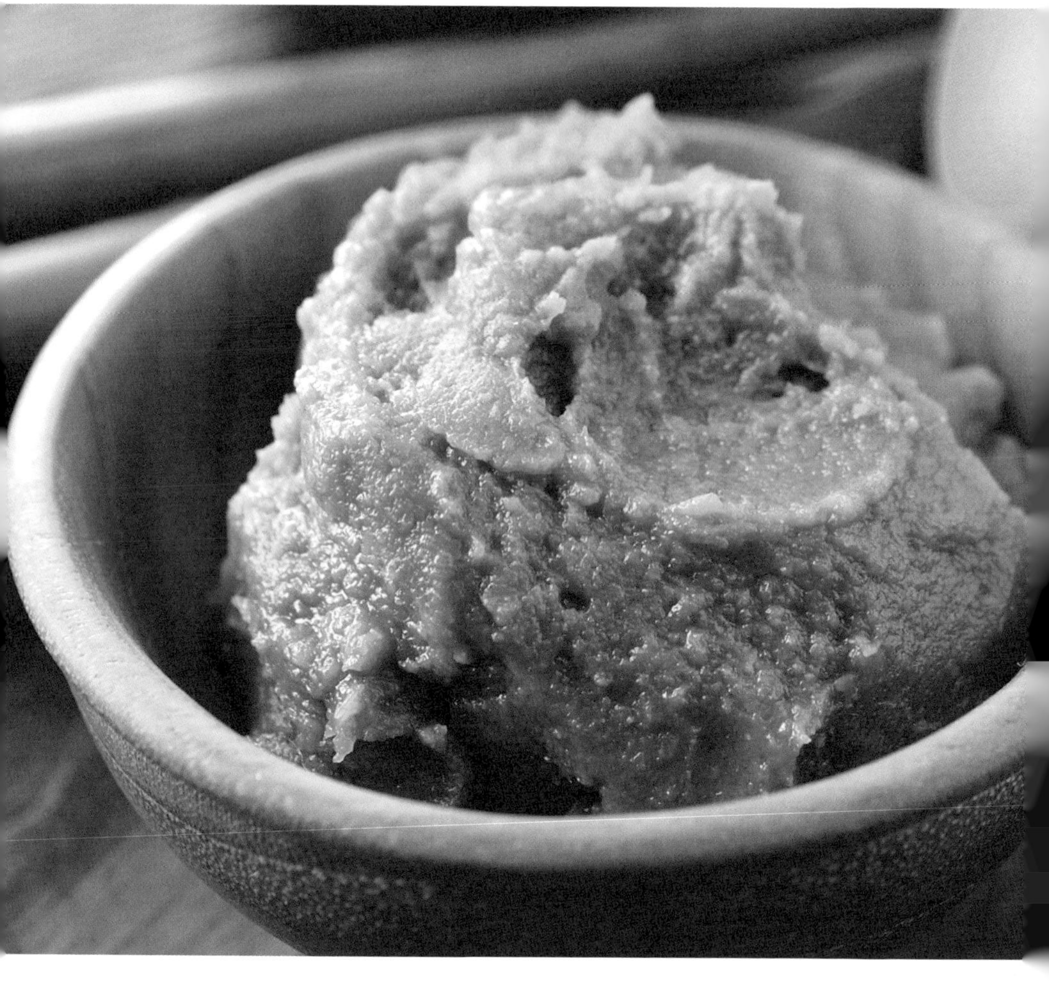

효능·효과

한국을 대표하는 발효식품인 된장은 항암 작용이 우수하고 세계적으로 그 우수성을 인정받고 있다. 된장은 납두균, 레시틴 등의 성분을 포함하고 있어 뇌를 건강하게 하고 콩 속에 들어 있는 이소플라본 성분이 체내에서 여성호르몬의 에스트로겐과 같은 작용을 하여 갱년기를 겪고 있는 여성에게 찾아오기 쉬운 골다공증을 예방하는 데 도움이 된다. 최근에는 여러 연구를 통해 된장이 암을 예방하는 데 도움이 된다는 사실이 밝혀졌다. 암세포를 가진 쥐에게 된장을 먹인 결과 먹이지 않은 쥐에 비해 암 조직의 무게가 약 80%나 감소하였다는 놀라운 결과가 나왔다.

검게 변한 된장의 비밀

된장의 색이 검게 변하면 된장이 상했다고 여기는 경우가 종종 있다. 하지만 된장의 색이 변하는 것은 자연에서 일어나는 노화 현상과 비슷하다.

장류의 갈변은 주성분인 단백질의 아미노산과 탄수화물의 당류가 서로 반응하여 형성된 갈색의 멜라노이딘 색소로 인해 생기는 것이다.

발효 숙성이 진행됨에 따라 덜 익은 황금색에서부터 가장 식욕을 자극하는 약간 어두운 노란색을 거쳐 갈색으로 점차 변화하게 되는 자연스러운 현상이다.

된장의 갈색 색소인 멜라노이딘 색소는 인체에 유익한 작용을 하는데, 체내 내당성을 개선하고 트립신 저해작용 등으로 당뇨병의 예방이나 개선에 효과가 있으며, 위암을 발생시키는 니트로소아민의 생성 감소 및 유산균 증식 효과, 과잉 섭취된 철 성분과 체내 결합 방지, 유리기 발생에 의한 세포막 확산 방지 등의 다양한 작용을 한다.

Recipe #55
모든 체질에 좋은
면역 밥상 레시피

건나물류

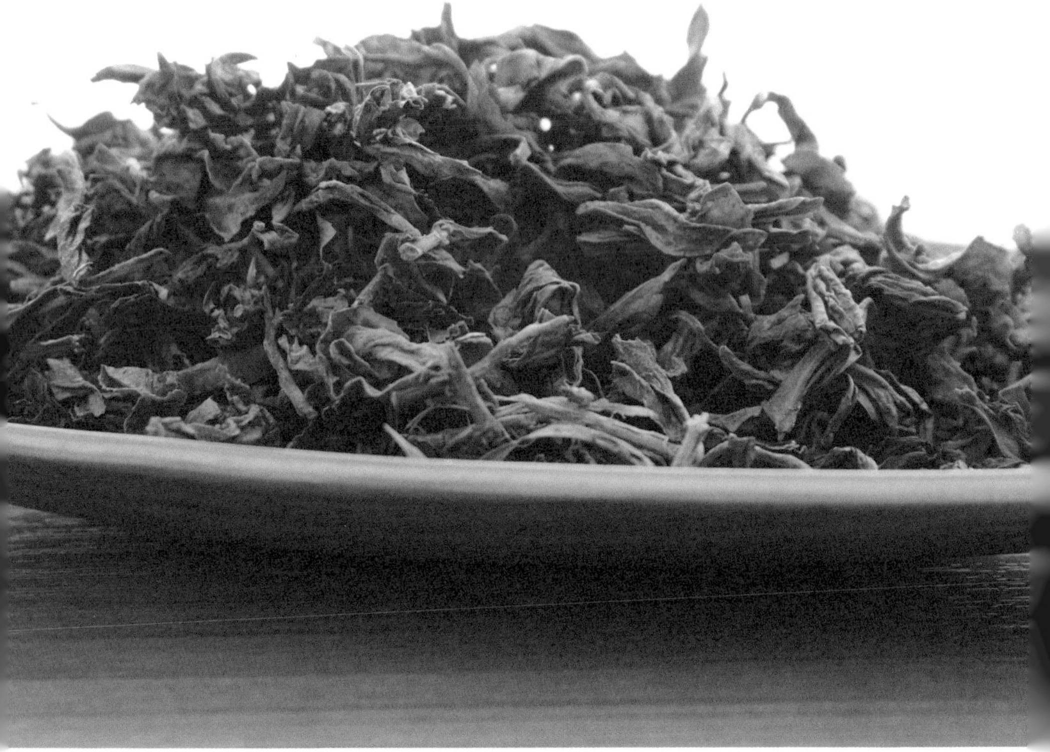

만·들·기

재료: 집 간장, 다시마 육수(멸치 육수), 다진 마늘, 대파, 들기름

집 간장, 다시마 육수(멸치 육수), 다진 마늘, 송송 썬 대파, 들기름 그리고 입맛에 따라 들깨 가루를 넣으면 풍미를 더할 수 있다. 비타민D가 풍부한 건나물에 들기름을 넣고 볶아 먹으면 비타민의 흡수를 도우며 고소하고 맛있는 반찬이 된다.

효능·효과

들기름에는 불포화 지방산이 많이 함유되어 있어 혈중 콜레스테롤 수치를 감소시켜 주어 동맥경화 예방에 도움이 되며 오메가3 함유량이 기름 중 가장 많이 들어있어 성장기 어린이들의 두뇌 발달 이나 노년의 치매 예방에도 도움이 된다.
시래기는 철분이 풍부해 빈혈 예방에 좋고, 비타민, 미네랄, 칼슘, 식이섬유가 들어있어 위와 장에 오랫동안 머물게 됨으로 포만감을 느끼게 해주어 비만을 예방하고 나쁜 콜레스테롤을 떨어뜨려 고지혈증이나 동맥경화 예방에 효과적이다.

Recipe #56
모든 체질에 좋은
면역 밥상 레시피

케일 장아찌

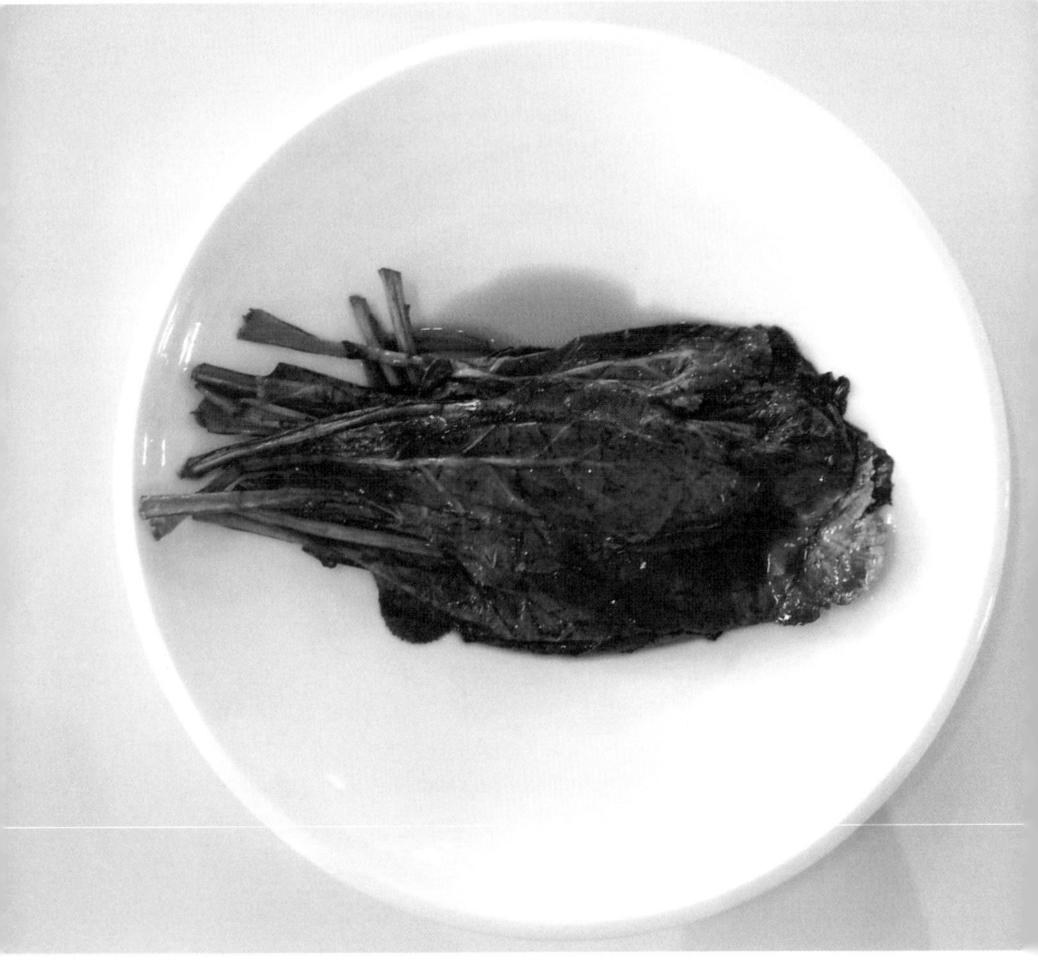

만·들·기

재료: 케일

양념: 간장 1 : 식초 0.7 : 매실액 ½ : 설탕 ½ : 다시마 육수 1 ½

❶ 육수에 간장 매실액, 설탕을 넣고 끓인다.

❷ 불을 끄고 육수가 식은 후 식초를 섞는다.

❸ 깨끗하게 씻어 물기를 빼놓은 케일을 적당한 통에 잘 잠기도록 무거운 것으로 눌러놓는다.

❹ 실온에 하루 정도 두었다 냉장 보관한다.

효능·효과

짙은 녹색을 띠는 케일은 비타민A와 C, 칼슘이 풍부하고 단백질 또한 함유되어 있다. 베타카로틴이 당근의 3배, 비타민A가 시금치의 7배에 달하고 식이섬유 함량은 녹색 채소 중에 최고이다. 칼슘의 함량도 100g당 320mg으로 우유의 104mg보다 많아 골다공증 예방에 탁월하며 성장기 어린이에게 아주 좋은 식품이다. 케일은 빈 속에 먹으면 속이 쓰릴 수 있고 갑상선 기능이 떨어져 있거나 신장질환을 앓고 있는 사람은 많은 양의 섭취는 금해야 한다.

샐러드 드레싱

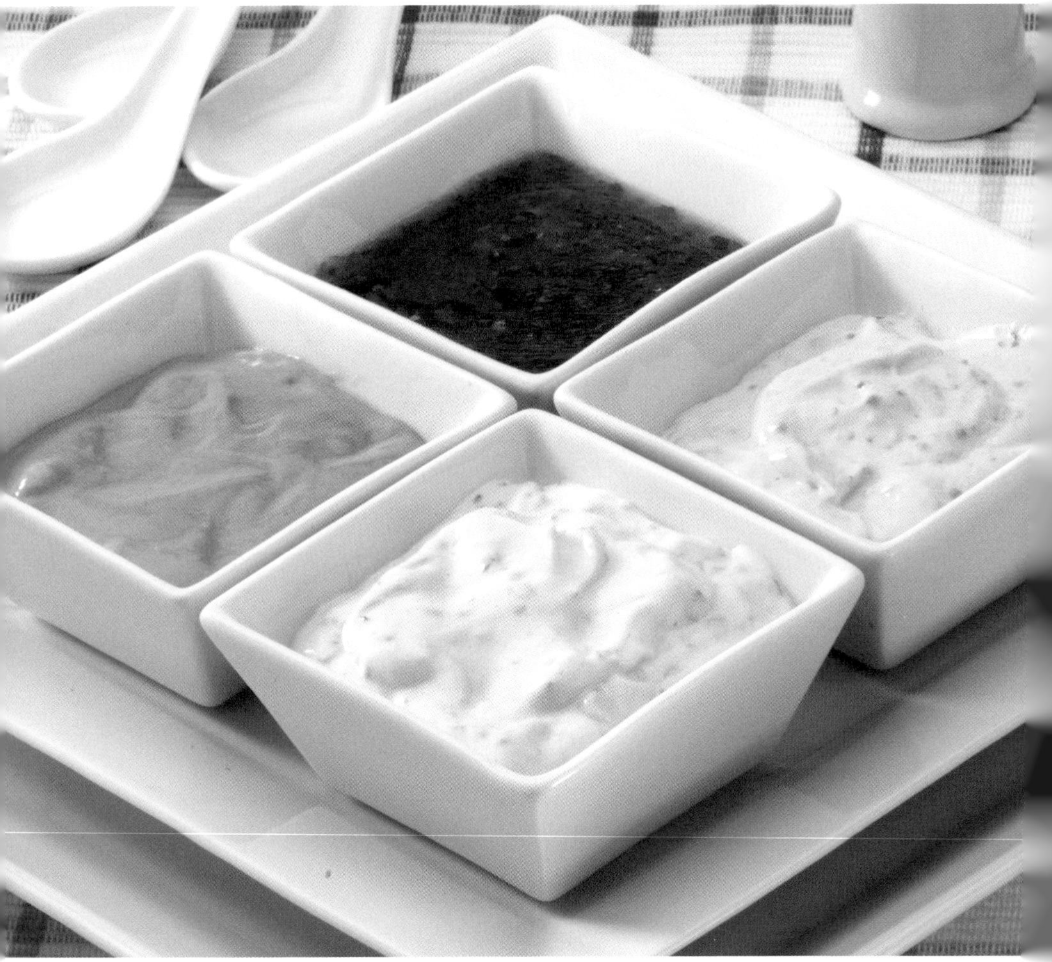

만·들·기

과일 드레싱

재료: 파인애플 ¼개, 배 ¼개, 양파 ¼개, 올리브유 3T, 피클 2T, 식초 1T, 꿀 1T, 소금 약간

* 주재료 파인애플만 바꿔 넣어주면 다양한 드레싱이 만들어진다.

(키위, 바나나, 사과, 오렌지, 망고, 토마토, 멜론, 딸기, 레몬 등)

견과류 드레싱

재료: 아몬드 반 컵, 두유 100ml , 올리브유 3T, 꿀 1T, 레몬 ¼ , 소금 약간
레몬은 식초 물에 담갔다 씻어 껍질을 함께 사용한다.

* 두유가 없으면 마요네즈 사용

* 주재료 아몬드만 바꿔 넣어주면 고소한 드레싱을 맛볼 수 있다.

(땅콩, 캐슈넛, 호두, 참깨, 검정깨, 들깨 등)

요거트 드레싱

재료: 요거트 ½컵, 우유 ½컵, 식초 1T, 올리브유 1T, 꿀 1T, 소금 약간
우유 1000ml, 불가리스 1개를 나무 숟가락으로 잘 저어 전자렌지에 2분동안 돌린 후 12시간 동안 상온에 두면 만들어진다.

간장 드레싱

재료: 간장 2T, 발사믹 식초 1T, 올리브유 2T, 꿀 2T

부록

황칠 이야기

황칠나무는 두릅나무과의 다년생 상록활엽수로, 유일하게 우리나라에서 자생하는 한국고유수종이다. 국제학명은 '만병통치나무'를 뜻하는 '덴드로 파낙스'이며, 3대 파낙스 계열인 인삼(Panax Ginseng), 가시오가피(Acanthopanax), 황칠나무(Dentropanax) 중 최고봉이라 할 수 있다. 인삼나무 또는 산삼나무라 불리기도 하고, 황칠나무 수피에서 추출한 수액을 황칠이라 하는데 천연 도료로써 놀라운 약리 작용과 은은한 안식향을 풍기기 때문에 대대로 귀하게 쓰였으며, 채취나 정제법이 까다롭고 구하기가 힘들어 일반인들은 접근조차 못했다고 한다.

명문병원에 자리잡은 황칠나무

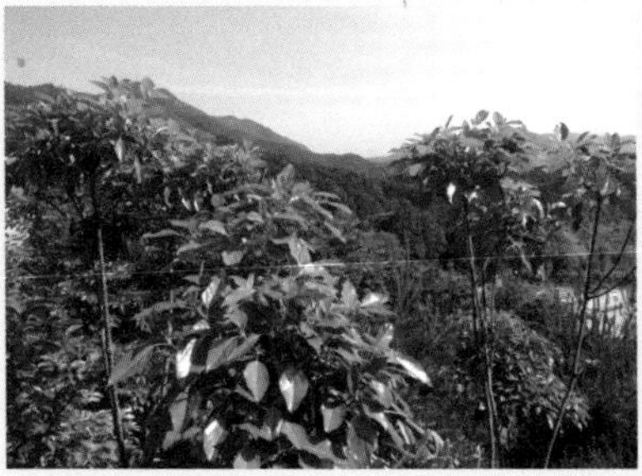

무등산 끝자락을 바라보며 서 있는 황칠나무

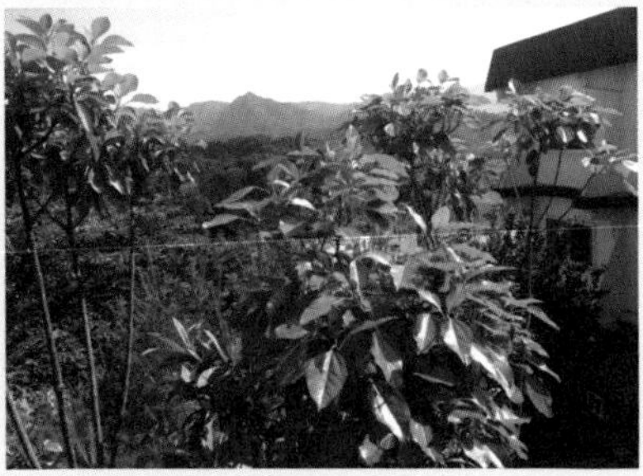

본초강목에 따르면 황칠나무의 맛은 달고 성질은 따듯하며 항암 작용, 항산화, 정혈, 신경 안정작용이 있으며, 면역력 강화, 경조직(뼈와 치아) 재생, 간 기능 개선, 부종 완화, 안식향, 통증, 혈액순환 촉진, 중풍, 편두통, 관절염 등에 좋은 효과가 있다.

피로가 풀리고 남성은 신장 강화, 풍습성으로 인한 반신불수, 사지마비동통에 유효하며, 여성에게는 생리 불순을 해소하는 효능이 있다.

다산이 유배생활을 했던 강진은 인근의 해남, 완도 등과 함께 황칠나무의 주산지이다. 특히 완도를 근거지로 활약했던 해상왕 장보고의 수출 물품 중에서 가장 고가였던 황칠은 다산의 이목을 끌만했다.

'완주(완도)의 황칠은 맑기가 유리 같아
그 나무가 진기한 것 천하가 다 알고 있지
작년에 임금께서 세액을 경감했더니
봄바람에 밑둥에서 가지가 또 났다네'

– 탐진촌요(耽津村謠) 중 제8수

귀한 조공품인 황칠의 징수를 둘러싸고 백성들의 고통이 심했던 것은, 당시 호남 위유사 서용보가 정조 임금에게 올린 글에서도 확인할 수 있다.

'근년 이래로 나무의 산출은 못한데 추가로 징수하는 것이 해마다 늘어나고 고관에게 바칠 즈음에는 아전들이 농간을 부리고 뇌물을 요구하는 일이 날로 더 많아지니 실로 지탱하기 어려운 폐단이 되고 있습니다.

과외로 징수하는 폐단은 엄격히 조목을 세워 일체 금단해서 영원히 섬 백성들의 민폐를 제거하는 것이 마땅할 것입니다.'

– 조선왕조실록 정조 18년(1794) 12월 25일

'그대 못 보았더냐!
궁복산 가득한 황칠나무를
금빛 액 맑고 고와 반짝반짝 빛이 나네
껍질 벗겨 즙을 받기 옻칠 하듯 하는데
아름드리 나무에서 겨우 한 잔 넘칠 정도
상자에 칠을 하면 검붉은 색 없어지니
잘 익은 치자 물감 이와 견줄소냐
서예가의 경황지*가 이로 인해 더 좋으니
납지,* 양각* 모두 다 무색해서 물러나네
이 나무 명성이 자자해서
박물지에 왕왕이 그 이름 올라 있네
공남으로 해마다 공장(工匠)에게 옮기는데
서리들의 농간을 막을 길 없어
지방민이 이 나무 악목이라 여기고서
밤마다 도끼 들고 몰래 와서 찍었다네
지난 봄 조정에서 공납 면제 해준 후로
영릉에 종유 나듯* 신기하게 다시 나네
바람 불어 비가 오니 죽은 등걸 싹이 나고
나뭇가지 무성하여 푸른 하늘 어울리네
– 황칠(黃漆)

*경황지 - 당지(唐紙)의 이름으로 노란 물감을 먹인 종이

*납지 - 백랍 먹인 종이

*양각 - 염소뿔을 고아 얇고 투명한 껍질로 만들어 씌운 등

*영릉에 종유 나듯 - 유종원 〈영육복유혈기〉에 나오는 이야기. 영릉(영주)에 석

종유가 나서 공물로 바쳤는데, 그 채취가 힘들 뿐 아니라 보상도 해주지 않아서 그 지방민들이 석종유가 다 없어져 버렸다고 거짓으로 보고함. 나중에 지방관이 어진 정사를 베풀자 백성들이 다시 석종유가 되살아났다고 아뢰었다는 고사.

– 블로그 '황칠나무와사람들'

다산 정약용 선생도 사당을 만들어 놓고 아침저녁으로 차를 올리며 제를 지내고 흠모하며 숭배의 대상으로 삼았던 황칠나무이다.

– 자산어보

이처럼 황칠나무는 꾸준히 발굴하고 연구해 온 분들에 의해 효능이 알려지면서 다양하게 개발되어 알려지고 있다.

자연과 함께한 인간의 삶이 급속한 산업화에 따라 정신적, 육체적으로 심한 스트레스와 환경오염에 노출되어 있으며, 그 결과 다양한 질병을 야기시키고 있다. 따라서 최근 인간과 자연의 조화가 깨지는 데서 비롯된 여러 가지 환경 문제와 건강 문제가 심각하게 대두되고 있는 실정이다. 한의학의 고서인 『천금방』에서는 "병이 있으면 먼저 음식으로 치료하고 그래도 낫지 않으면 약을 써라"라는 말처럼, 면역력을 높이는 데서 오는 자연치료적인 접근에서 면역 밥상(음식)은 가장 근본적인 치유이다.

김동석 원장도 암 환자를 위한 면역 증강을 위해 꾸준히 노력하고 있다. 손쉽게 접할 수 있는 재래식 된장을 황칠과 접목시켜 항암 식품으로 연구 개발하여 환자분들에게 제공하고 있다.

황칠나무를 이용한 식품과 요리

면역 활성 식품 황칠 된장

특허받은 '황칠 된장'은 전통 식품을 이용해 면역 활성을 높인 기능성 된장으로 동신대 한의예과와 협력, 생리활성 평가, 항산화 효과, 면역력 증강 효과 등 기능성이 검증되었으며, 동신대 식품영양학과 실험에서는 미생물 발굴, 미생물 동정, 성분분석 및 관능평가 등 '발효 미생물'까지 발굴되었다. 맛과 영양이 풍부하며 기능성까지 갖춘 '황칠 된장'은 많은 관심과 사랑을 받고 있다.

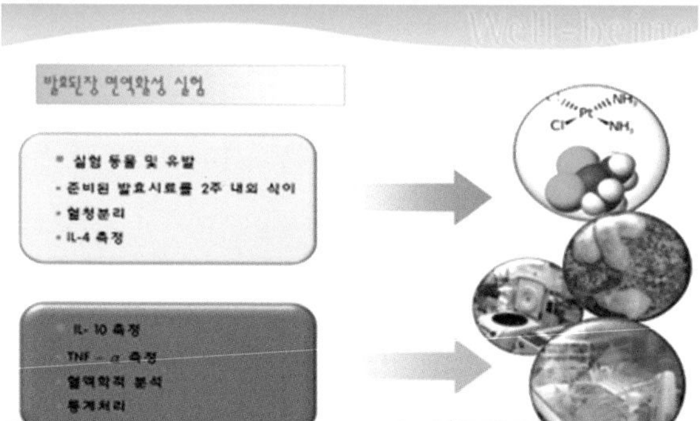

자료 : 동신대 한의학과

황칠 된장

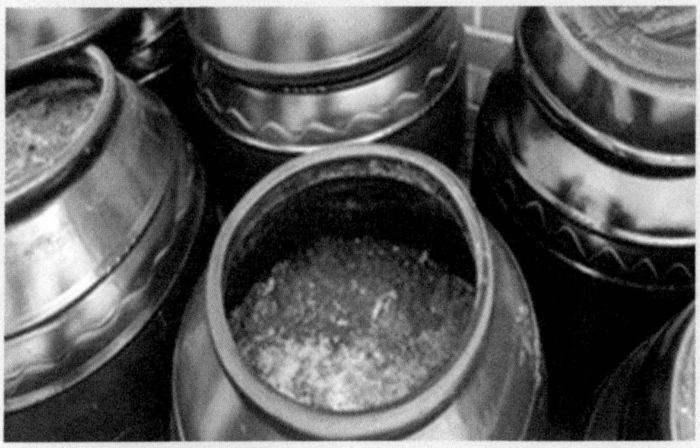

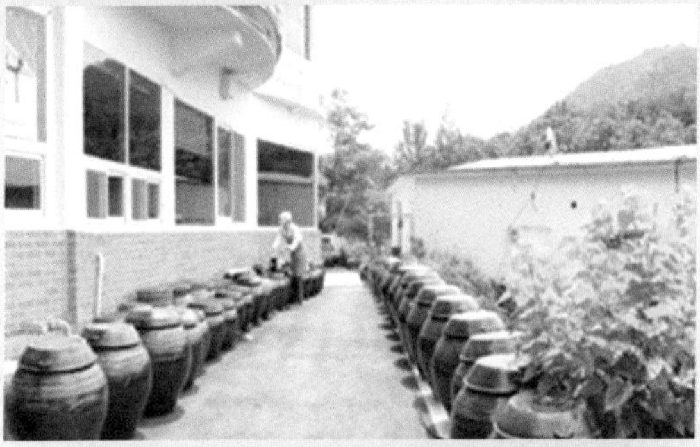

재래식 집 간장

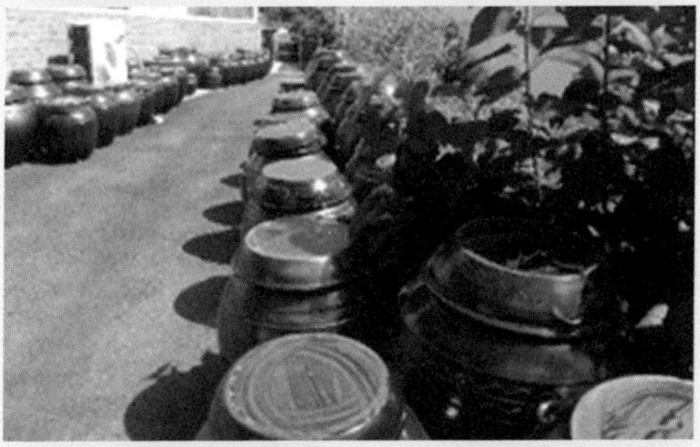

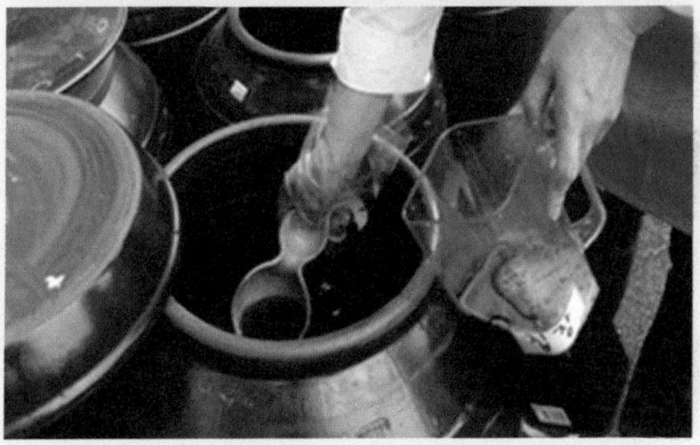

황칠 닭백숙

황칠은 항균력이 있어 음식에 넣으면 잘 상하지 않고 보존 기간이 길어지며 지방질을 분해해 주고 담백한 맛을 내며, 닭백숙, 오리백숙, 염소탕, 토끼탕 등 고기 요리에 넣으면 냄새를 없애주어 풍미가 좋아진다.

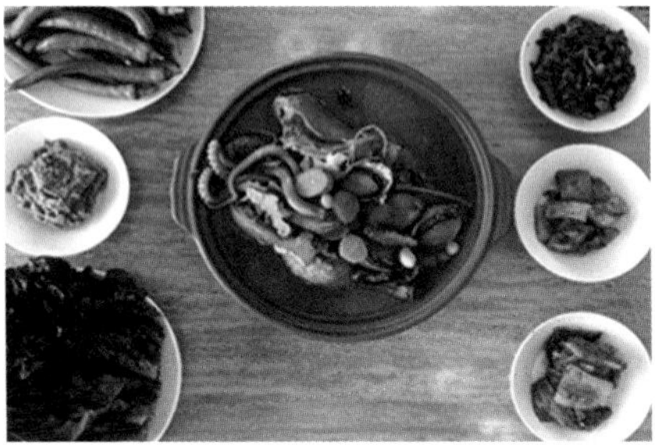

만드는 법

재료: 토종닭 1마리, 전복 3~5마리, 낙지 1마리, 황칠나무 150g, 대추 6~7개, 마늘 한 줌, 소금 약간, 녹두 반 공기, 찹쌀 반 공기

❶ 황칠나무는 2L 의 물을 붓고 약한 불에 1시간 이상 끓여 육수를 낸다.
❷ 닭은 엉덩이 부분이나 배 부위의 기름기를 제거하고 배 안쪽 내장 찌꺼기가 남아 있지 않게 깨끗하게 손질한다.
❸ 낙지, 전복은 뻘이 남아 있지 않도록 손질한다.
❹ 1.5L 정도의 양이 되도록 우려낸다.
❺ 솥에 닭, 마늘 한 줌, 대추 한 줌을 넣고 육수를 넣어 삶는다.
❻ 센 불에 10분 끓이고 20분 정도 중간 불에 끓인다.
❼ 닭이 익으면, 낙지와 전복을 넣고 질겨지지 않도록 살짝 익힌다.
❽ 불린 찹쌀이나 녹두는 육수를 넉넉히 넣고 죽으로 끓인다.
❾ 소금 간을 조금 한다.

약선 샐러드 · 황칠 소스

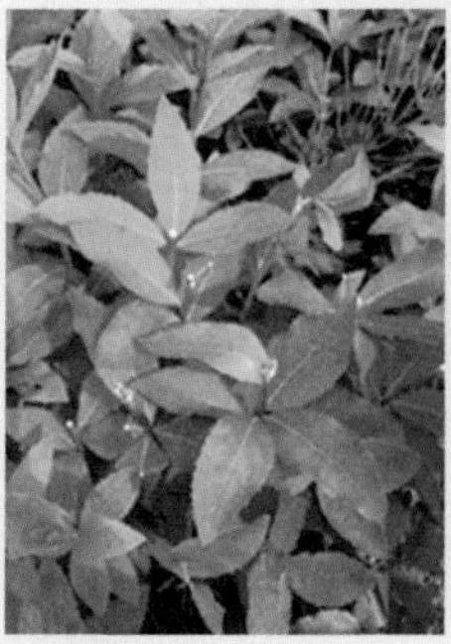
도라지 순

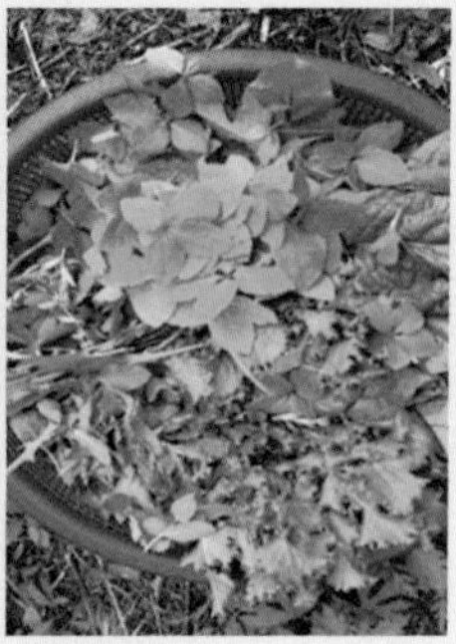
더덕 순

원내에서 채취한 황칠 순, 도라지 순, 더덕 순, 씀바귀, 방풍 나물, 뽕잎 순 등 제철에 나오는 순들을 따다 약선 샐러드를 만들었다.

순에서 나오는 하얀 성분은 알칼로이드 성분으로 쓴맛이 나지만 사포닌과 함께 콜레스레스테롤을 떨어뜨리고 항암, 항산화, 면역력 강화에 도움이 되며 생리 활성 물질로 각광받고 있다.

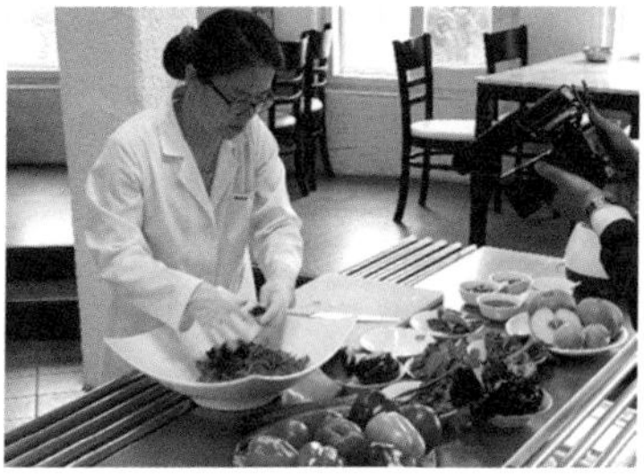

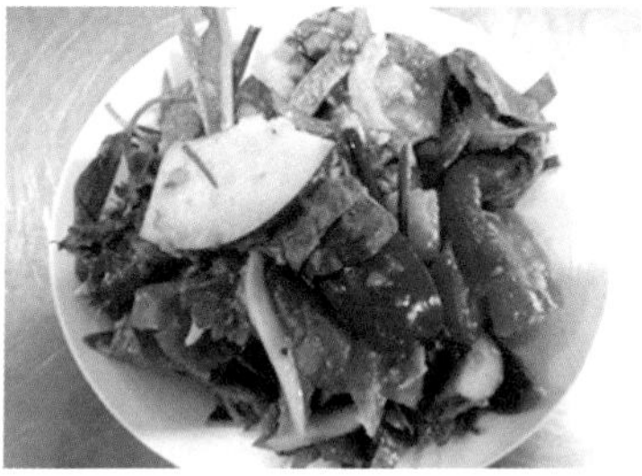

만드는 법

재료: 각종 채소와 과일

소스 재료: 배 1개, 레몬 1개, 식초 2T, 올리브유 3T, 황칠 효소 3T, 견과류 한 줌, 소금 1t

소스 만들기

배, 레몬은 적당한 크기로 썰고 식초, 올리브유, 황칠 효소를 함께 넣어 믹서기에 간 후 견과류는 마지막에 넣어 커터 기능으로 두세 번 갈아준다. 견과류는 고소한 맛을 더해주며 지용성 비타민의 흡수를 도와준다.

명문농장 이야기

명문농장에서는 많은 작물들을 직접 기르고 재배하여 환자분들과 직원에게 제공하고 있다. 무농약 재배이기 때문에 상품성은 떨어지지만 땅의 기운을 듬뿍 받고 자란 채소는 실질적으로 몸과 마음을 치유하는 데 도움을 주는 듯하다.

첫 번째, 감자 이야기

하지 무렵 수확하는 감자를 하지 감자라 하며, 추운 곳일수록 당분을 많이 축적하기 때문에 춥고 건조한 곳에서 더 맛있는 감자가 나온다.

속까지 붉은 보라색인 자영감자, 홍영(붉은색), 하령(노란색), 두백(흰색) 등 네 가지 색의 감자가 있다. 감자는 수분 75%, 녹말 13~25%, 단백질 1.5~2.6%가 함유되어 있으며 비타민C가 풍부하며 지방이 거의 없다.

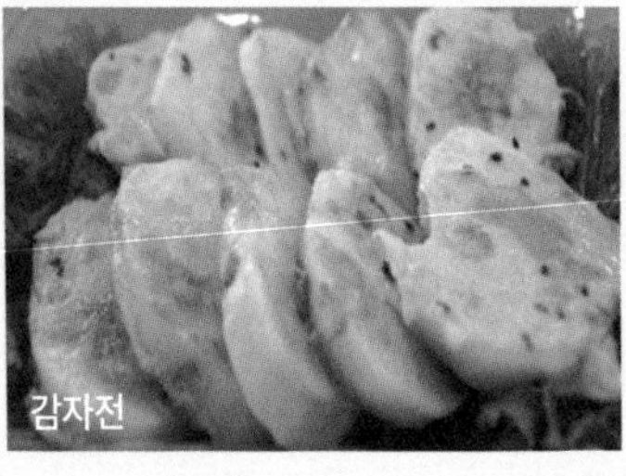
감자전

감자는 칼륨, 망간이 많이 들어 있는 알칼리성 식품이다. 망간은 콜레스테롤 분해 및 활성산소를 제거하는 항산화 작용을 하며 뼈를 만들고 혈당을 조절하는 중요한 영양소이다.

큰 감자 한 알을 껍질째 먹으면 일일 권장 섭취량의 3분의 1을 충족할 수 있다. 감자에는 비타민B6 도 풍부하다.

비타민B6는 심혈관, 소화, 면역, 근육, 신경계에 중요한 영양소로서 뇌 호르몬을 생성한다. 껍질째 먹으면 일일 권장 섭취량의 45%를 섭취하게 된다.

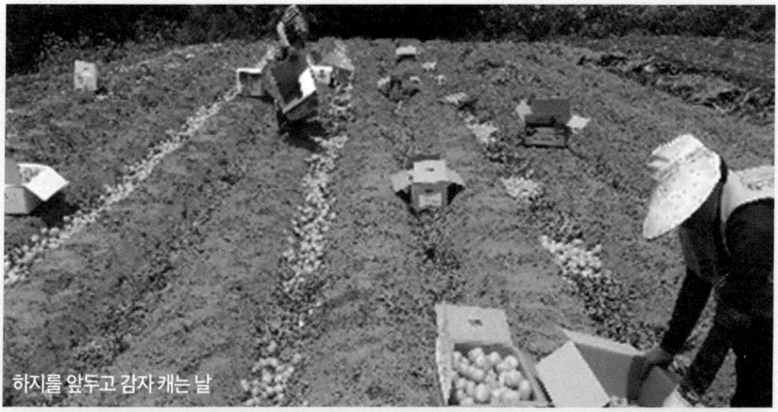
하지를 앞두고 감자 캐는 날

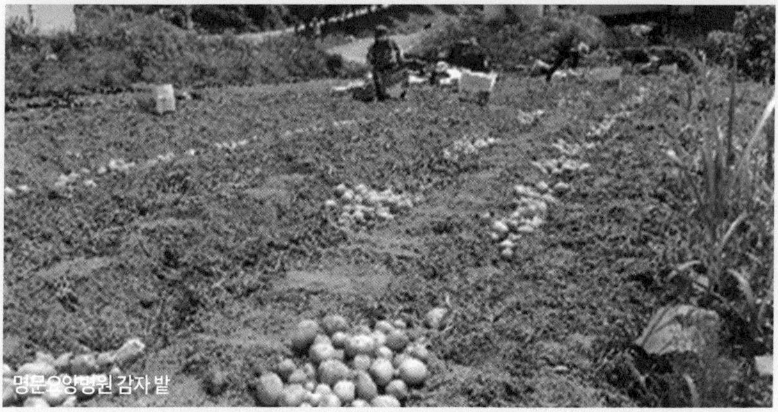
명문요양병원 감자 밭

두 번째, 도라지 이야기

도라지는 반찬이나 약용으로 오랜 세월 동안 재배되면서 친숙한 식물로, 꽃은 순박하고 청초한 인상을 풍긴다. 도라지는 땅의 기운을 계속 흡수하며 사는 식물이기 때문에 옮겨 심으면 몇 년이 지나도 썩지 않고 계속 기를 수 있다.

도라지는 보통 뿌리만 먹는다고 알고 있다. 하지만 순을 따다 나물로 먹기도 한다. 조리법은 보통 나물무침 하듯, 소금물에 살짝 데쳐 조리한다. 4~5월 중순까지 나오는 순을 따다 장아찌 재료로 이용해도 맛이 좋다.

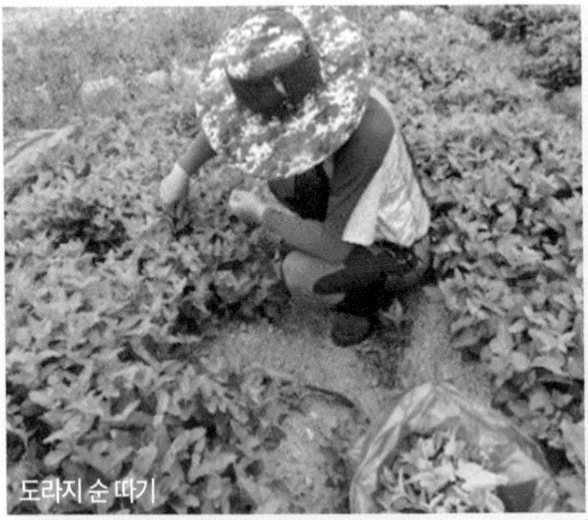
도라지 순 따기

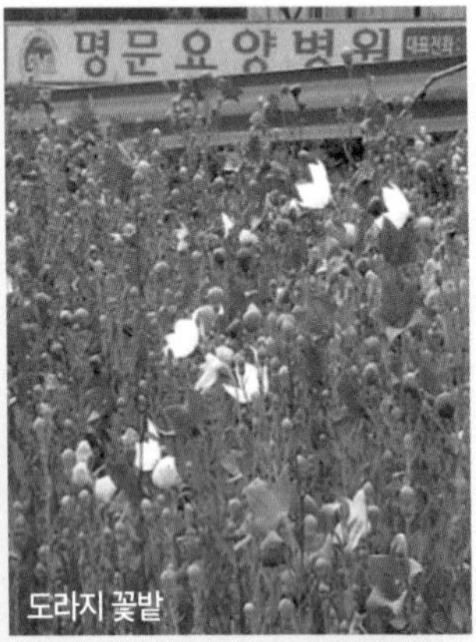

도라지 꽃밭

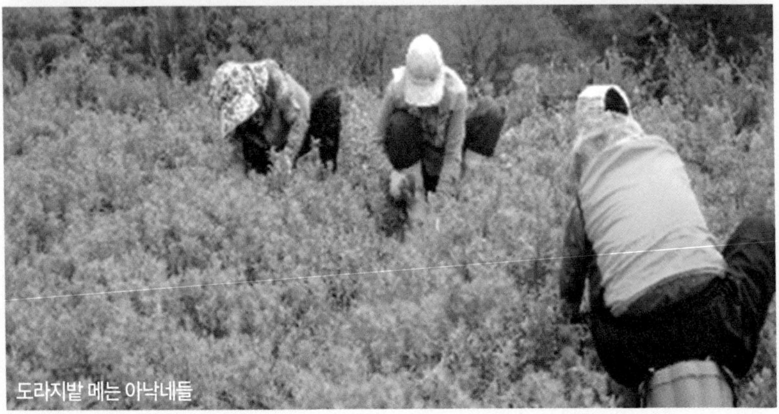
도라지밭 메는 아낙네들

도라지 엑기스 만들기

재료: 도라지 10kg, 배 10kg, 설탕 10kg, 효소용 단지 혹은 항아리, 눌림 돌, 한지

❶ 도라지는 흐르는 물에 잔털과 이물질을 깨끗이 세척 후 꼭지를 따고 햇볕에 물기가 없이 말린다.
❷ 굵은 도라지는 두 쪽으로 나눈다.
❸ 배는 씻어 1cm 두께로 껍질째 자른다.
❹ 용기에 설탕을 먼저 넣고 도라지, 배, 설탕 순으로 켜켜이 넣는다.
❺ 배에는 수분과 당분이 많이 함유되어 있어 설탕을 줄이고 녹이는 작용을 한다.
❻ 도라지나 배가 드러나지 않게 설탕으로 다듬고, 눌림 돌을 얹는다.
❼ 공기가 잘 통하는 한지를 고정시키고 항아리 뚜껑을 덮는다.
❽ 3일 후 가라앉은 설탕을 녹인다.
❾ 100일 정도 자연 숙성 시킨 후 도라지를 걸러내고 진액은 시원한 곳이나 냉장 보관한다.

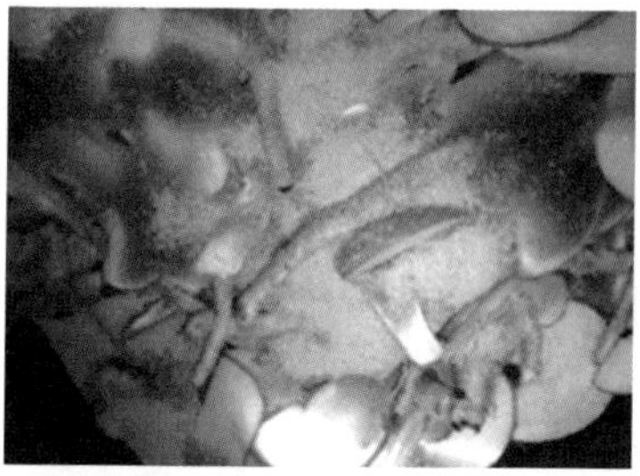
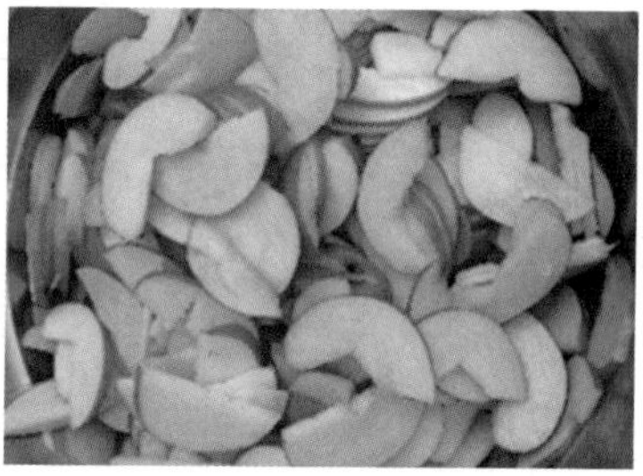

도라지 1 : 배 1 : 설탕 1

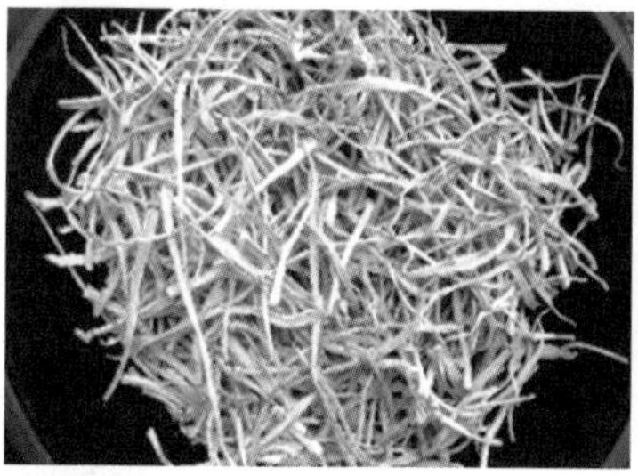

말린 도라지

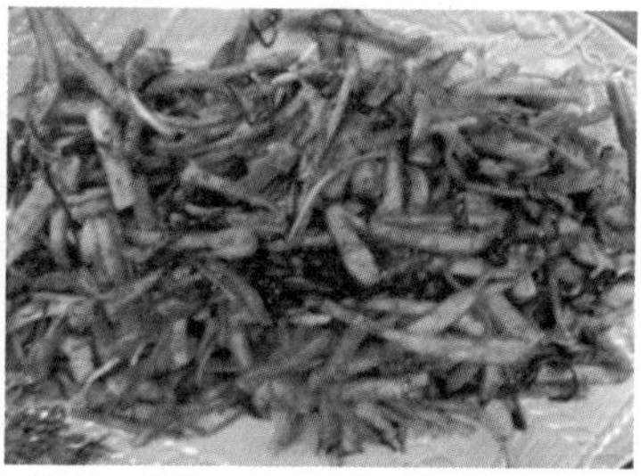

도라지 초무침

덩굴째 굴러온 호박 이야기

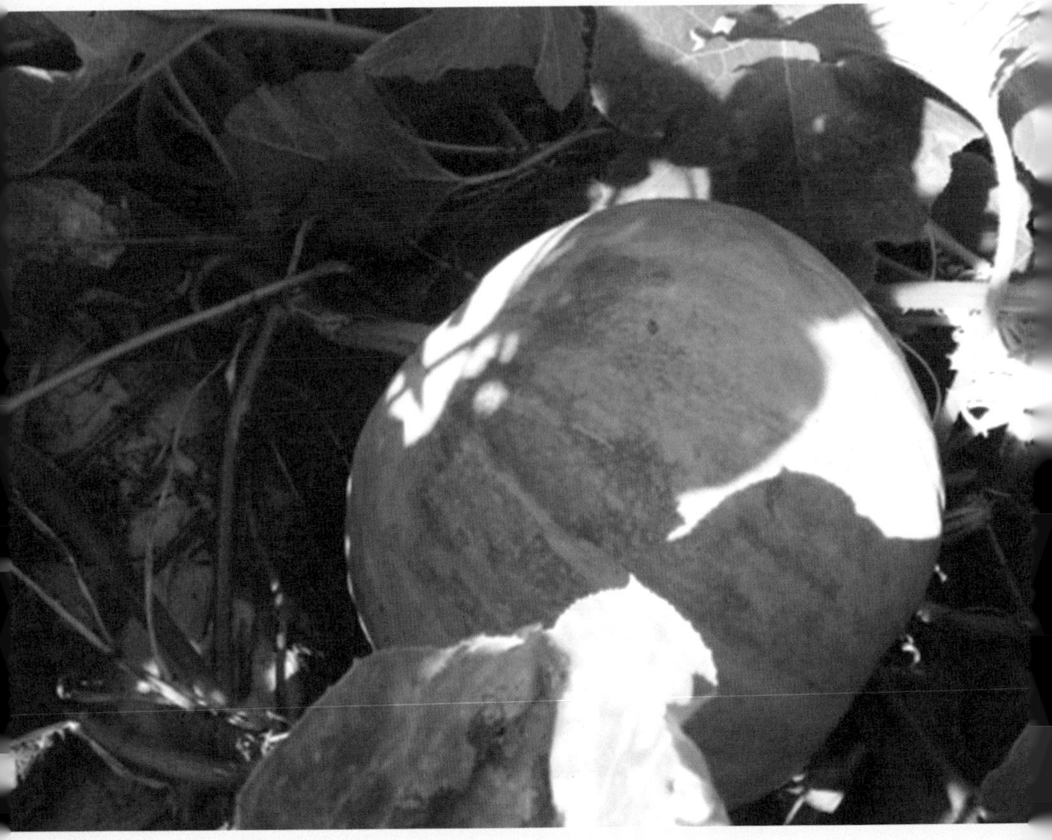

"호박".

요리를 하는 사람으로서 느껴지는 사랑스런 단어 중의 하나인 "호박".

비오는 날 부침 생각나 우비 입고 밭두렁에 가면 수줍게 내어주는 작은 호박, 할머니의 쌈짓 돈처럼 달달한 기쁨을 언제나 전해준다.

호박 같다는 말은 못생긴 사람을 빗대어 하는 말이지만, 제 할 일을 넘치게 다하고도 호박 같다는 말을 듣고 있다. 호박은 그야말로 팔방 미인인데….

호박씨는 불포화지방산을 풍부하게 함유하고 있고 콜레스테롤 수치를 내려주는 식물추출물인 파이토스테롤 성분이 풍부해 LDL 콜레스테롤을 낮춰주어 동맥경화를 예방하고, 혈액순환을 도우며 노화 방지에도 효과가 있다. 레시틴은 두뇌에 영양을 공급해 피로 해소, 기억력 증대, 집중력 향

노랗게 익은 호박 말리기

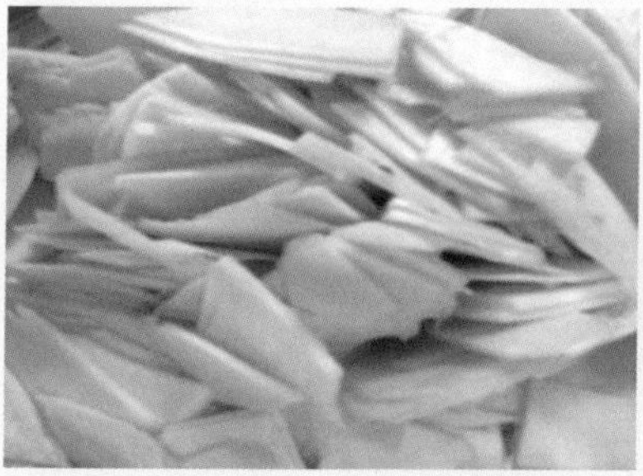

호박시루떡

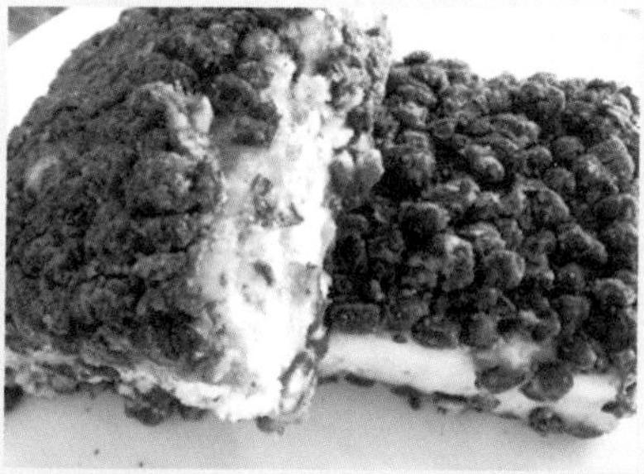

애호박전

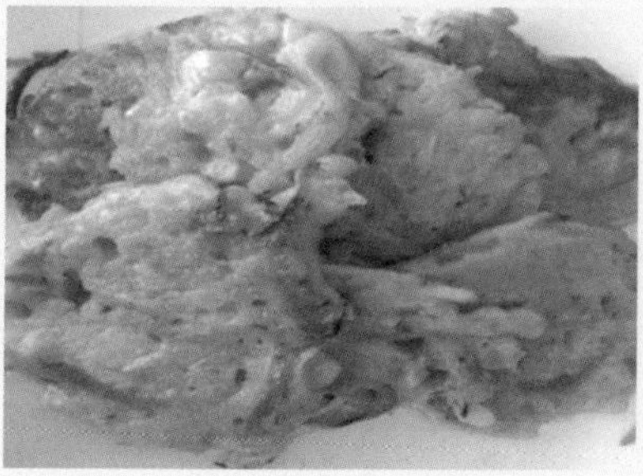

애호박나물

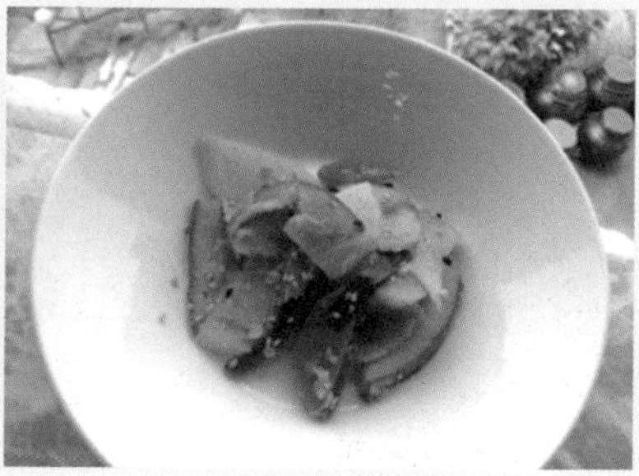

상, 치매 예방 등의 효과를 나타내고, 비타민인 티아민, 리보플라빈, 니아신, 비타민B6, 비타민C 까지 풍부하게 들어 있어 간에 지방이 쌓이는 것을 예방하고 간의 해독 능력을 강화해 준다.
또한 최근 과민성 방광 환자를 대상으로 진행한 한 연구 결과에 따르면, 호박씨에 들어 있는 폴리페놀 성분 중 피로갈롤이라는 성분이 방광의 과도한 수축을 억제하는 방광 안정제 역할을 하여, 배뇨 개선에 도움을 주는 것으로 나타났다고 한다.

호박오가리

초가을에 수확하여 말린 호박은 단맛이 더 강하고 오히려 늙은 호박보다 부기를 빼주는 데 효과적이며 칼슘 또한 10배이상 높다.
말린 호박은 찬물에 10분가량 불려 조물조물 씻어 간이 배도록 밑간을 한 다음 프라이팬에 식용유를 두르고 볶는다. 잘 볶은 호박에 쌀뜨물을 조금 넣고 한소끔 끓여준다.
쌀뜨물이나 들깨 가루를 넣어 끓이면 말린 호박이 무르지 않으며 특유의 냄새도 잡아준다.

호박오가리

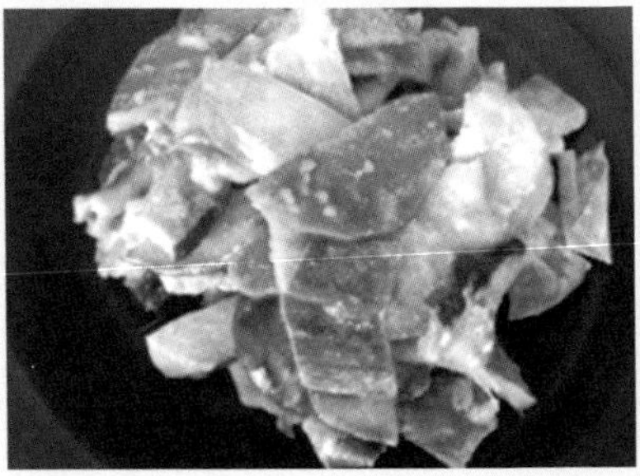

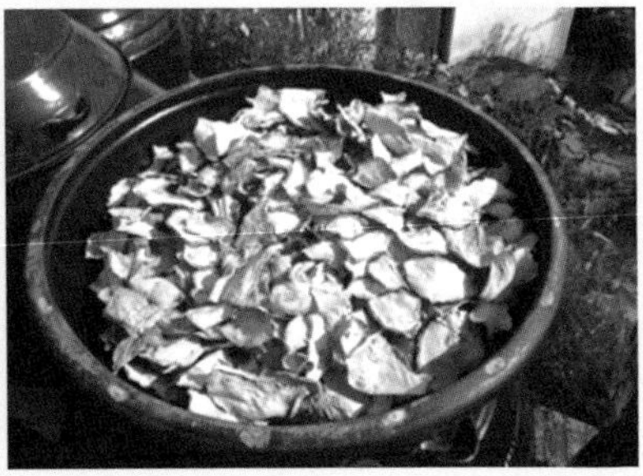

호박잎 쌈

호박잎은 체내에 쌓인 유해한 산화물질 혹은 활성산소를 제거해 주며 암세포가 생성되고 증식되는 것을 막아주어 뛰어난 항산화 작용으로 암을 예방하며, 비타민A는 눈에 쌓인 피로를 풀어주며 다량의 베타카로틴 성분을 함유하고 있어 신체 점막을 강화시켜 준다.

호박잎은 꺼끌꺼끌하여 질긴 껍질을 벗기는데, 줄기를 꺾어 잡아당기면 쉽게 벗겨진다. 잎은 손으로 비벼 부드럽게 하여 찜기에 5~10분 정도 쪄낸다. 양념장이나 쌈장을 만들어 밥에 싸서 먹으면 그야말로 밥도둑이 따로 없다.

호박잎 쌈

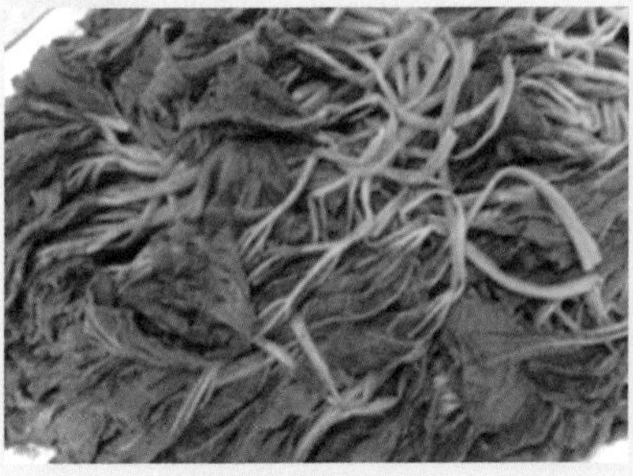

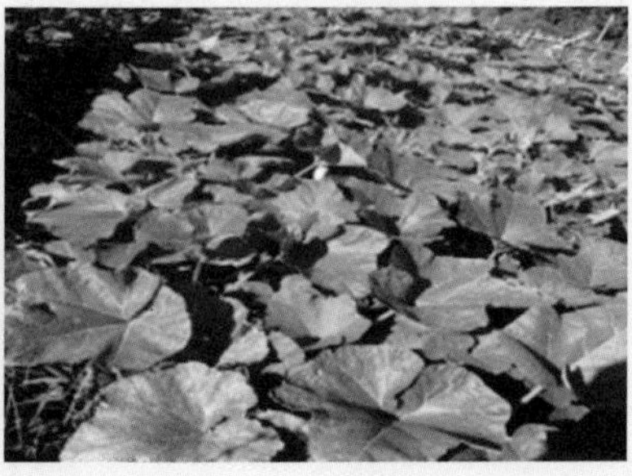

고구마 이야기

밤 고구마, 호박 고구마, 황금 고구마, 찰랑 고구마 그리고 자색 고구마가 있다. 보통 품종별 차이가 없는 것으로 알고 있지만 고구마는 품종별 모양, 색깔, 성상, 효능 등의 차이가 있다.

밤 고구마는 밤 맛이 나는 고구마로 물 고구마에 비해 당도나 수분이 적은 편이라 분질 고구마라고도 하며 찌거나 구웠을 때 육질이 단단하며 물기가 없는 것이 특징이다. 고구마는 전분의 특성에 따라 밤 고구마와 물 고구마가 되는데, 저장 과정에서 전분이 당분으로 변하기 때문에 전분이 높을수록 맛이 좋다. 일반적으로 찐 고구마는 분질 고구마를, 군고구마는 점질 고구마(물 고구마)를 선호한다.

고구마에는 비타민A와 E가 풍부하며 섬유질이 풍부하여 장의 운동을 촉진 시킴으로써 소화가 잘 되는 것이 특징인데, 섬유질은 물에 잘 녹지 않아서 몸 안에 축적된 콜레스테롤 등을 몸 밖으로 함께 배출하는 작용도 한다.

호박 고구마는 육질이 호박처럼 노란색을 띈다고 하여 붙여진 이름이며 노란 색소는 베타카로틴 색소로 항암 작용을 한다. 일반 고구마에 비해 크기는 작은 편이지만, 수분과 당분이 풍부하며 소화도 잘 되고 꿀 고구마

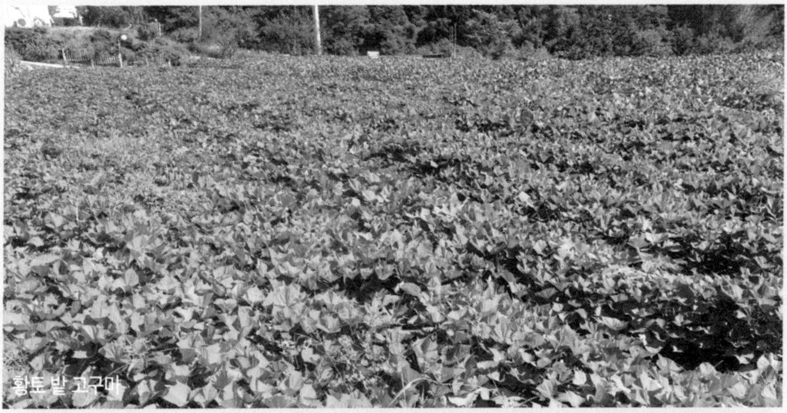
황토 밭 고구마

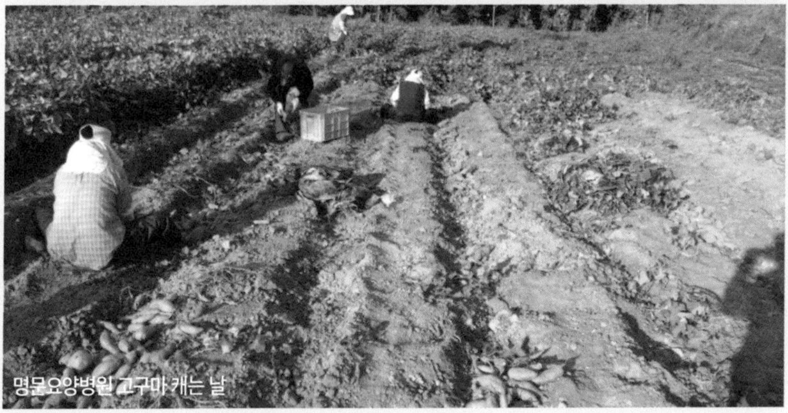
명문요양병원 고구마 캐는 날

로 불릴 만큼 당도가 높다. 과일처럼 깎아 먹거나 샐러드 등으로 이용해도 좋으며 밤 고구마보다 섬유질이 많으며 물렁한 편이다.

자색 고구마는 간 보호 기능과 항산화 활성이 높으므로 건강을 위한 식품 소재로 우수하나 찐 고구마인 경우 단맛을 감추게 하는 특유의 맛과 냄새가 있어 쪄 먹는 고구마로는 적합하지 않다. 자색 고구마에 함유된 안토시아닌 색소는 수용성으로 추출이 용이하며 추출한 색소나 건조 분말, 찐 고구마 등을 다른 재료와 혼합하여 앙금, 양갱, 음료(식혜, 주스, 막걸리),

국수, 빵, 떡 등 색깔 있는 음식을 만들며 녹즙, 샐러드 등 자연 건강 식품으로도 이용할 수 있다.

황토 땅에서 자란 고구마

황토는 태양에너지의 저장고라 불릴 정도로 동식물의 성장에 꼭 필요한 원적외선을 다량 방사하여 살아 있는 생명체라 불리기도 한다. 황토의 효능으로 인해 황토 그 자체에서 나오는 원적외선이 세포의 생리작용을 활성화하여 오염된 하천이나 어항 및 적조 현상으로 죽어가는 바다를 회복시키기도 한다. 또한 공기 중의 비타민이라 할 수 있을 정도로 음이온을 방출하여 산성화된 체질을 알칼리성으로 바꾸고 혈액순환을 촉진시켜 신진대사를 왕성하게 한다.

건고구마대 나물

재료: 건고구마대 50g, 조선간장 2+½T, 다진 마늘 ½T, 멸치 육수 ½컵, 들기름 1T, 들깨 가루 2T

❶ 고구마대를 깨끗이 씻어 전날 담가둔다.
❷ 냄비에 물을 충분히 붓고 30분 정도 푹 삶는다.
❸ 만져보아 질기고 딱딱한 부분은 골라 버리고 먹기 좋은 길이로 자른다.
❹ 냄비에 간장, 마늘, 육수를 붓고 조물조물 무쳐 15분 정도 간이 배도록 한다.
❺ 고구마대가 부드러워질 때까지 약한 불로 익힌다.
❻ 고구마대가 부드러워지면 불을 끄고 들기름, 파, 들깨 가루를 넣고 볶아낸다.

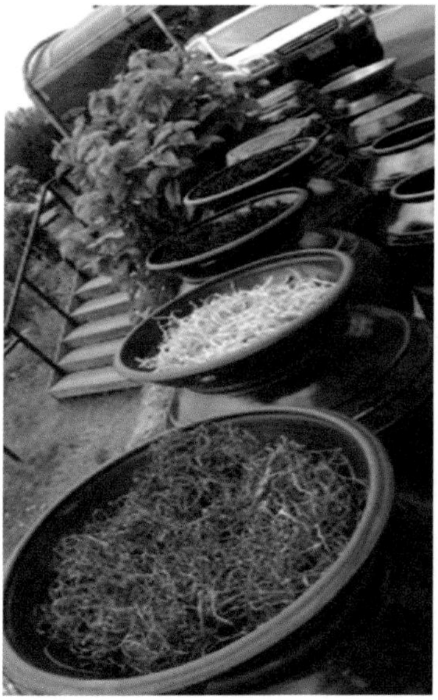

건나물류

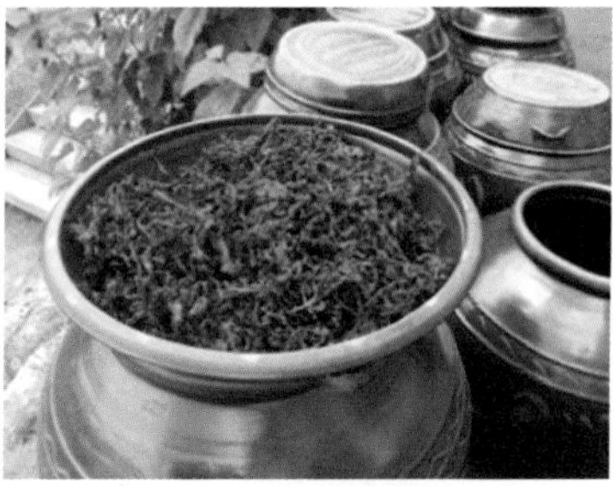

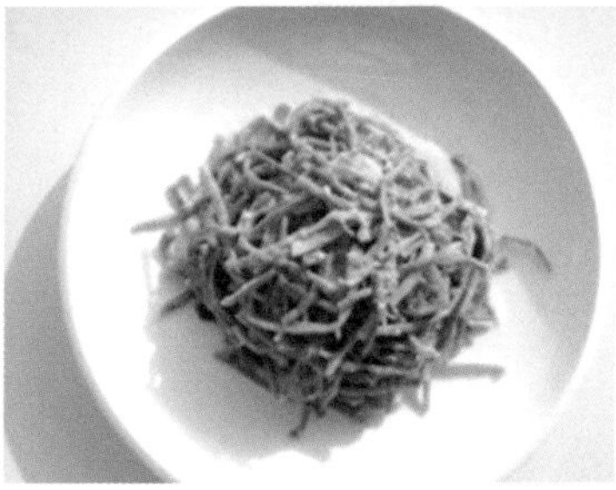

건고구마대 나물

솔잎 이야기

솔잎은 풍을 물리치고 습을 제거하며 살충 및 가려움을 멈추게 하는 효능이 있다. 또 류머티즘으로 인한 마비, 타박상, 불면증, 부종(浮腫), 습창이나 습진을 치료하고 유행성 뇌염, 유행성 감기 등을 방지할 수 있다. -한약대사전

솔잎은 사람으로 하여금 강장(强壯)하게 하고 이를 튼튼하게 하며 눈과 귀를 밝게 하고 종기를 다스린다. 오래 먹으면 몸이 가벼워지고 노화를 방지 하며 장수한다. 또 중풍, 심장병, 뇌병 등에 유효하다. - 본초강목

솔잎은 중풍으로 입이 돌아간 증세를 치료한다. - 동의보감

솔잎은 풍습창을 치료하고 몸발을 낫게 하며 오장을 편안하게 한다. 그리고 배고픔을 모르게 하고 장수하게 한다. 또 소나무 마디는 온몸 뼈마디에 생긴 풍증, 다리가 저리고 아픈 것 등을 치료한다. - 향약집성방

소나무는 살아남기 위해 특별한 화학 성분을 배출하는데, 파이톤사이드라 하는 항균성 물질이다. 파이톤은 식물이란 뜻이고 사이드는 죽인다

라는 뜻으로 식물성 살균물질이라는 의미이다. 소나무 숲에 들어서면 맡을 수 있는 싸한 냄새가 바로 그것이다. 엑기스를 담아두면 날파리가 끓기 마련인데 솔잎 엑기스는 날파리나 이물질이 생기지 않는다. 그만큼 항균 작용이 뛰어나다.

솔잎 엑기스 만들기

❶ 배는 가운데 씨가 있는 부분을 도려내고 1cm 두께로 썬다.
❷ 봄에 올라온 솔잎 새순을 따서 깨끗이 씻어 물기를 없앤다.
❸ 솔잎 1 : 배 1 : 설탕 1 비율로 깨끗이 씻은 항아리에 켜켜이 넣는다
❹ 솔잎에 수분이 적어 배를 이용해 설탕을 녹인다. 솔잎과 설탕만 이용할 경우 설탕이 녹지 않아 솔잎이 마를 수 있다.
❺ 솔잎 엑기스는 고기 요리를 할 때 사용하면 잡냄새를 없애주고 풍미를 더해준다.
❻ 100일 정도 지나면 엑기스를 거름망에 걸러 냉장 보관하여 사용한다.

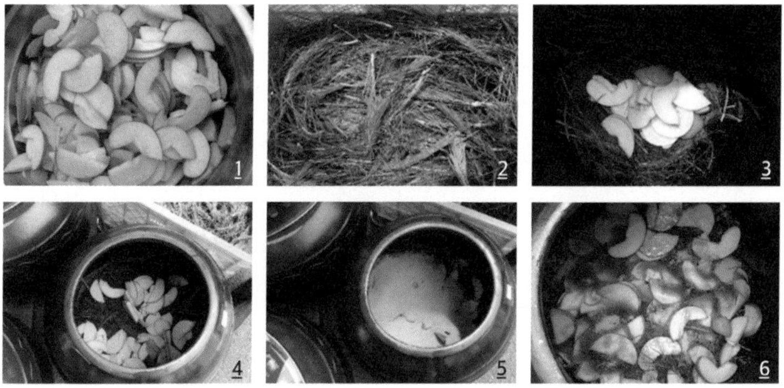

솔잎에는 탄닌 성분이 들어 있어 다량 섭취할 경우 철분 흡수를 방해하고 위장에 부담이 생길 수도 있다. 엑기스를 차로 마실 경우 탄닌 성분이 함유된 녹차, 도토리묵, 생밤, 단감, 바나나 등을 삼가하고 하루에 소주잔 한 잔 정도를 희석하여 섭취한다.

김장 이야기

우리 병원에선 매년 3~4천 포기의 김장을 한다.
암 환자들은 항암 치료와 방사선 치료를 반복하면서 체력이 급격히 떨어져 식욕이 없으며 메스꺼운 증상을 동반하여 음식 섭취에 문제가 생긴다. 이런 분들을 위해서 준비하는 김장은 해가 갈수록 큰 사랑을 받고 있다. 2년, 3년 된 김치를 사용하여 조리한 김치찌개, 김치국, 김치전. 김치청국장, 김치콩나물국, 김치생선조림 등 묵은 김치가 들어가는 음식은 모두가 선호하는 메뉴이다.
3년 된 김치는 침샘을 자극하여 다량의 타액이 분비되어 입맛을 좋게 하고 소화를 돕는다. 묵은지는 국이나 볶음 요리를 할 때 특히 잘 어울린다. 글루타민산, 아스파틱산 등의 아미노산과 신맛을 내는 유기산이 많아 감칠맛이 풍부하기 때문이다. 오래 두고 먹을 김치는 찹쌀풀을 넣지 않고 싱겁지 않게 염도를 높여 저장한다. 김장김치에는 다시마, 멸치, 건표고를 육수로 사용하고 건표고는 갈아서 양념에 넣어 사용하면 감칠맛이 더 좋다.

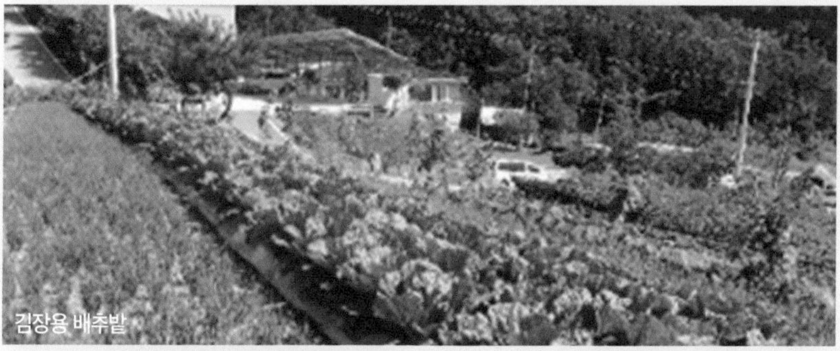
김장용 배추밭

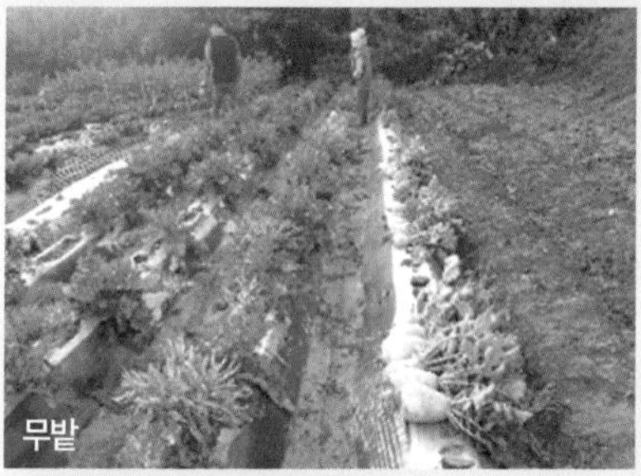
무밭

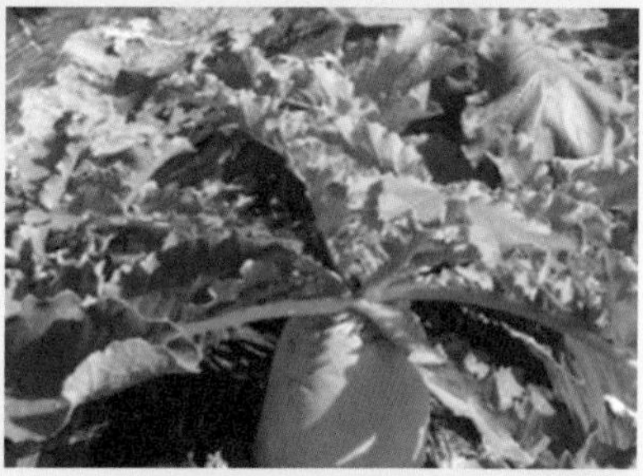

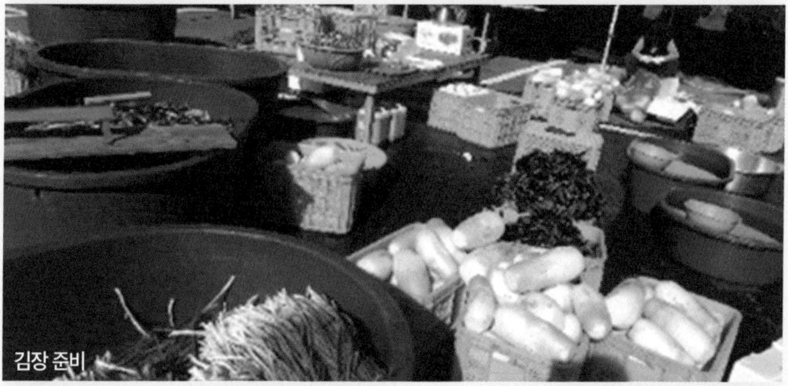
김장 준비

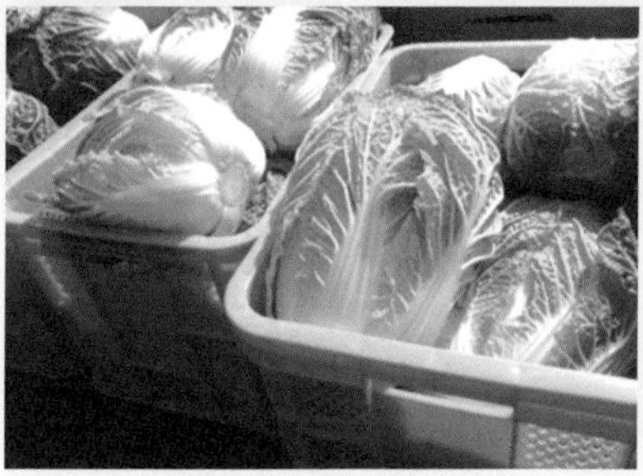

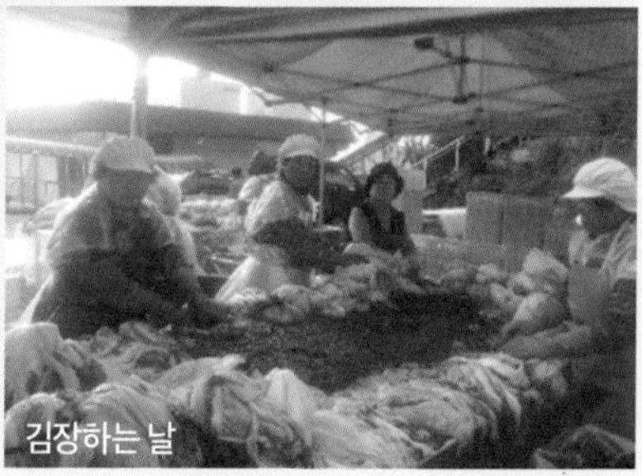
김장하는 날

부추 이야기

부추는 상추나 쑥갓과는 달리 그해 싹을 틔워 실낱 같은 잎으로 한 해를 보내고, 다음 해나 되어야 통통하고 실해진다. 그렇게 2년째가 되어서는 참으로 착한 채소가 되는데, 베고 일주일쯤 지나면 어느새 또 자라나 있고, 여러해살이라 해가 바뀌어도 봄이 오면 그 자리에 어김없이 새 잎을 틔운다. 베고 또 베어도 솟아나는 부추는, 부엌 뒤 텃밭에 늘 계시던 외할머니를 닮아 내어주기만 한다. 진정 자연이 주는 춘삼월의 신선한 선물이다. 영양이 뛰어나다는 부추는 간(肝)의 채소라고 불릴 만큼 간 보호 기능이 탁월하다.

그 뿐만 아니라 비타민이 다량 함유되어 있고 일반 채소보다 철분의 함량도 많아 빈혈에 도움이 되고 장을 튼튼하게 하여 양기를 돋워 냉병 완화에 효과가 있다. 또한 섬유질이 풍부하여 대장 운동을 촉진시켜 변비를 예방하고 피를 맑게 해주어 성인병을 예방하며, 허약 체질을 개선하는 등, 긴 겨울을 지내고 봄이 오면 미소 짓게 하는 예쁜 식재료이다.

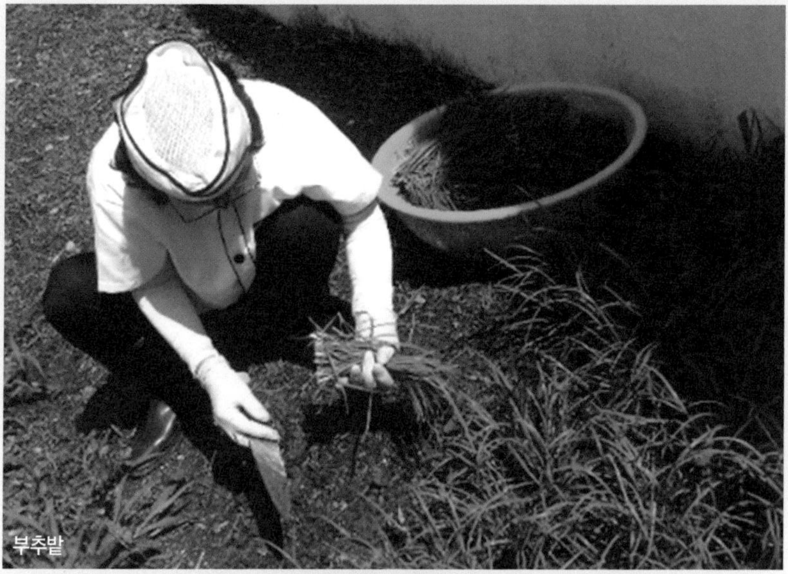

부추밭

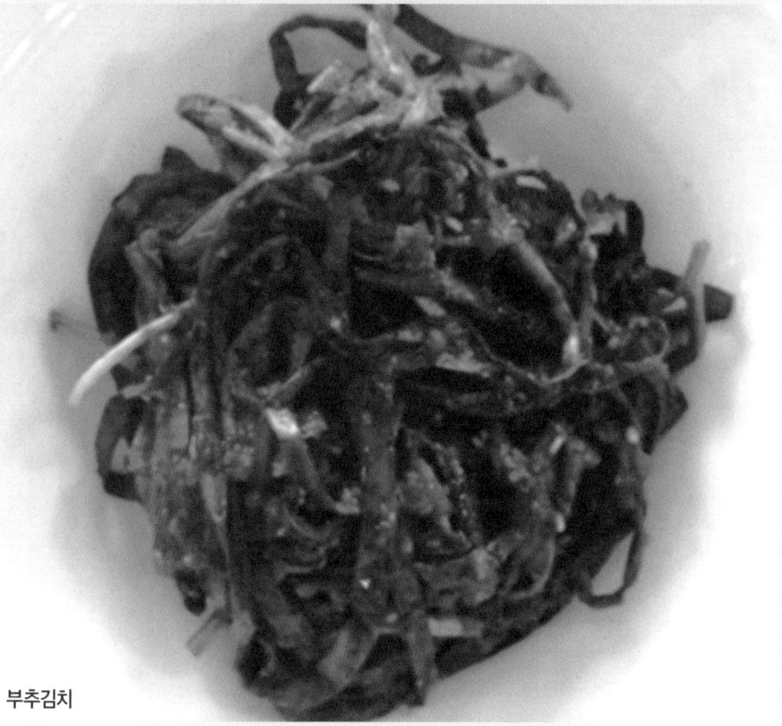

부추김치

죽순 이야기

십전대보탕 죽순장아찌

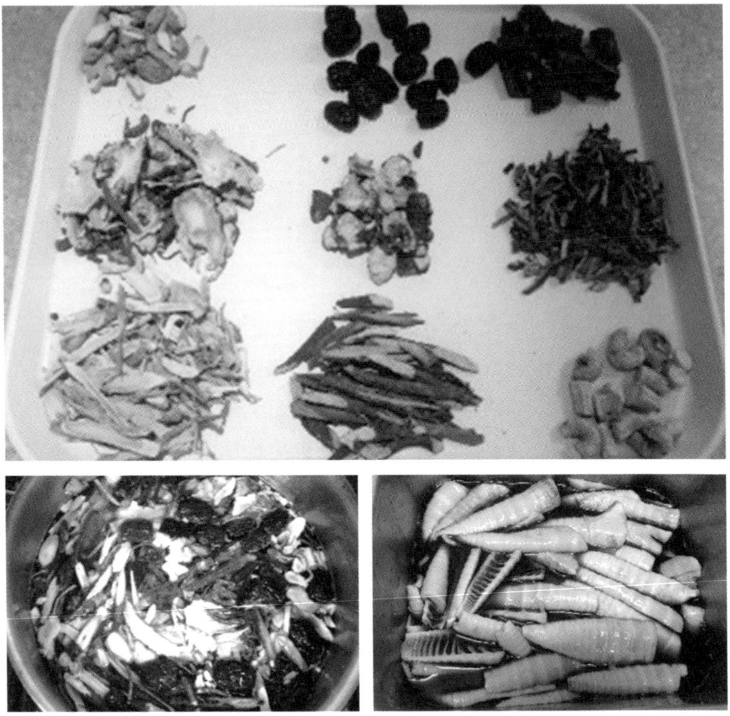

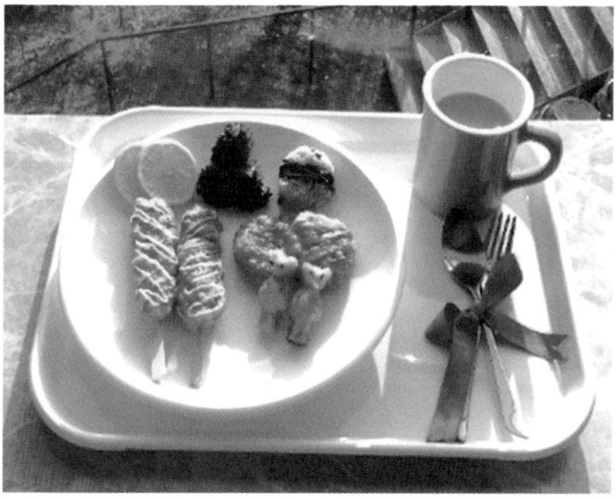

죽순 어묵 만들기

재료: 명태살 400g, 죽순 200g, 당근 ¼개, 양파 ½개, 양송이버섯 3개, 대파 1개, 다진 마늘 1T, 밀가루 2T, 전분 3T, 찹쌀 가루 3T, 소금 · 후추 · 설탕 약간

❶ 명태살은 소금 간을 하여 물기를 제거한다.
❷ 양파, 죽순, 당근, 양송이, 대파는 다진다.
❸ 준비한 재료를 양푼에 넣고 밀가루, 전분, 찹쌀 가루, 소금, 후추, 설탕, 다진 마늘을 넣고 찰지게 치댄다.
❹ 둥글거나 길쭉한 모양으로 만든다.
❺ 180도 예열된 오븐에 15분 정도 익힌다.
❻ 오븐이 없을 경우 팬에 기름을 듬뿍 두르고 튀기듯 지져낸다.

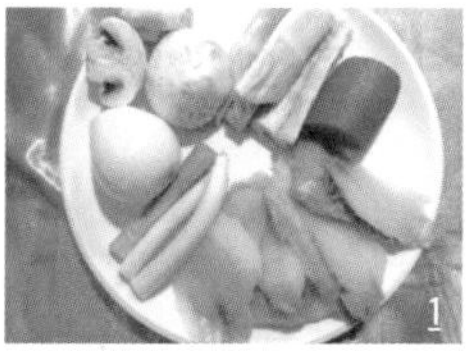
1

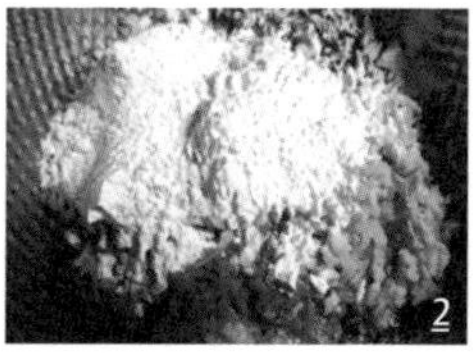
2

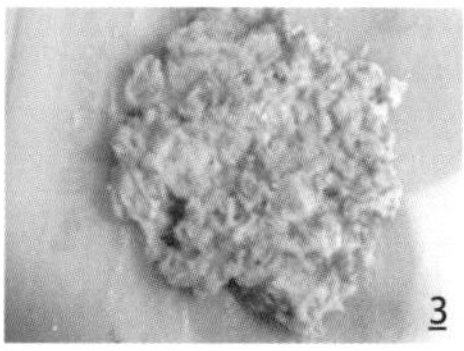
3

차 이야기

비파차

노란 황금색의 이 열매는 우리나라 남쪽 지방에서 10~11월에 꽃을 피워 겨울을 보내고 그 꽃망울이 봄의 기운을 고스란히 흡수하여 6월에 수확할 수 있는 매력 있는 열매이며 뿌리, 잎, 줄기, 꽃까지 버릴 게 하나 없는 장미과의 늘푸른큰키나무이다.

차로는 열매를 사용하지 않고 비파잎을 사용한다. 비파잎은 쓴맛이 나지만 독은 없고, 음식이 내려가지 않아서 딸꾹질을 하거나 속이 차서 토하거나 트림이 자주 나는 증상에 효과가 좋다. 또한 폐를 좋게 하며 갈증을 없애준다. 비파차는 피부를 윤기 있게 하고 염증이나 습진을 없애주며 기관지를 좋게 하여 기침을 멈추게 하는 효능도 있다. 비파잎에 들어 있는 아미그달린은 최근 강력한 항암 작용을 한는 것으로 연구되어지고 있으며, 직접적으로 암세포를 공격하거나 발암물질을 억제, 그 외에도 항산화 작용으로 우리 몸의 항암효과를 높여준다 한다. 기혈과 수분을 원활하게 해주어 비만을 예방할 수 있다. 비파차를 만들 때 비파잎 앞뒷면에 솜털을 꼭 제거하여야 하는데, 흐르는 물에서 칫솔로 살살 문질러 제거하고 잘 말려서 사용한다. 1L의 물에 비파잎 5장 정도 넣어 끓여 먹는다.

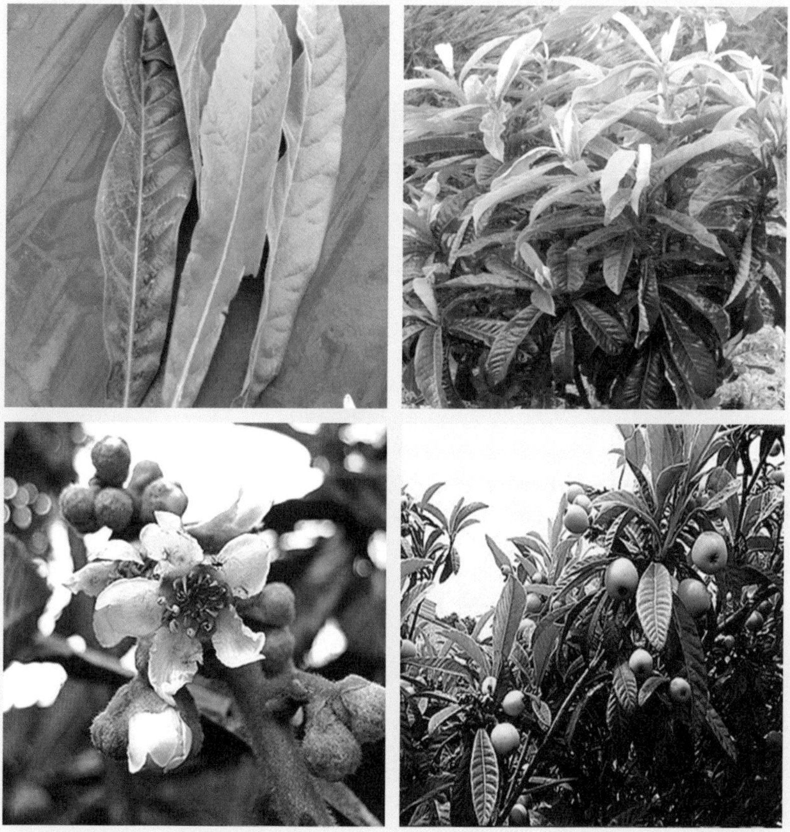

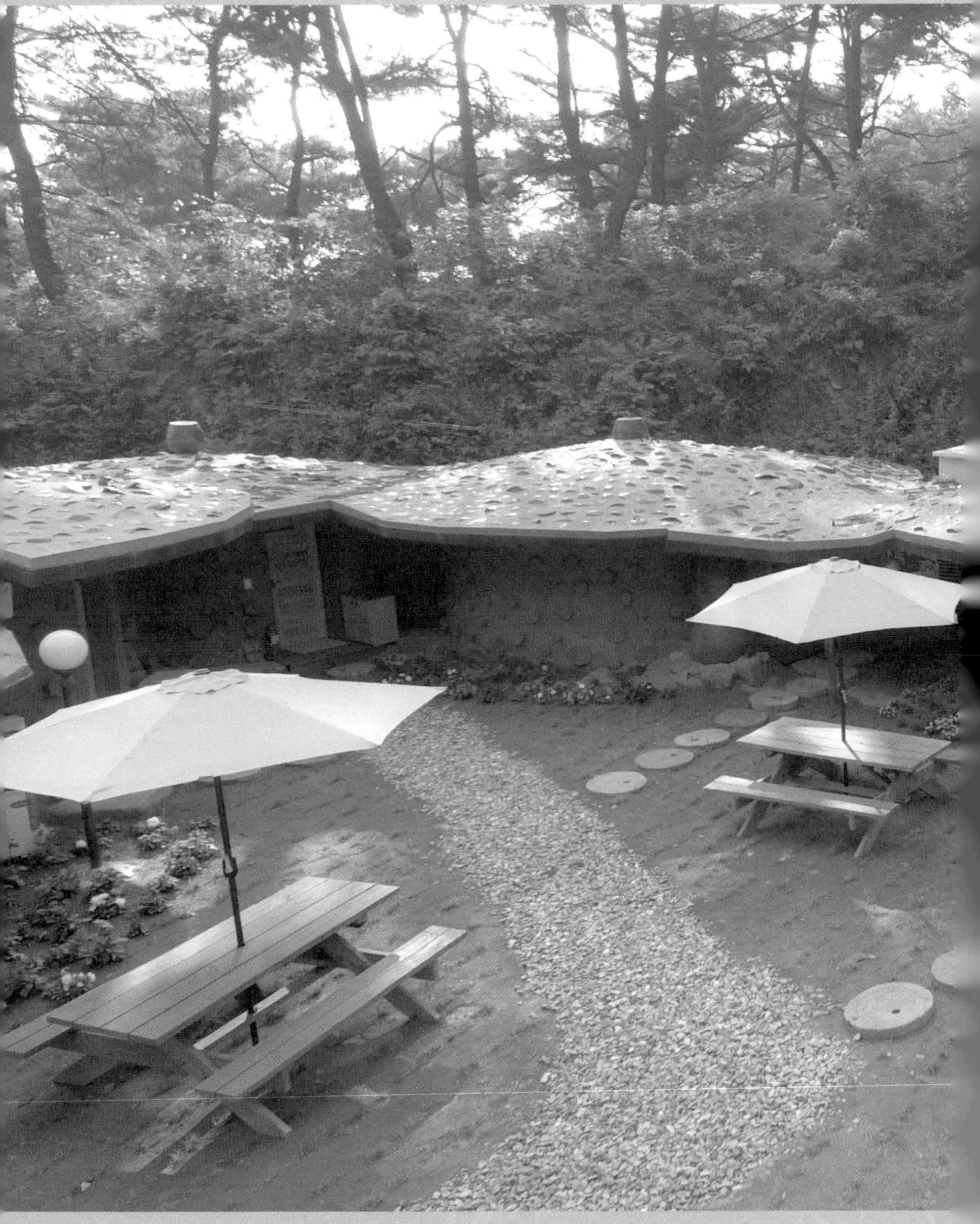

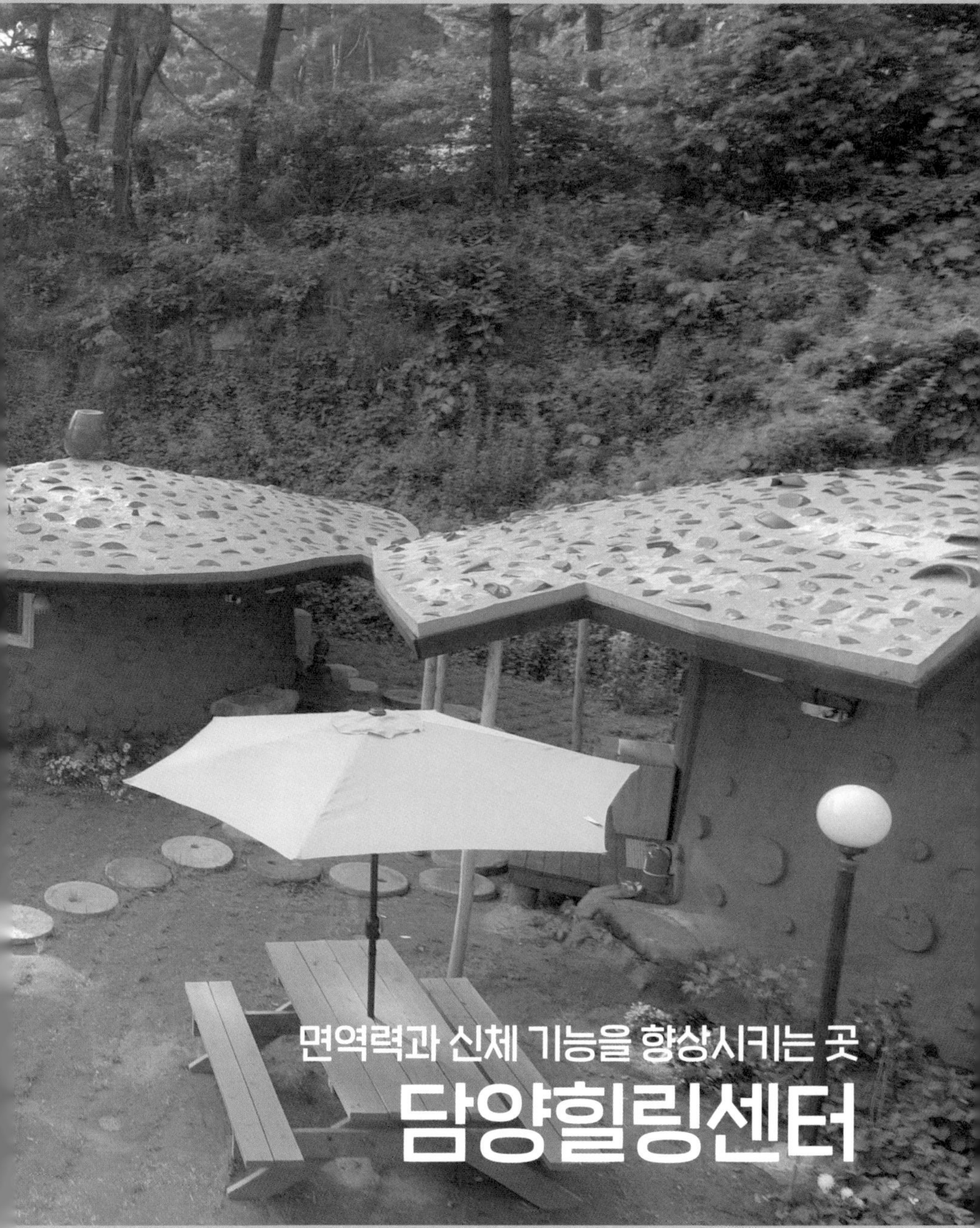

면역력과 신체 기능을 향상시키는 곳

담양힐링센터

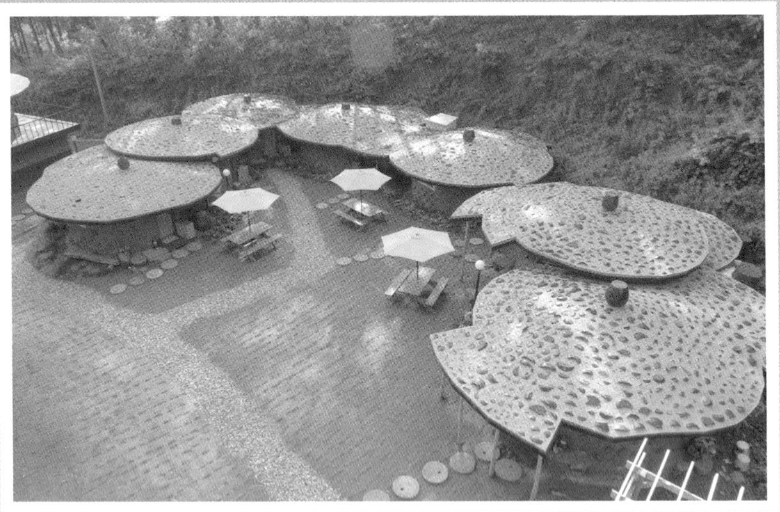

황토방

황토의 원적외선이 신체의 노폐물 및 독소 제거와 신진대사를 돕는다.

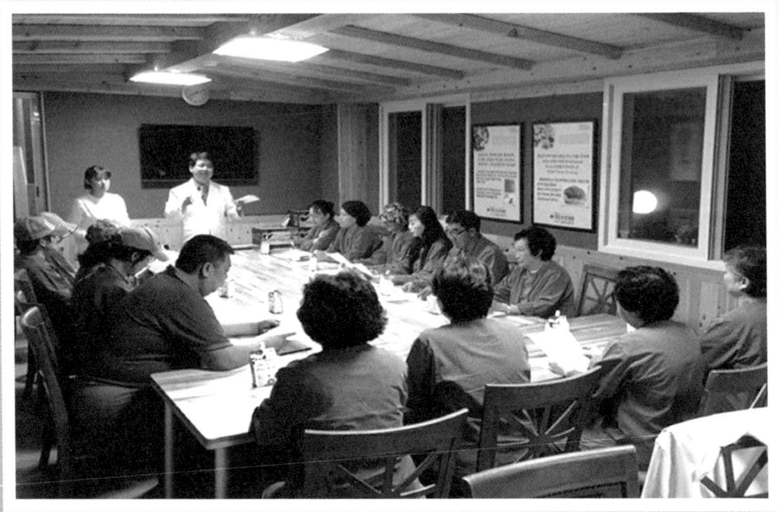

힐링캠프

1박 2일 힐링캠프 중국인 참가자들과 오리엔테이션 시간을 보내고 있습니다.